Prostatakrebs

ZUCKSCHWERDT

ZUCKSCHWERDT

Patrick C. Walsh,
Janet Farrar Worthington

Prostatakrebs

Ein Ratgeber für Männer
und für Frauen,
die ihre Männer lieben

Deutsche Bearbeitung:

J. M. Wolff, F. J. Marx,
L. Weißbach

Originalausgabe:
© 1995 The Johns Hopkins University Press, Baltimore and London
ISBN 3-8018-4989-6

Auslieferungen W. Zuckschwerdt Verlag GmbH

Deutschland:	Schweiz:	Österreich:	USA:
Brockhaus Commission	Hans Huber Verlag	Maudrich Verlag	Scholium International Inc.
Verlagsauslieferung	Länggass-Strasse 76	Spitalgasse 21a	14 Vanderventer Ave
Kreidlerstraße 9	CH-3000 Bern 9	A-1097 Wien	Port Washington
D-70806 Kornwestheim			11050 New York

Die Deutsche Bibliothek – CIP-Einheitsaufnahme
Ein Titeldatensatz für diese Publikation ist bei Der Deutschen Bibliothek erhältlich.

© 2000 by W. Zuckschwerdt Verlag GmbH, Industriestraße 1, D-82110 Germering/München.
Printed in Germany by Presse-Druck Augsburg

ISBN 3-88603-659-6

Vorwort

Bei der Gesundheitsversorgung ergänzen sich heute die Forderungen der Patienten nach Selbstbestimmung und die der Politik nach Eigenverantwortung auf wohltuende Weise. Tatsächlich sind wir Mediziner machtlos und unsere Behandlungsversuche wertlos, wenn die Initiative und das Verantwortungsgefühl eines Erkrankten fehlen. Um diese Funktionen wahrzunehmen, wird sich der Patient informieren müssen (über seine Krankheit, über seinen Arzt, über das behandelnde Krankenhaus und natürlich auch über die Leistungen seiner Krankenversicherung). Die alte Weisheit „Wissen ist Macht" wird in diesem Zusammenhang durch das 1995 erschienene Buch „The Prostate – A Guide for Men and the Women who Love Them" von P. C. Walsh und J. F. Worthington aus den USA bestätigt. Hier finden Betroffene sowie deren Familien und Freunde wissenswerte Informationen über die Prostata und insbesondere über den Prostatakrebs – wie er entsteht, wie er diagnostiziert wird, welche Behandlungsmöglichkeiten bestehen und wie man mit der Krankheit leben kann. Als ich das Buch in seiner englischen Originalfassung zum ersten Mal in den Händen hielt, war ich begeistert. Patrick Walsh hatte ich 15 Jahre zuvor kennengelernt, als er die Bonner Universitätsklinik besuchte. Damals diagnostizierte er „auf Anhieb" ein seltenes Krankheitsbild bei einem jungen Mann mit einer Hormonstörung. Sein umfangreiches Wissen und sein exzellentes didaktisches Geschick begeisterten uns und wir fanden es später auf den amerikanischen Urologenkongressen immer wieder bestätigt. Ihm und Janet Worthington ist es gelungen, einfühlsam und verständlich das medizinische Wissen über die Prostata und deren Erkrankungen zu vermitteln.

Die Arbeitsgemeinschaft Urologische Onkologie (AUO) der Deutschen Krebsgesellschaft hat es für notwendig erachtet, neben den bereits vorhandenen Leitfäden das Buch zu übersetzen, wobei das Schwergewicht auf den Prostatakrebs gelegt wurde. Die amerikanischen Autoren hatten uns die Publikationsrechte großzügig überlassen. Damit waren wir in der Lage, den Interessenten ein „amerikanisches Angebot" zu unterbreiten. Den deutschsprachigen Männern sollte diese wertvolle Lektüre nicht vorenthalten werden; deshalb haben sich meine Kollegen J. M. Wolff, F. J. Marx und die Mitglieder der Organkommission Prostatakarzinom mit mir um eine deutsche Übersetzung bemüht. Laien und insbesondere Patienten ist es jetzt möglich, kompetent und nach eigenen Präferenzen die Behandlung zusammen mit dem Arzt/der Ärztin zu gestalten. Damit tritt der Patient aus seiner passiven Rolle heraus. Diese war lange festgelegt durch den lateinischen Ursprung des Wortes „Patient", was sich mit „erleidend" und „erduldend" übersetzen läßt. Erhebt der Patient heute Anspruch darauf, gleichberechtigter Partner seines Arztes zu sein, so wird er sich nicht nur auf dessen Informationen beschränken, sondern sich diese aktiv als Lektüre besorgen – gleichgültig ob als Buch, als Zeitschrift oder im Internet. Der Patient von heute befindet sich auf dem Weg zu einem wahren Homo intelligens und Homo agens. Auf diesem Weg soll das Buch eine Hilfe sein.

Prostatakrebs ist nach den bösartigen Lungentumoren die zweithäufigste Tumor-erkrankung bei Männern. Nach Schätzungen des Robert-Koch-Institutes erkrankten 1997 knapp 28 000. Die Tendenz ist steigend, denn Prostatakrebs ist eine typische Erkrankung des älteren Mannes (Durchschnittsalter 72 Jahre). Mit zunehmender Lebenserwartung werden sich in Zukunft immer mehr Männer in dem Risikoalter des Prostatakrebses befinden. Im Gegensatz zu dem Lungenkarzinom stirbt aber nur jeder Dritte an seinem Prostatakrebs. Todesursache sind eher Begleiterkrankungen, wie sie bei älteren Menschen auftreten (z. B. Herzinfarkt, Schlaganfall usw.). Es gilt also, mit dem Prostatakrebs möglichst gut und lange zu leben.

Patrick C. Walsh hat sich auf dem Gebiet der Prostataerkrankungen einen großen inter-nationalen Namen gemacht. Seit 1974 leitet er das James Buchanan Brady Urological Institute an der Johns Hopkins Univerisäty in Baltimore in den USA. Frühzeitig hat er sich grundlegend mit den Hormonstörungen des Mannes beschäftigt, um sich dann ganz dem Prostatakrebs zu widmen. Hier hat er Pionierarbeiten zur Anatomie dieses Organs und insbesondere zu dessen radikaler Entfernung bei Krebserkrankungen geleistet. Sei-ne Arbeit auf dem Gebiet der Grundlagenforschung haben viel zu dem Verständnis von Tumoren der Prostata beigetragen. P. Walsh gehört zu den Herausgebern einer der berühmtesten medizinischen Fachzeitschriften, dem New Englang Journal of Medicine. Darüber hinaus ist er Herausgeber des wichtigsten amerikanischen Lehrbuchs für Uro-logie »Campbell's Textbook of Urology«. 1996 wurde er mit der Charles F. Kettering Medaille für den besten aktuellen Beitrag zur Diagnose und Behandlung von Krebs aus-gezeichnet. Er gehört weltweit zu den Operateuren, die am häufigsten die radikale Prostatektomie durchgeführt haben. Für die ganz frühen Stadien der Erkrankung hat er eine Methode zur Nervschonung und Potenzerhaltung beschrieben.

Mit seinem Buch hat er gezeigt, daß bei allen seinen wissenschaftlichen Arbeiten und Erfolgen immer noch der Patient im Mittelpunkt steht. Die Qualität dieses Buches liegt aber nicht nur in der Kompetenz von Patrick Walsh begründet. Die Co-Autorin Janet Worthington hat entscheidende Beiträge zur Didaktik, Struktur und zum Inhalt des Buches geleistet. Damit ist es ein exzellentes Beispiel dafür, wie fruchtbar die Arbeit von Experten aus verschiedenen Disziplinen sein kann. Wir Mediziner wissen heute, daß Allround-Genies selten geworden sind. An ihre Stelle sind hochqualifizierte und spezielle Experten getreten, die dann bestmögliche Ergebnisse erzielen, wenn sie inter-disziplinär zusammenarbeiten. Das ist den beiden Autoren in diesem Buch gelungen. Auf dem Wege zur Selbstbestimmung und Eigenverantwortung bietet dieses Buch jedem Betroffenen eine große Chance, sein Schicksal in die eigenen Hände zu nehmen. Meinen Kollegen J. M. Wolff und F. J. Marx sei für ihre Beharrlichkeit und Ausdauer, mit der sie dieses Projekt begleitet und verwirklicht haben, herzlich gedankt. Ohne die motivierende Hilfe des Zuckschwerdt-Verlages – und hier ist speziell Herr M. R. Just zu nennen – wäre dieses Buch nicht zustandegekommen. Letztlich danke ich allen Mit-gliedern des AUO-Vorstandes, die diese Idee aufgegriffen und unterstützt haben.

Berlin, März 2000

L. Weißbach

Inhalt

Ein Leitfaden der Anatomie des männlichen Harntraktes und der Fortpflanzungsorgane

Warum mit einer Anatomiestunde anfangen? Angenommen, Sie planen eine Reise: Höchstwahrscheinlich werden Sie eine Landkarte zu Rate ziehen, weil man die Route, die Meilensteine und unwegsame Stellen entlang der Strecke kennen sollte. Da Ihr Reiseziel nicht in einem luftleeren Raum liegt, ist das Verstehen der Zusammenhänge genau so wichtig für Ihre Reise wie das Ziel selbst.

Nehmen Sie dieses Kapitel einfach als eine Art „Straßenkarte" für die männliche Anatomie. Es kann nicht auf alle Details eingehen, beschreibt aber doch die wichtige Rolle der Prostata, auch Vorsteherdrüse genannt, für Ausscheidung und Fortpflanzung. Bei Kenntnis der normalen Anatomie ist das Verständnis krankhafter Veränderungen erleichtert.

A1 Der Harntrakt

Die Nieren

Die Nieren liegen eingebettet in Fett- und Bindegewebe an beiden Seiten der Wirbelsäule am Rippenansatz. Sie sitzen hinter der Bauchspeicheldrüse und unter dem Bauchfell, das die Leber, Magen und Darm umschließenden Bauchdecken auskleidet.

Die Nieren sind von rötlich-brauner Färbung und nicht spiegelbildlich gleich gestaltet. Die linke Niere ist in der Regel etwas länger und sitzt etwas höher als die rechte, die unmittelbar unterhalb der Leber liegt. Im Durchschnitt sind die Nieren ca. 13 cm lang, 8 cm breit und 2–3 cm dick. Sie sind sehr gut durchblutet: sie verarbeiten 3- bis 5mal mehr Blut als Herz, Leber und Gehirn. Mit jedem Herzschlag fließen 25% der Gesamtblutmenge durch sie hindurch. Die Nieren filtern aus dem Blut schädliche Abfallprodukte, überschüssiges Wasser und Salz heraus. Bei der Aufrechterhaltung des Gleichgewichts von Flüssigkeit und Elektrolyten (Mineralstoffen wie Natrium, Kalium und Chlorid) sowie von Säuren und Basen (pH-Wert) im Körper spielen sie eine zentrale Rolle. Sie aktivieren das für den Aufbau der Knochensubstanz wichtige Vitamin D und produzieren Renin, das an der Regulierung des Blutdrucks beteiligt ist, sowie Erythropoetin, das die Bildung der roten Blutkörperchen reguliert.

Die Nieren repräsentieren das Filtersystem des Körpers. Die Mechanismen, mit denen Abbauprodukte ausgeschieden und gleichzeitig wertvolle Stoffe zurückbehalten und „recycelt" werden, sind kompliziert und elegant zugleich. Sie funktionieren wie eine große Kläranlage, die letztlich in einen Fluß mündet. Jede Niere besteht aus über einer Million Bausteinen: winzigen Röhrchen oder Tubuli, den sogenannten Nephronen. Der Ausgangspunkt eines Nephrons ist eine Art doppelwandige Schale mit einem „Filtrierknoten" (man stelle sich einen winzigen zusammengerollten Kaffeefilter vor), Glomerulus genannt. Nach dem Knoten verläuft der Tubulus zunächst in engen Windungen. Zum Zentrum der Niere hin wird er zunehmend gerader, verengt sich und durchläuft eine Reihe von Verbindungskanälen, um schließlich in einen großen Sammelgang zu münden. Durch dieses ausgeklügelte Filternetzwerk ist es den Nieren möglich, Tag für Tag eine erstaunliche Menge an Flüssigkeit zu verarbeiten.

So besteht beispielsweise der Körper eines 70 Kilo schweren Mannes aus 38 bis 45 Litern Wasser. Seine Nieren verarbeiten jedoch täglich an die 170 Liter Wasser – folglich wird das Wasser ständig von neuem gefiltert, wieder aufgenommen und abermals verarbeitet. Ohne eine Rückabsorption von Wasser und Mineralstoffen würde unser Körper innerhalb von Stunden gefährlich austrocknen.

Abb. 1.1. Der Weg des Urins von der Niere bis zur Harnröhre

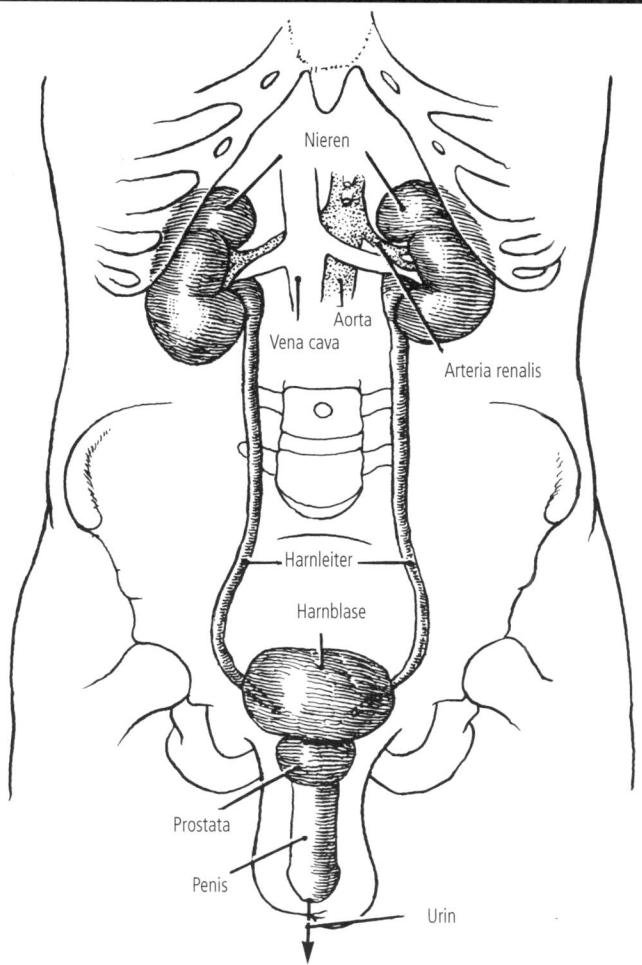

Nieren

Aorta

Vena cava

Arteria renalis

Harnleiter

Harnblase

Prostata

Penis

Urin

Da sind zunächst die großen Filter – die Nieren, bohnenförmige Organe auf beiden Seiten der Wirbel-säule. Dann kommen die Harnleiter, muskuläre „Einbahnstraßen", die den Urin von den Nieren zur Blase, einem muskulären Sammelspeicher, transportieren. Von der Blase setzt der Urin seinen Weg nach unten über die Harnröhre fort, einem Rohr mit geschichteter ringförmiger Muskulatur, das durch die Prostata läuft. Im allgemeinen hat die Prostata – eine walnußförmige Drüse, die so klein erscheint (ca. 4 cm) und doch so viele Probleme verursachen kann – mit der Urinpassage nicht allzuviel zu tun. Da sie aber die Harnröhre umgibt, kann sie durch allmähliche Größenzunahme die Harnpassage beträchtlich behindern. Nach ihrem kurzen Weg durch die Prostata setzt die Harnröhre ihren Verlauf im Penis fort, und endet schließlich an der Eichelspitze.

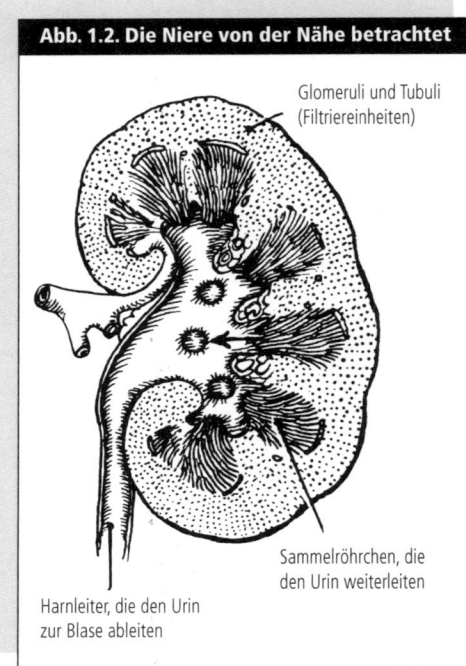

Abb. 1.2. Die Niere von der Nähe betrachtet

Glomeruli und Tubuli (Filtriereinheiten)

Sammelröhrchen, die den Urin weiterleiten

Harnleiter, die den Urin zur Blase ableiten

Was aber geschieht mit der nicht resorbierten Flüssigkeit? Sie setzt ihren Weg durch das röhrenförmige Netzwerk fort, um schließlich 1,5 bis 2 Liter Urin zu bilden – die durchschnittliche Menge, die von Männern täglich ausgeschieden wird.

Die Harnleiter (Ureteren)

Der Urin verläßt die Niere über den Harnleiter, ein muskuläres schlauchartiges Organ, das den Harn durch Kontraktion seiner Muskelwand in Richtung Harnblase transportiert. Jeder Harnleiter ist ca. 30 cm lang und ziemlich schmal – weniger als 1,2 cm an der breitesten Stelle. Harnleiter sind gewissermaßen Einbahnstraßen: Der Urin fließt immer in der gleichen Richtung – zur Harnblase –, auch wenn man sich auf den Kopf stellen würde.

Die (Harn-)Blase

Die Blase ist ein Hohlmuskel, der als Sammelspeicher dient. Sie kann maximal etwa 0,5 Liter Urin aufnehmen. Normalerweise ist es im Prozeß der Harnproduktion zum ersten Mal auf Blasenniveau möglich, Einfluß auszuüben, indem wir uns entschließen, Urin auszuscheiden oder zurückzuhalten. (Die Unfähigkeit, die Urinausscheidung zu kontrollieren, nennt man Inkontinenz.)

Die Blase ist so konstruiert, daß sie sich, je nach der ihr zugeführten Urinmenge, zusammenfalten oder ausweiten kann. Die wie ein Gummiband flexible Schleimhaut ist gewellt, wenn die Blase leer ist, aber ausgedehnt und glatt, wenn sie voll ist. Kompliziert miteinander verwobene Schichten und Bündel von Muskelfasern bilden ein labyrinthartiges Netzwerk, das es der Blase ermöglicht, sich einerseits zusammenzuziehen und andererseits Urin auszustoßen. Ein raffinierter Mechanismus schützt die Blase vor extremer Überdehnung und der Gefahr des Einreißens: Bei extremer Überfüllung wird die Urinproduktion in den Nieren entsprechend gedrosselt.

Die Harnleiter enden nicht etwa am Eintritt in die Harnblase, sie verändern lediglich ihre Form. Die beiden Röhren werden flacher und laufen zusammen, um am Blasen-

Abb. 1.3. Eine Detaildarstellung von Blase, Prostata und Harnröhre

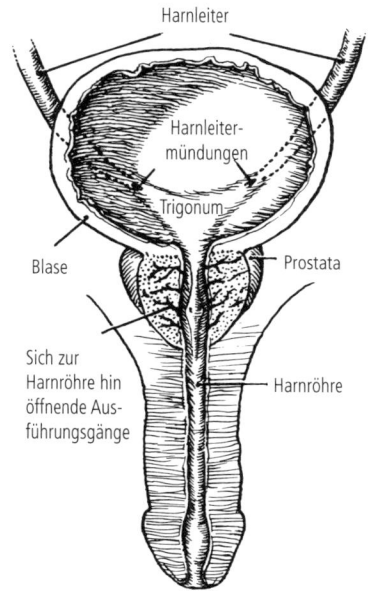

Harnleiter

Harnleiter-mündungen

Trigonum

Blase

Prostata

Sich zur Harnröhre hin öffnende Ausführungsgänge

Harnröhre

Die gestrichelten Linien in der Blase zeigen den Verlauf der Harnleiter in der Blasenwand an, wo sie eine ventilähnliche Klappe, das sogenannte Trigonum, bilden. Dieses sorgt dafür, daß der Urin nur in Richtung der Harnblase fließt. Bei Ausdehnung der Blase spannt sich das Trigonum zunehmend und verhindert auch beim Wasserlassen den Harnrückfluß.

hals eine ventilähnliche Klappe zu bilden, das sogenannte Harnblasendreieck oder Trigonum. Das Trigonum ermöglicht es dem Urin, aus den Harnleitern und Nieren frei nach unten zu fließen, und verhindert gleichzeitig, daß Urin „aufwärts" zurückfließen könnte – hauptsächlich sorgt es also dafür, daß der Strom nur in eine Richtung fließt. Selbst während des Wasserlassens ist das Trigonum dicht verschlossen.

Da das Zurückfließen in Richtung Niere blockiert ist, setzt der Urin seinen Weg „abwärts" durch die Harnröhre fort, einem Rohr aus geschichtet-ringförmiger Muskulatur, das am Blasenhals beginnt und dann seinen Weg durch die Prostata nimmt.

Die Prostata

Die Prostata ist eine muskuläre, ca. 4 cm große walnußförmige Drüse, die direkt unter der Blase sitzt. Ihre Hauptfunktion besteht darin, einen Teil der Samenflüssigkeit, die das Sperma transportiert, zu produzieren. Beim Orgasmus (dem Höhepunkt beim Geschlechtsverkehr) ziehen sich die Muskeln der Prostata zusammen und pressen die Flüssigkeit in die Harnröhre, die die Hauptleitung für Urin- und Samenflüssigkeit darstellt. Zu diesem Zeitpunkt werden auch die von den Samenblasen produzierten Sekrete und das aus den Hoden stammende Sperma in die Harnröhre eingebracht.

Mit zunehmendem Alter verändert sich die Prostata: ab Mitte 40 neigt sie dazu, sich zu vergrößern, ein Prozeß, der bei den unmittelbar die Harnröhre umgebenden Zellverbänden einsetzt. Bei der benignen Prostatahyperplasie (gutartige Prostatavergrößerung oder BPH) engt die sich vergrößernde Prostata nach und nach die Harnröhre ein.

Durch dieses meist sehr langsame Größenwachstum kann die Prostata den Urinfluß beträchtlich beeinflussen. Im nächsten Kapitel, das sich mit den Fortpflanzungsorganen beschäftigt, wird die Prostata ausführlicher beschrieben werden.

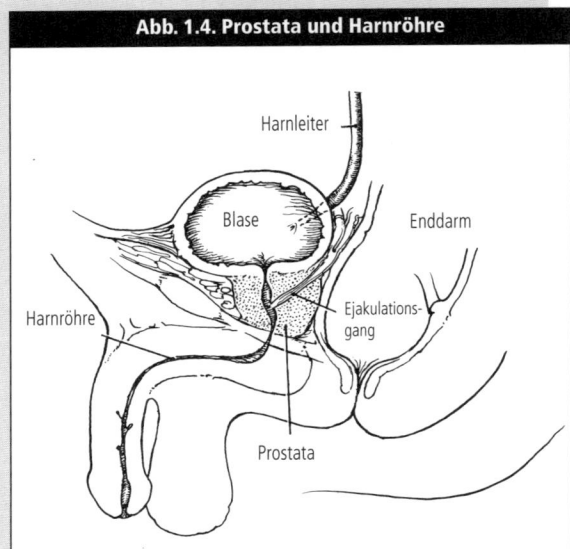

Abb. 1.4. Prostata und Harnröhre

Harnleiter

Blase

Enddarm

Harnröhre

Ejakulations-gang

Prostata

Aus der Abbildung geht hervor, warum der Verlauf der Harnröhre durch die Prostata hindurch mit der Zeit äußerst prekär
werden kann – sie ist völlig von der Prostata umschlossen.
Wenn sich die Prostata mit zunehmendem Alter vergrößert und
mehr Platz beansprucht, wird es für die Harnröhre noch beeng-
ter – mit der Konsequenz, daß der Harnabfluß behindert wird.

Die Harnröhre

Nach ihrem kurzen Weg durch die Prostata verläuft die Harnröhre im Penis und endet an der Spitze der Eichel. Die ca. 20 cm lange Harnröhre teilt sich in drei Abschnitte auf: in das prostatische, membranöse (zwischen Prostata und Penis gelegene) und das penile Segment. Wie die Prostata, ist sie sowohl Teil des Harntraktes als auch des Fortpflanzungssystems, da sie nicht nur als Leitungsrohr für den Urin, sondern auch für die Sekrete der Hoden und Nebenhoden, der Samenblasen und der Prostata dient. Auch der prostatische Abschnitt der Harnröhre weist eine Art Rückschlagventil auf: ein glatter Muskelring, der sich während des Samenergusses gemeinsam mit dem Blasenhals kontrahiert. Diese „Klemme" hindert den Samen daran, in die falsche Richtung, nämlich in die Blase zurück zu fließen und bewirkt seine Entleerung aus der Harnröhre nach außen.

Was ist Urin?

Urin ist die Flüssigkeit, die übrigbleibt, nachdem die Nieren abfiltriertes Wasser und Mineralstoffe zum größten Teil zurückgewonnen („recycelt") haben. Er enthält Wasser, Natrium, Chlorid, Bikarbonat, Kalium und den durch die Aufspaltung von Eiweißstoffen anfallenden Harnstoff.

A2   Die Fortpflanzungsorgane

Die Hoden

Die beiden Hoden sind die eigentlichen Fortpflanzungsorgane des Mannes. Sie sind jeweils knapp 5 cm lang und ca. 2,5 cm breit. Jeder Hoden liegt im Hodensack eingebettet, wo er, wie eine Taschenuhr an ihrer Kette, an einem Samenstrang hängt, in dem unter anderem die zu- und abführenden Blutgefäße verlaufen.

Die Hoden sind in Hunderte winziger Fächer unterteilt, die jeweils mindestens ein Paar fadenähnlicher, vielfältig gewundener Röhrchen enthalten. Diese sind so verknäult, daß jedes von ihnen ausgerollt 60 cm lang wäre. Diese kleinen Röhrchen schließen sich zu größeren zusammen, in denen die Bildung der Samenzellen, die sogenannte Spermatogenese, stattfindet. Außerdem stellen die Hoden die Hauptquelle für das männliche Hormon Testosteron dar, das für die Fruchtbarkeit und das Auftreten der sekundären Geschlechtsmerkmale, wie die in der Pubertät auftretende Körperbehaarung und die tiefer werdende Stimme, zuständig ist.

Der Nebenhoden

Die spermaproduzierenden Röhrchen des jeweiligen Hodens laufen wie in einem Mündungsdelta zusammen und bilden den Nebenhodenkopf. Es handelt sich hier um einen gewaltigen Fluß mit zahllosen Windungen. Obwohl es nur einen Millimeter breit ist, wäre jedes Nebenhodenkonvolut (jeweils eines pro Seite) ausgerollt 4,5 bis 6 m lang. Der Nebenhoden ist der Ort, in dem das Sperma reift und bis zum Orgasmus gespeichert wird, bei dem dann etwa zwei Drittel durch eine Reihe kräftiger Muskelkontraktionen aus dem Nebenhodenschwanz herausbefördert wird. Der Nebenhoden liegt zunächst dicht am Hoden, verläuft dann u-förmig nach oben und mündet schließlich in eine weitere Röhre, den Samenleiter.

Der Samenleiter

Unmittelbar nachdem der Nebenhoden in den Samenleiter übergeht, ändern sich die Verhältnisse grundlegend. Diese kräftige Röhre (abermals jeweils eine pro Seite) ist ein harter muskulärer Strang, der ca. 45 cm lang ist und einen Durchmesser von 3 mm hat. Aufgrund seiner charakteristischen Dicke – mit Hilfe der Muskelhülle wird das

Sperma in das Prostatasegment der Harnröhre gepumpt – kann man den Samenleiter leicht durch Hodensack und Samenstrang hindurch ertasten. Der Samenleiter verläuft in weitem Bogen bis in den Raum zwischen Blase und Enddarm, um sich dann an der Prostatabasis mit dem Ausführungsgang der Samenblase zum Ejakulationsgang zu vereinen. Von „Vas deferens", wie der Samenleiter auch genannt wird, leitet sich auch der Begriff „Vasektomie" ab. Bei dieser Form der Empfängnisverhütung beim Mann wird der Samenleiter durchtrennt, so daß das Sperma bei der Ejakulation nicht mehr in die Harnröhre gelangen kann. Es wird stattdessen vom Körper reabsorbiert.

Die Samenblasen oder Bläschendrüsen

Die beiden hinter der Blase gelegenen, ca. 5 cm langen Samenblasen sitzen neben dem Enddarm und wölben sich über die Prostata wie zwei Flügel oder zwei Trauben. Darüber verlaufen jeweils die Samenleiter und stoßen in spitzem Winkel auf die Samenblasen. Gemeinsam bilden sie dann die Ejakulationsgänge, die schlitzförmig in den prostatischen Abschnitt der Harnröhre einmünden.

Die Samenblasen bestehen aus sog. Alveolen, kleinen blind endenden Ausbuchtungen, in denen ein zähflüssiges Sekret produziert wird, das für die richtige Konsistenz des Samens von außerordentlicher Bedeutung ist. (Die Samenblase, auch Vesicula seminalis genannt, erhielt ihren Namen aus dem früher verbreiteten Glauben, daß hier Samen und Sperma gespeichert würden – was, wie man heute weiß, nicht der Fall ist.).

Wie die Prostata und andere „akzessorische Geschlechtsdrüsen" sind die Samenblasen in bezug auf Entwicklung, Wachstum und sekretorische Fähigkeiten von Hormonen abhängig. Die Samenblasen variieren sehr von Art zu Art: während sie bei Menschen, Ratten, Hamstern und einigen Kaninchenarten relativ groß sind, fehlen sie bei Hunden, Katzen und Bären völlig. Außergewöhnlich an diesen Organen ist außerdem, daß es bei den der Prostata in so vielerlei Weise ähnlichen Samenblasen so gut wie nie zu einem abnormen Größenwachstum kommt – weder zu einem gutartigen (wie bei der BPH) noch zu einem bösartigen. Warum dies so ist, weiß niemand.

Die Prostata

Die Prostata ist ein kompliziertes Organ. Zu einem guten Teil besteht sie aus kleinen schwammartigen Drüsen. Aus den winzigen Drüsenläppchen leiten 15–30 Ausführungsgänge ihren Inhalt in die Harnröhre aus.

Das Prostatasekret – eine klare, leicht säurehaltige Flüssigkeit – besteht aus vielen, in ihrer Zusammensetzung veränderlichen Bestandteilen: u.a. Zitronensäure, saure Phosphatase, Spermin, Kalium, Kalzium und Zink. Die Prostata unterliegt Einflüssen der aus den Hoden stammenden Geschlechtshormone, der sogenannten Androgene.

Abb. 1.5. Eine genauere Betrachtung der Fortpflanzungsorgane

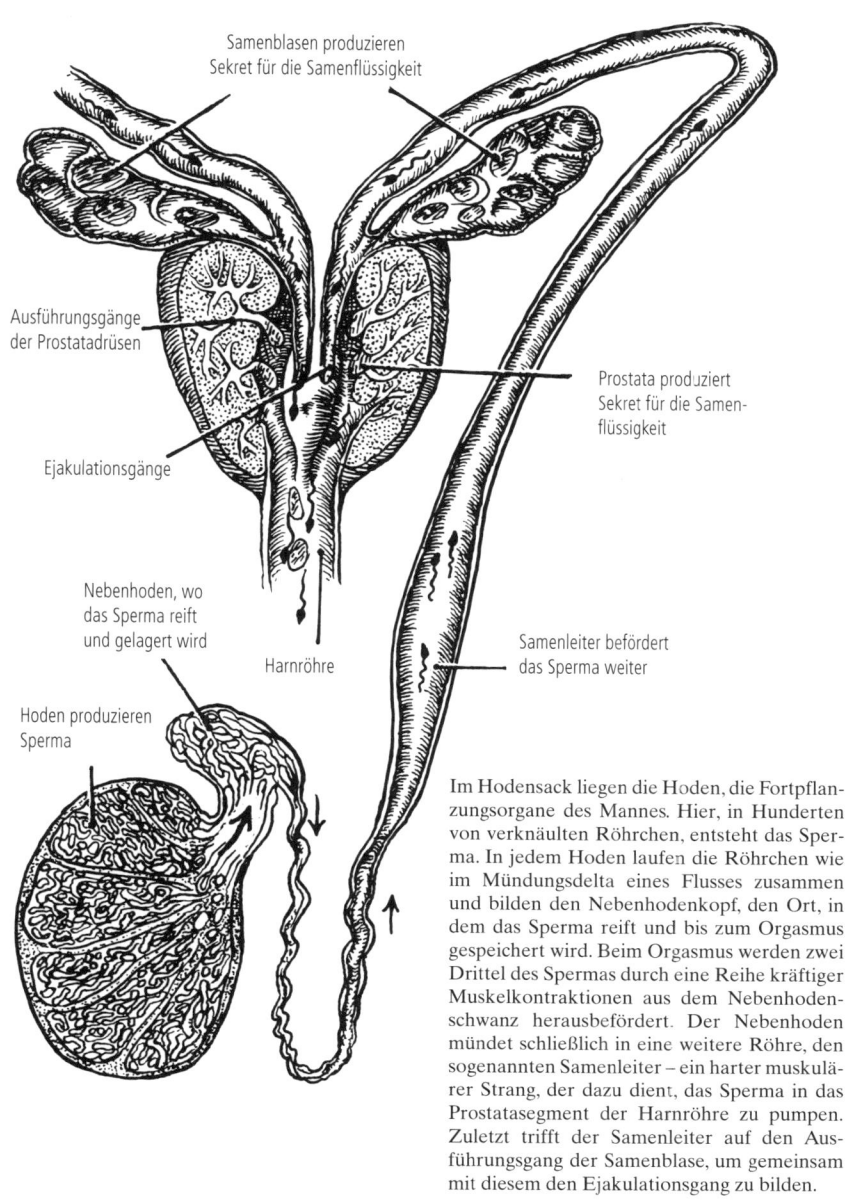

Samenblasen produzieren
Sekret für die Samenflüssigkeit

Ausführungsgänge
der Prostatadrüsen

Ejakulationsgänge

Prostata produziert
Sekret für die Samen-
flüssigkeit

Nebenhoden, wo
das Sperma reift
und gelagert wird

Harnröhre

Samenleiter befördert
das Sperma weiter

Hoden produzieren
Sperma

Im Hodensack liegen die Hoden, die Fortpflanzungsorgane des Mannes. Hier, in Hunderten
von verknäulten Röhrchen, entsteht das Sperma. In jedem Hoden laufen die Röhrchen wie
im Mündungsdelta eines Flusses zusammen
und bilden den Nebenhodenkopf, den Ort, in
dem das Sperma reift und bis zum Orgasmus
gespeichert wird. Beim Orgasmus werden zwei
Drittel des Spermas durch eine Reihe kräftiger
Muskelkontraktionen aus dem Nebenhodenschwanz herausbefördert. Der Nebenhoden
mündet schließlich in eine weitere Röhre, den
sogenannten Samenleiter – ein harter muskulärer Strang, der dazu dient, das Sperma in das
Prostatasegment der Harnröhre zu pumpen.
Zuletzt trifft der Samenleiter auf den Ausführungsgang der Samenblase, um gemeinsam
mit diesem den Ejakulationsgang zu bilden.

An erster Stelle steht hier das Testosteron, das zwar in den Hoden produziert, jedoch von einem aus der Hypophyse (Hirnanhangdrüse) stammenden Hormon, dem sogenannten luteinisierenden Hormon, gesteuert wird. Das von den Hoden freigesetzte Testosteron zirkuliert im Blut. Wie Wasser in den Teebeutel gelangt es durch Diffusion in die Prostatazellen und wird kurz darauf in eine weitere chemische Substanz namens Dihydrotestosteron (DHT) umgewandelt. Das DHT koppelt sich chemisch an ein bestimmtes Protein und rückt in das Kontrollzentrum der Zelle – den Kern – vor, wo es schon bald eine einflußreiche Rolle bei der Übertragung genetischer Informationen übernimmt.

Einige Bestandteile der Prostatasekrete dienen wahrscheinlich dem Schutz der Harn- und Samenwege vor Schadstoffen, die über die Harnröhre in den Körper gelangen (siehe „Was ist Samen?"). Eine der in diesem Zusammenhang vielleicht wichtigsten Komponenten ist das prostataspezifische Antigen (PSA), ein mittels Blutuntersuchung nachweisbares Enzym. Die PSA-Bestimmung hat sich in den letzten Jahren zu einem unverzichtbaren Test bei Entdeckung und Behandlung von Prostatakrebs und BPH entwickelt (mehr über diesen Test findet sich in Kapitel C).

Trotz all dem heute verfügbaren Wissen über die Prostatasekrete ist deren genaue Rolle im Fortpflanzungsprozeß noch immer weitgehend ungeklärt. Zudem sind Störungen in der Prostatafunktion nicht, wie bei den meisten anderen Systemen, an leicht dem Organ zuzuordnenden Symptomen abzulesen. Im allgemeinen sind Probleme beim Wasserlassen das erste Anzeichen einer Störung.

Die Prostata kann man anatomisch in fünf Bereiche aufteilen:

1. die vordere Zone, die 30% ausmacht und hauptsächlich aus glattem Muskelgewebe besteht,
2. die periphere Zone, die den größten Abschnitt bildet und drei Viertel der Prostatadrüsen beherbergt,
3. die zentrale Zone, in der die restlichen Drüsen angesiedelt sind,
4. das präprostatische Gewebe, das eine Schlüsselrolle beim Samenerguß spielt (da hier vorhandene muskuläre Elemente den Samen daran hindern, in die Blase zurückzufließen), und
5. die die Harnröhre umgebende Übergangszone. Ausschließlich vom letzteren Bereich geht die gutartige Prostatavergrößerung (BPH) aus. Prostatakrebs tritt hauptsächlich in der peripheren Zone auf, die am leichtesten durch eine Nadelbiopsie erreicht werden kann.

Das Vorhandensein der Prostata bildet nicht die einzige Voraussetzung für die Fruchtbarkeit oder Potenz eines Mannes. Tiere sind zum Teil nach Entfernung der Prostata (oder sogar der Samenblasen – jedoch nicht von beiden Organen zugleich) nach wie vor fruchtbar. Trotzdem besteht ein eindeutiger Zusammenhang zwischen Prostatawachstum und geschlechtlicher Entwicklung: Von der Pubertät bis zum 20. Lebensjahr vergrößert sich die Prostata zunächst auf das Fünffache – von ursprüng-

Die vereinfachte Antwort lautet, daß „Samen" das Ejakulat ist. Es besteht aus Sperma und Sekreten der akzessorischen Geschlechtsdrüsen (Prostata und Samenblasen) und setzt sich aus Prostaglandinen, Spermin, Fruchtzucker, Traubenzucker, Zitronensäure, Proteinen und Enzymen wie beispielsweise Immunoglobulinen, Proteinasen, Esterasen und Phosphatasen zusammen. Weniger als 1% des Samens stammen aus den anderen Fortpflanzungsorganen wie den Hoden, die das Sperma produzieren, und den Nebenhoden.

Samen besteht also nicht nur aus Sperma; das Sperma stellt lediglich eine winzige Teilmenge der Samenflüssigkeit dar. Wozu also die anderen Sekrete? Bei manchen Säugetieren hat sich gezeigt, daß aus dem Nebenhoden entnommenes Sperma – das nie mit den Sekreten der Prostata oder der Samenblasen in Berührung gekommen ist – fähig ist, eine Eizelle zu befruchten. Viele Wissenschaftler sind der Ansicht, daß die vielen verschiedenen Sekrete, aus denen die Samenflüssigkeit besteht, als Puffersubstanzen dienen, die dazu beitragen, daß die Spermazellen überleben und aktiv bleiben können. Des weiteren sollen sie die Passagebedingungen des Spermas durch die männlichen und weiblichen Fortpflanzungsorgane verbessern. Zuckerstoffe, wie Fruktose und Glukose, sind möglicherweise die Energiequellen für den Stoffwechsel des Spermas auf dem Weg zur Eizelle.

Weitere Bestandteile der Samenflüssigkeit – wie beispielsweise Zink, Proteinasen und Immunoglobuline – könnten zur Elimination von Schadstoffen, die durch die Harnröhre eindringen, dienen. Nach der Ejakulation laufen im Samen eingreifende chemische Prozesse ab, wobei sich seine Konsistenz von zähflüssig zu halbfest und wieder zurück wandelt. Normalerweise gerinnt der Samen ungefähr 5 Minuten nach dem Erguß zu einer gelartigen Substanz, um sich anschließend innerhalb von ca. 15 Minuten wieder zu verflüssigen. Bei den meisten Tieren wirken Samenblasen und Prostata auf den Samen im Sinne eines „Doppelschlages": die Gerinnung ist auf eine von den Samenblasen produzierte Substanz zurückzuführen, anschließend löst das von der Prostata produzierte Enzym PSA das Koagulum wieder auf: Das Ejakulat verhält sich bei den verschiedenen Arten äußerst unterschiedlich. So gerinnt beispielsweise bei Bullen und Hunden (die keine Samenbläschen haben) der Samen gar nicht, während bei Ratten und Kaninchen die Samenflüssigkeit schnell zu einem Klümpchen gerinnt. Bei diesen Tieren ist PSA für das Sperma auf seinem Weg zum Ziel von entscheidender Bedeutung.

Weil Samen wie Blut eine Körperflüssigkeit ist, unterliegt er dem Einfluß von Medikamenten, krebserregenden Substanzen und Krankheitserregern – einschließlich sexuell übertragbarer Krankheitserreger, wie dem AIDS verursachenden HIV-Virus –, mit denen der Körper in Kontakt kommt. Man hat sie im Samen nachgewiesen – und weiß, daß sie über den Samen auf Sexualpartner übertragbar sind.

Die Prostata ist von Natur aus anfällig für Infektionen und Entzündungen (z. B. Prostatitis). Weiße Blutkörperchen gelangen bei einer Entzündung oft in das Ejakulat. HIV, das Virus, das AIDS verursacht, lebt in diesen weißen Blutkörperchen und wird von ihnen in das Blut und den Samen hineingetragen. Bei mit dem AIDS-Virus infizierten Männern befinden sich mehr weiße Blutkörperchen im Ejakulat als bei Nichtinfizierten. Von größerer Bedeutung ist möglicherweise jedoch, daß Enzyme wie das von der Prostata produzierte PSA nachgewiesenermaßen das zarte Epithelgewebe des Enddarmes schädigen können – Gewebe, das oftmals bereits durch den Analverkehr verletzt wird – und somit eine besondere Anfälligkeit für die von den weißen Blutkörperchen mitgeführten tödlichen Krankheitserreger besteht.

Abb. 1.6. Die Steuerung der Prostata

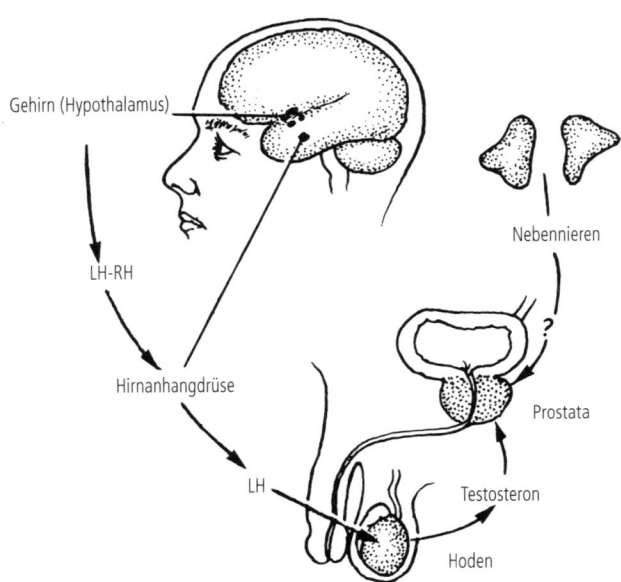

Gehirn (Hypothalamus)

LH-RH

Hirnanhangdrüse

LH

Hoden

Nebennieren

Prostata

Testosteron

Die Prostata wird von nah – von den Hoden – und fern – vom Gehirn – beeinflußt. Lassen Sie uns oben beginnen: der im Gehirn befindliche Hypothalamus produziert einen chemischen Botenstoff namens LH-RH, der – ähnlich dem Morsekode oder Lichtsignalen – als Impuls an die sich in unmittelbarer Nähe befindliche Hirnanhangdrüse (oder Hypophyse) gelangt. Diese Signale veranlassen die Hirnanhangdrüse, ein weiteres chemisches Signal, das sogenannte LH, weiterzuleiten, welches seinerseits die Hoden stimuliert, das männliche Geschlechtshormon Testosteron zu produzieren. Testosteron ist u.a. für sekundäre Geschlechtsmerkmale, wie postpubertäre Körperbehaarung oder die tiefer werdende Stimme sowie für die Fruchtbarkeit zuständig. Es ist eines der wichtigsten Hormone bei der Steuerung der Prostata. Auch die Nebennieren produzieren (schwächere) männliche Geschlechtshormone, wobei jedoch fraglich ist, ob diese für die Prostata eines Erwachsenen von großer Bedeutung sind.

lich ca. 4 auf 20 Gramm. In den darauffolgenden Jahrzehnten ist die Prostatitis (Prostataentzündung) die häufigste Erkrankung der Prostata. Danach, ab etwa dem 50. Lebensjahr, sind es die gutartige Prostatavergrößerung und der Prostatakrebs, die Sorgen bereiten.

Die meisten Tierarten besitzen eine Prostata. Jedoch nur Menschen und Hunde neigen zu Prostataerkrankungen. Weshalb dies so ist, ist nach wie vor unbekannt. Warum sind beispielsweise Bullen immun gegenüber Prostatakrebs? Warum kriegen Kater keine BPH? Abermals ein Rätsel.

Abb. 1.7. Im Inneren einer Prostatazelle

Testosteron → 5α-Reduktase → DHT

Rezeptor

DNA

Prostatische Zellmembran

Zellkern

Testosteron ist von Bedeutung für die Prostata, jedoch nicht in seiner ursprünglichen Form; es muß in eine aktive Form umgewandelt werden. Es wird von einem Enzym namens 5-Alpha-Reduktase in DHT verwandelt. DHT ist das wichtigste Androgen (männliche Geschlechtshormon) innerhalb der Prostatazelle. Und dies geschieht so: Testosteron zirkuliert im Blut. Mittels Diffussion gelangt es, wie Wasser in den Teebeutel, in die Prostatazelle und wird bald darauf in DHT umgewandelt. Das DHT koppelt sich chemisch an ein bestimmtes Protein, rückt in die Schaltzentrale der Zelle – den Kern – vor und übernimmt schon bald eine wichtige Rolle bei der Übertragung genetischer Informationen (DNA).

Abb. 1.8. Die Zonen der Prostata

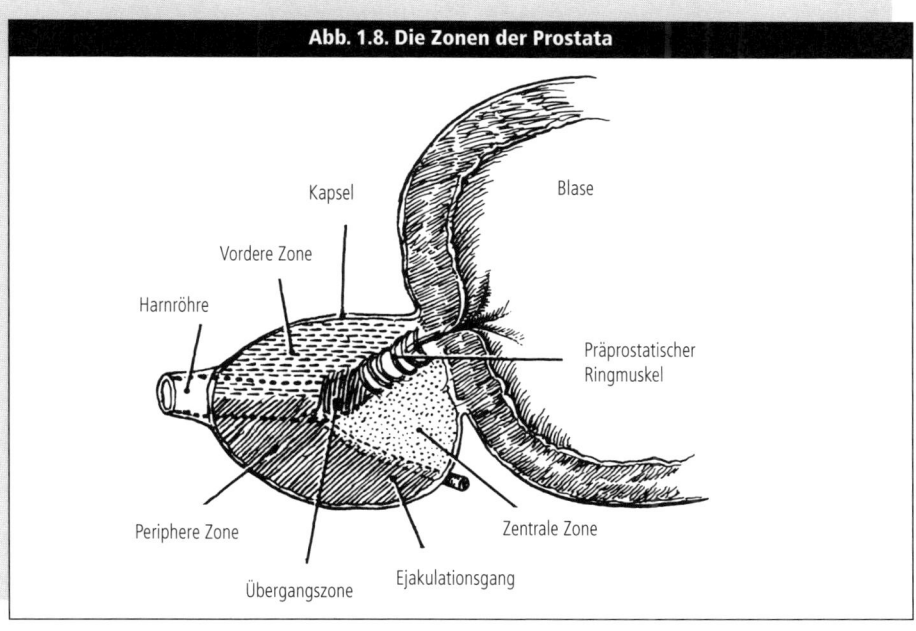

Kapsel

Blase

Vordere Zone

Harnröhre

Präprostatischer Ringmuskel

Periphere Zone

Zentrale Zone

Übergangszone

Ejakulationsgang

Der Penis

Der Aufbau des Penis entspricht seinen beiden Hauptfunktionen: dem Geschlechtsverkehr und dem Wasserlassen. Er ist eine bemerkenswerte Konstruktion aus Nerven, glattem Muskelgewebe und Blutgefäßen: Im menschlichen Penis gibt es (im Gegensatz zu anderen Tierarten, wie beispielsweise dem Hund) keinen Knochen. Statt dessen funktioniert der Penis nach hydraulischen Gesetzen. Die Grundstruktur entspricht einem abgerundeten Dreieck mit zylindrischen, sich prall mit Blut füllenden Hohlräumen: den beiden Penisschwellkörpern und dem Harnröhrenschwellkörper. Eine Erektion setzt ein fein abgestimmtes Wechselspiel zwischen Arterien und Venen voraus: die Arterien pumpen ständig neues Blut in den Penis, während der venöse Abstrom reduziert ist und der Penis somit bei sexueller Aktivität „erigiert" bleibt. Der ganze Vorgang wird über Nervenbahnen gesteuert, von denen viele auch die Prostata beeinflussen. Über lange Zeit waren die Kenntnisse über diese Nerven jedoch äußerst unzureichend, weshalb die Entfernung der Prostata fast immer Impotenz zur Folge hatte. Dies muß heutzutage nicht mehr immer der Fall sein.

Eine abschließende Bemerkung:
Am Beginn ihres Medizinstudiums widmen sich die angehenden Ärzte zunächst dem Studium der Anatomie. Anfangs ergibt das Gelernte zunächst wenig Sinn. Aber nach und nach fügen sich die Teilinformationen zu einem Bild zusammen. Erst dann, wenn sie verstehen, wie die Dinge funktionieren sollen, ist es den Medizinstudenten auch möglich zu verstehen, was geschieht, wenn etwas schiefläuft. Stellen Sie sich dieses Kapitel einfach als Ihren Intensivkurs in Anatomie vor. Nachdem Sie diesen nun abgeschlossen haben, können wir uns dem Prostatakrebs und seinen Behandlungsmethoden widmen.

Um den Inhalt des Buches verstehen zu können, brauchen Sie zunächst einen anatomischen Leitfaden. Die Prostata hat eine Schlüsselrolle für zwei wichtige Organsysteme: die Harn- und Fortpflanzungsorgane.

Nachfolgend zuerst eine Führung im Schnellgang durch die Harn produzierenden und ableitenden Organe:

Beginnen wir mit den Nieren – diesen komplizierten Filterorganen, die den Körper von Schadstoffen reinigen, wertvolle Stoffe wiederverwenden und das richtige Gleichgewicht an Wasser und Mineralstoffen aufrechterhalten. 25% des Blutes fließen bei jedem Herzschlag durch die Nieren. Des weiteren bereiten sie ständig Wasser auf – wobei sie an die 170 Liter am Tag verarbeiten. Bei einem durchschnittlichen Mann produzieren sie Tag für Tag 1,5 bis 2,0 Liter Urin.

Jede Niere entläßt ihren Urin in einen Harnleiter, ein langes muskuläres Rohr, das den Urin durch melkende Kontraktionen zur Blase transportiert. An der Stelle der Einmündung der Harnleiter in die Blase wird ein einfacher und doch eleganter Mechanismus wirksam, der dafür sorgt, daß der Urin nur in eine Richtung fließt – und nicht etwa beim Wasserlassen zurück in die Nieren gelangt.

Als nächstes erreichen wir die Blase, ein muskuläres Sammelbecken, das im Höchstfall ca. 0,5 Liter Urin aufnehmen kann. Von der Blase aus setzt der Urin seinen Weg über die direkt durch die Prostata und anschließend im Penis verlaufende Harnröhre fort, und wird schließlich durch die Harnröhrenöffnung ausgeschieden.

Die Prostata liegt am Übergang von der Blase zur Harnröhre. Sie ist eine walnußförmige Drüse, deren Hauptfunktion darin besteht, 30% der Samenflüssigkeit zu produzieren. Das Prostatasekret hat möglicherweise auch eine Schutzfunktion vor über die Harnwege aufsteigenden Infektionen.

Werfen wir noch einen kurzen Blick auf die Fortpflanzungsorgane: Sperma und Testosteron, das männliche Geschlechtshormon, werden in den Hoden produziert. Testosteron ist die Substanz,

die in der Pubertät das Wachstum der Prostata verursacht; des weiteren stimuliert es die Sekretproduktion der Prostata. Das Sperma gelangt von den beiden Hoden zu den vielfältig gewundenen Gängen des Nebenhodens, in denen es heranreift.

Die Verlängerung des Nebenhodens ist der Samenleiter, ein harter muskulärer Strang, der sich vom Hodensack über den Leistenkanal in das Körperinnere und dann wieder abwärts bis zur Rückseite der Prostata schlängelt. Hier treffen sich die Ausführungsgänge der Samenblasen, die 70% der Samenflüssigkeit produzieren, mit dem Samenleiter und bilden gemeinsam die in das Zentrum der Prostata verlaufenden Ejakulationsgänge. Beim Samenerguß wird Sperma vom Nebenhoden über den Samenleiter aus dem Ejakulationsgang herausgeschleudert, um sich dort mit den aus der Prostata und den Samenblasen stammenden Sekreten zu vermischen.

Um sicherzustellen, daß der Samen nicht „zurück" zur Blase fließt, hält ein Muskelventil den Blasenhals dicht verschlossen und er zwingt die Ejakulation nach außen. Kurz danach gerinnt der Samen. Durch eine von der Prostata produzierte Substanz, das prostataspezifische Antigen (PSA), kommt es anschließend wieder zur Verflüssigung des Ejakulats.

Um die Erkrankungen der Prostata und die damit verbundenen Probleme besser verstehen zu können, ist es sinnvoll, die Abbildungen in diesem und den anderen Kapiteln dieses Buches genauer zu betrachten. So geht beispielsweise aus Abbildung 1.4 hervor, wie die Prostata die Harnröhre ähnlich einer einen Strohhalm haltenden Faust umschließt: bei der gutartigen Prostatavergrößerung (BPH) ist es die wachsende Übergangszone, die auf die Harnröhre drückt und Probleme beim Wasserlassen verursacht. Abbildung 3.1 (S. 35) zeigt z. B., wie durch die digitale Untersuchung des Enddarms Krebs entdeckt werden kann.

Schließlich hilft Ihnen das Wissen über die PSA-Produktion in den Prostatadrüsen zu verstehen, warum sich die PSA-Konzentration im Blut bei einer Verstopfung der Drüsenausführungsgänge erhöht, wie dies bei Prostatakrebs der Fall ist.

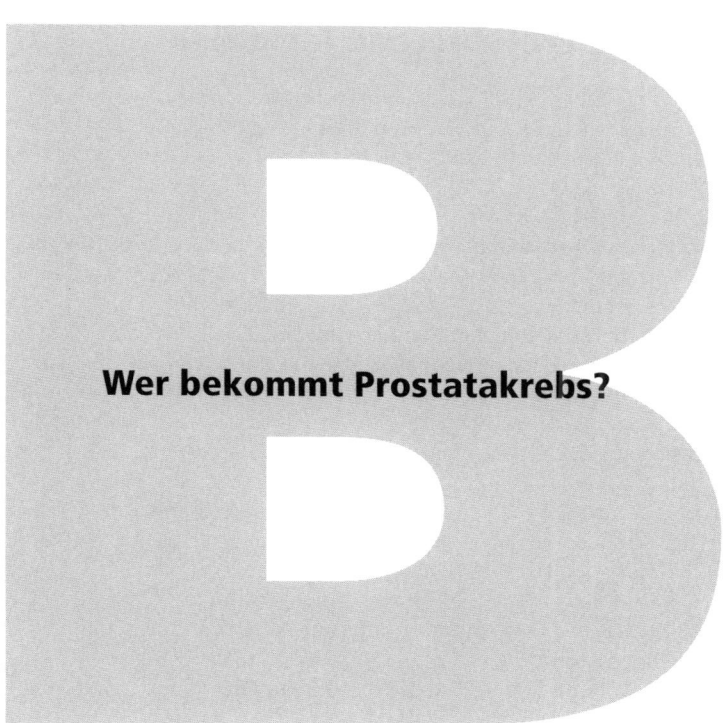

Wer bekommt Prostatakrebs?

B1 Einige ernüchternde Tatsachen

Alle drei Minuten wird in den Vereinigten Staaten ein Fall von Prostatakrebs diagnostiziert. Alle fünfzehn Minuten stirbt ein Mann daran. An Prostatakrebs zu sterben ist nicht gerade angenehm: Viel zu oft kommt es zu einem monatelangen Siechtum, welches unter entsetzlichen Schmerzen schließlich mit dem Tode endet. Man wird zunehmend dünner und schwächer, die Knochen werden langsam vom Krebs zerfressen, die großen Mengen starker Schmerzmittel führen zu hartnäckiger Verstopfung, das Wasserlassen wird immer schwerer und schmerzhafter durch den um die Harnröhre wuchernden Krebs.

Im Jahre 1994 wurde bei schätzungsweise 200.000 amerikanischen Männern Prostatakrebs diagnostiziert. 38.000, also jeder fünfte, starben daran, Tendenz steigend. Während die Sterberate bei anderen Krankheiten sinkt, nimmt sie bei Prostatakrebs stetig zu, während der letzten fünf Jahre jährlich um etwa 3%. Es wird erwartet, daß bis zum Jahre 2000 die Prostatakrebsfälle um 90% zunehmen und die Sterberate durch Prostatakrebs um 37% ansteigt. Bei einem heute geborenen Jungen besteht eine Wahrscheinlichkeit von 13%, daß er an Prostatakrebs erkranken wird. Mit einer Wahrscheinlichkeit von 3% wird er daran versterben. Abgesehen von Hautkrebs ist Prostatakrebs damit die häufigste Krebserkrankung bei Männern.

Hormone sind ein wesentlicher Faktor bei der Entstehung dieser Krankheit, obwohl ihre Rolle noch nicht ganz klar ist. Männer, die vor dem 40. Lebensjahr kastriert wurden, entwickeln selten Prostatakrebs. Das gleiche gilt für Männer, die an einem Versagen der Gehirnanhangsdrüse (der Hypophyse) leiden, wodurch die hormonbildenden Keimdrüsen nicht mehr arbeiten (weitere Informationen hierzu finden Sie in Kapitel G).

Das Alter spielt ebenso eine wesentliche Rolle. Über 80% aller Männer mit diagnostiziertem Prostatakrebs sind älter als 65 Jahre. 90% der Sterbefälle fallen in diese Gruppe. Alle diagnostizierten Prostatakrebsfälle zusammengenommen sind Männer unter 50 Jahren in weniger als 1% betroffen, Männern zwischen 50 und 64 Jahren zu 16%.

Das Durchschnittsalter bei Diagnose des Prostatakrebses liegt bei 72 Jahren, das der Prostatakrebstoten bei 77 Jahren. Was hat dies zu bedeuten? Heißt das, daß Sie, wenn Sie ein 52 Jahre alter Mann sind, für die nächsten 20 Jahre aufatmen können? Nein, es bedeutet, daß in der Vergangenheit Prostatakrebs erst bei älteren Männern festgestellt wurde. Erst in den letzten Jahren ist es gelungen, die Techniken zur Frühdiagnose des Prostatakrebses erheblich zu verbessern.

Früher wurde Prostatakrebs bei den meisten Männern erst entdeckt, wenn er schon fortgeschritten war. Die meisten sind dann ein paar Jahre später daran gestorben. (Dies erklärt, warum durchschnittliches Sterbe- und Diagnosealter von Prostatakrebspatienten so eng zusammen liegen). Es gibt allen Grund anzunehmen, daß in den kommenden Jahren das Durchschnittsalter bei Diagnosestellung um 10 Jahre sinken wird. Bei immer mehr Männern wird der Prostatakrebs zu einem Zeitpunkt diagnostiziert werden, an dem er noch auf die Prostata beschränkt und somit heilbar ist. Und es gibt allen Grund zur Annahme, daß durch eine frühe Diagnose die Zahl der Männer, die jährlich an dieser Krankheit sterben, sinken wird.

Im Alter steigt die Wahrscheinlichkeit, Prostatakrebs zu entwickeln, weitaus schneller an als bei anderen Krebsformen. Epidemiologische Studien zeigen bei Männern zwischen dem 50. und 85. Lebensjahr einen vierzigfachen Anstieg der Prostatakrebsfälle. Durch bessere Medizin, Ernährung, mehr Bewegung und einen geringeren Zigarettenkonsum sterben weniger ältere Männer an anderen Alterskrankheiten, wie z.B. Herzkrankheiten. Durch die steigende Lebenserwartung ist es also wahrscheinlich, daß immer mehr Männer Prostatakrebs entwickeln und immer mehr Männer an Prostatakrebs sterben werden, wenn er nicht frühzeitig festgestellt und behandelt wird.

Ein weiterer Grund dafür, warum mehr Prostatakrebsfälle entdeckt werden als früher, sind die verbesserten Diagnosetechniken. Als sich in den 70er Jahren immer mehr Männer einem Verfahren namens TUR (transurethrale Resektion der Prostata) zur Behandlung der BPH unterzogen, wurden auch zunehmend mehr Krebsfälle diagnostiziert. Beim TUR-Verfahren wird nämlich das überschüssige gutartige Prostatagewebe, in dem sich auch Krebs verstecken kann, durch die Harnröhre entfernt und routinemäßig durch einen Pathologen untersucht. Je mehr Männer sich also der Prostataresektion unterzogen, desto mehr „versteckte“ Prostatakrebsfälle wurden auch entdeckt.

In den 80er Jahren gab es einen Durchbruch in der Biopsietechnik – die Biopsiepistole, eine winzig kleine sprungfederbetriebene Nadel, die der Urologe bei einer rektalen Untersuchung mit dem Finger führt. Dieser Fortschritt führte dazu, daß ein Arzt bei einer ambulanten Routineuntersuchung mikroskopische Gewebeproben aus allen Teilen der Prostata entnehmen konnte. (Wollte man früher eine Biopsie bekommen, so mußte der Patient stationär aufgenommen und anästhesiert werden. Die Biopsiepistole kann man ohne Narkose anwenden.) Seit den 90er Jahren werden zur Feststellung von Prostatakrebs immer häufiger ein Bluttest (PSA-Test) und die transrektale Ultraschalluntersuchung angewandt (siehe Kapitel C).

Unwiderlegbare Tatsache ist jedenfalls, daß es immer mehr Prostatakrebsfälle gibt. Wer ist betroffen? Einige Faktoren, wie Alter, Familie, Rasse und Ernährungsgewohnheiten, sind sicherlich von großer Bedeutung. Einflüsse anderer Faktoren, wie z.B. Umwelt und Beruf, sind weniger gut untersucht.

B2 Spielt die Umwelt eine Rolle?

Verblüffend sind Ergebnisse aus Untersuchungen an Verstorbenen, bei denen 30 % der Männer gleich welcher Rasse und Kultur „zufällig entdeckten" Prostatakrebs haben, kleine Krebszellenanhäufungen, die offenbar eine „schlafende" Form des Krebses darstellen, der bei Millionen von Männern vorkommt. Für einige Männer stellt dieser latente Krebs keine Gefahr dar, für andere schon.

Es gibt zwei wichtige Statistiken: 13 % der Männer bekommen zu irgendeinem Zeitpunkt in ihrem Leben klinisch bedeutsamen Prostatakrebs. 30 % der Männer haben einen nur mikroskopisch nachweisbaren latenten Prostatakrebs, also Krebs, der erst bei der Autopsie entdeckt wurde (diese Männer haben während ihres gesamten Lebens bis zu ihrem natürlichen Tod nie unter ihren lange vorhandenen Prostatakrebszellen gelitten). Klinisch bedeutsamer Krebs und latenter Krebs stehen in einem Verhältnis von etwa 1 : 2,5. Haben Sie eine Prostatabiopsie vornehmen lassen und ist ein Krebs diagnostiziert worden, so ist das erste, was Sie und Ihr Arzt herausfinden müssen, zu welcher Kategorie er gehört. Haben Sie einen klinisch bedeutsamen oder einen nur zufällig entdecken „latenten" Krebs?

Selbst wenn Ihr Krebs momentan zur „guten" Kategorie gehört, denken Sie daran: Latenter Krebs muß nicht immer so bleiben. Im Laufe der Zeit entwickelt sich dieser zunächst unschuldig aussehende Krebs bei einer bedeutenden Anzahl von Männern zu einer bösartigen Geschwulst, die, wenn nicht behandelt, schließlich zum Tod führen kann.

Untersuchungen an japanischen und amerikanischen Männern haben zu interessanten Ergebnissen geführt: Genauso viele japanische wie amerikanische Männer haben latenten Krebs, und beide haben ungefähr die gleiche Lebenserwartung, nämlich 74 Jahre. Doch nur selten stirbt ein Japaner an Prostatakrebs. Warum?

Der Prostatakrebs entwickelt sich in vier Stadien: Anfangsstadium, Entwicklungsstadium, fortgeschrittenes Stadium und Metastasen- oder Ausbreitungsstadium. Die Untersuchungen an japanischen und amerikanischen Männern haben gezeigt, daß das Anfangsstadium bei allen Männern gleich verläuft, unabhängig davon, wodurch der Krebs verursacht wurde. Die wesentlichen Unterschiede treten erst im Entwicklungs-, fortgeschrittenen und Ausbreitungsstadium auf. Ebenso ergaben diese Untersuchungen, daß zumindest einige der Einflüsse, die aus einem symptomlosen Prostatakrebs eine tödliche Krankheit machen, umweltbedingt sind.

Es ist erwiesen, daß Männer, die ihren Wohnort im Laufe des Lebens wechseln, das Krebsrisiko des jeweiligen Landes, in dem sie leben, übernehmen. Ziehen beispielsweise Japaner, bei denen ja nur geringfügig die Gefahr besteht, Prostatakrebs zu bekommen, nach Hawaii oder Kalifornien um, steigt ihr Risiko, symptomatisch an Prostatakrebs zu erkranken, auf das der Amerikaner an.

Jahrelang haben Wissenschaftler die fettreiche Ernährung in den westlichen Ländern als offensichtlich umweltbedingte Ursache für die Entstehung von Prostatakrebs angesehen. Doch so einfach liegen die Dinge nicht. Man nimmt z. B. an, daß die fettreiche Ernährung eine wesentliche Rolle bei anderen Krankheiten, wie Dickdarm- und Brustkrebs, spielt. Die Sterbe- und Betroffenenrate für Prostatakrebs ist bei schwarzen Amerikanern höher als bei weißen – doch die Betroffenenrate für Brust- und Dickdarmkrebs ist bei beiden Gruppen nahezu gleich. Wie kommt es zu diesem Unterschied? Diese Statistiken werfen auch andere Fragen auf: Haben schwarze Männer eine stärkere genetische Veranlagung für Prostatakrebs als weiße oder asiatische Männer? Wir wissen es nicht. Doch wir wissen, daß in den Vereinigten Staaten leider viele schwarze Männer zu lange damit warten, sich ärztlich behandeln zu lassen, bis es dann zu spät ist und der Krebs sich ausgebreitet hat.

Genetik und Umwelt – zwei maßgebliche Komponenten für die Entstehung des Prostatakrebses. Zunächst befassen wir uns mit einigen genetischen Faktoren und wenden uns dann ausführlicher den umweltbedingten Gefahren zu.

B3 Liegt Prostatakrebs in der Familie?

Wie bei Brustkrebs scheint es auch beim Prostatakrebs einen engen Zusammenhang zwischen Krebszellen in der Familie und dem individuellen Erkrankungsrisiko zu geben. Jetzt werden Sie vermutlich denken: Wenn der Prostatakrebs für viele Männer so unvermeidlich ist, so allgemein verbreitet, was macht es dann für einen Unterschied, ob Prostatakrebs in meiner Familie liegt? Leider besteht bei dem „familiären" Prostatakrebs eine weitaus höhere Wahrscheinlichkeit, daß er schon in jüngeren Jahren zuschlägt, wenn ein Mann noch nicht einmal an derartige Dinge denkt oder sich der jährlichen Prostatauntersuchung unterzieht.

Tabelle 2.1. Liegt Prostatakrebs in der Familie?	
Anzahl der betroffenen Verwandten	Risiko
Vater und/oder Bruder	
einer	zweifach
zwei	fünffach
Vater/Bruder oder Großvater/Onkel	
einer	1,5fach
zwei	2,3fach

Anmerkung: Das Risiko, daß Sie Prostatakrebs bekommen, liegt bei 13% und steigt je nach Anzahl Ihrer betroffenen Verwandten.

Kürzlich bewiesen Wissenschaftler an der Johns Hopkins Universitätsklinik den unwiderlegbaren Zusammenhang zwischen dem familiären Auftreten von Prostatakrebs und der Wahrscheinlichkeit, daß ein Mann Prostatakrebs bekommt (siehe Tabelle 2.1). Die Studie zeigt, daß Sie ein zweimal höheres Krankheitsrisiko haben als der durchschnittliche Amerikaner (mit einem Risiko von ca. 13%), wenn ihr Vater oder Bruder Prostatakrebs hat.

Abhängig von der Anzahl Ihrer betroffenen Verwandten und dem Alter, in dem der Prostatakrebs aufgetreten war, kann Ihr Erkrankungsrisiko bei bis zu 50% liegen. Weist Ihre Familiengeschichte auf eine vererbbare Form des Prostatakrebses (VPK) hin? Sie fallen in diese Kategorie, wenn Sie drei Verwandte ersten Grades (Vater oder Bruder) haben, die an Prostatakrebs erkrankt sind, oder zwei Verwandte ersten Grades, die vor ihrem 55. Lebensjahr an Prostatakrebs erkrankt sind, oder wenn bereits drei Generationen in Ihrer Familie an Prostatakrebs erkrankt sind (Großvater, Vater, Sohn). Beachten Sie: VPK kann sowohl durch den Vater als auch durch die Mutter vererbt werden. Aus diesem Grunde ist es wichtig, daß Sie von den Familien beider Elternteile herausfinden, ob deren Brüder oder Väter Prostatakrebs hatten. (Ist keiner dieser Verwandten mehr am Leben, so fragen Sie andere Familienmitglieder.) Bei Männern in Familien mit VPK besteht zu 50% die Möglichkeit, daß sie Prostatakrebs bekommen. Bei ihnen ist es wahrscheinlich, daß sie daran in jüngeren Jahren als die meisten Männer erkranken. Männer aus Familien mit VPK sollten sich ab dem 40. Lebensjahr jährlich einer digitalen Rektaluntersuchung und einem PSA-Test unterziehen.

Genetische Anfälligkeit

Wichtigstes Ergebnis dieser Untersuchung ist, daß der Prostatakrebs als eine Krankheit betrachtet wird, die, wie Brust- oder Dickdarmkrebs, zumindest teilweise auf genetische Anfälligkeit zurückzuführen ist.

Die hier beschriebene Theorie besagt, daß der Prostatakrebs nicht über Nacht kommt, sondern eine Kette von genetischen Ereignissen vorausgehen muß – stellen Sie sich eine Reihe von Dominosteinen vor, die umgeworfen werden –, bevor ein Tumor zu wachsen beginnen kann. Bei einigen Männern kann es vorkommen, daß von Geburt an schon ein Teil dieser Ereigniskette abgelaufen ist und somit der Zeitraum bis zur Tumorentwicklung verkürzt ist. Aus diesem Grunde bekommen diese Männer schon in jüngeren Jahren Krebs. Umweltfaktoren – wie beispielsweise die Ernährung – tun ihr übriges.

Nach Meinung von Wissenschaftlern ereignet sich bei der Krebsentstehung auf genetischer Ebene folgendes: Es finden Mutationen in Genen statt, die das normale Zellwachstum steuern. Wenn eines dieser Gene mutiert, was auch immer die krebsauslösende Ursache ist, beginnen die Zellen in einer abnormen Geschwindigkeit zu wachsen. Einige dieser mutierten Gene, die sogenannten Onkogene, können, wenn sie aktiviert werden, wie ein festgeklemmtes Gaspedal eines Autos funktionieren. Sie haben sich so verändert, daß sie nicht mehr abgestellt werden können – so werden die Zellen dazu angetrieben, unaufhörlich zu wachsen. (Ein Onkogen ist ein normales Gen, das, wenn es in einer abnormen Form oder in zu großer Zahl in einer Zelle vorkommt, die Umwandlung in Richtung Krebszelle bewirkt. Mit hoher Wahrscheinlichkeit müssen mehrere Onkogene aktiviert werden und mehrere Mutationen stattfinden, bevor eine normale Zelle zur Krebszelle wird.)

Eine weitere Schlüsselrolle in der Krebsentstehung spielen die tumorunterdrückenden Gene. Dies sind Kontrollgene, die „ruhigen vernünftigen" Faktoren in einem Zellzyklus, der leicht außer Kontrolle geraten kann. Ihre Aufgabe liegt offenbar darin, auf die „Bremse" zu treten – die Zellteilung zu kontrollieren. Bei den meisten Krebsarten ist es notwendig, daß eines oder mehrere dieser Kontrollgene ausgeschaltet werden – entweder durch Mutation oder Zerstörung –, bevor es zu einem definitiv bösartigen Wachstum kommen kann.

Bei einer groß angelegten genetischen Studie untersuchen die Wissenschaftler die Blutproben von Familien mit vererbbarem Prostatakrebs, wobei sie äußerst spezifische DNA-Methoden anwenden, um in verschiedenen Chromosomen nach Genmutationen zu suchen. Sie untersuchen ebenfalls den Verlust bestimmter Abschnitte auf Chromosomen in Prostatakrebszellen und vergleichen diese mit normalen Zellen von Männern mit Prostatakrebs. Ein Protein, das bei dieser Studie untersucht wird, ist das e-Cadherin, ein kalziumabhängiges, für die Zellhaftung zuständiges Molekül, dessen Gen sich auf dem kurzen Arm von Chromosom 16 befindet – ein Chromosom, das bei Prostatakrebs häufig verschwindet. Dieses Protein scheint bei der Beziehung zwischen den Zellen eine große Rolle zu spielen – es teilt der einen Zelle lebenswichtige Details über die benachbarte Zelle mit. Man nimmt an, daß dieses Gen bei der Metastasierung, der Ausbreitung des Krebses, von Bedeutung ist. Diesbezügliche Kenntnisse könnten eines Tages dazu führen, daß man vorhersagen kann, welcher Prostatakrebs sich ausbreitet und lebensbedrohlich wird.

„Zunächst", meint einer der Wissenschaftler, „müssen wir herausfinden, ob der Verlust dieses Gens bei der Ausbreitung des Prostatakrebses häufig ist". „Eine mögliche Behandlungsmethode könnte einfach die Eingrenzung des Krebses auf die Prostata sein", mutmaßt er, „d. h. nicht das Wachstum zu stoppen, sondern die Ausbreitung zu hemmen". Dies könnte bedeuten, „daß, solange der Krebs auf die Prostata beschränkt ist, alles in Ordnung ist".

Umwelt plus Genetik ergibt ...

Der Anteil der Krebskrankheiten, der nur durch Umwelteinflüsse verursacht wird und der Anteil von ausschließlich erblichem Krebs sind vermutlich gering, d. h. sie liegen jeweils bei ungefähr 5%. Etwa 90% der Krebskrankheiten sind durch Interaktion zwischen äußeren Faktoren (wie z. B. Ernährung, Rauchen und anderen Einflüssen, denen man ausgesetzt ist) und der individuellen genetischen Disposition hervorgerufen.

B4 Mehr über die fettreiche Ernährung

Wir haben bereits festgestellt, daß wahrscheinlich nicht die Ernährung allein für die Entstehung von Prostatakrebs verantwortlich ist. Jedoch darf man nicht außer acht lassen, daß sie ein bedeutender Risikofaktor sein kann. Mehrere Untersuchungen haben ergeben, daß bei Männern, die eine ballaststoffreiche fettarme Nahrung zu sich nehmen, eine weitaus geringere Wahrscheinlichkeit besteht, an Prostatakrebs zu erkranken. Eine Studie besagt, daß der Tod durch Prostatakrebs in 32 Ländern in enger Verbindung mit dem Genuß von (tierischem, nicht pflanzlichem) Fett stand. Bei einer anderen Untersuchung (von 122 261 Männern) fand man heraus, daß die Sterbequote an Prostatakrebs bei den Männern, die täglich grünes und gelbes Gemüse zu sich nahmen, geringer war.

Vitamin A, das in gelben Gemüsearten, wie z. B. Karotten, vorkommt, ist ein fettlösliches Vitamin. Sein Einfluß reicht weit über den Effekt auf unser Sehvermögen hinaus, es beeinflußt Systeme im ganzen Körper. Beispielsweise ist es von großer Bedeutung für die normale Bildung von Epithelzellen. Bei Laborexperimenten haben Wissenschaftler Vitamin-A-Mangel mit der Entstehung verschiedener Tumoren in Zusammenhang gebracht. Bei ähnlichen Versuchen ist es den Wissenschaftlern gelungen, den Prostatakrebs durch Vitamin-A-Gaben einzudämmen.

Es gibt widersprüchliche Berichte über Vitamin A und Prostatakrebs. Dies ist teilweise darauf zurückzuführen, daß eine Art von Vitamin A, nämlich das β-Karotin, das in Pflanzen enthalten und Teil der Nahrung der Japaner ist, das Risiko zu mindern scheint, während eine andere Vitamin-A-Sorte tierischer Herkunft häufig Bestandteil der Ernährung der Amerikaner ist und das Risiko wahrscheinlich erhöht.

Die Ernährung wirkt sich auch auf Hormone wie Testosteron aus. Eine fettarme, ballaststoffreiche Ernährung verringert die Menge an Testosteron im Blut, und Hormone, wie hier das Testosteron, spielen eine bedeutende Rolle bei der Entwicklung des Prostatakrebses. Bei einer Untersuchung wurde festgestellt, daß die Bluttestosteronspiegel bei jungen schwarzen Männern ca. 15% höher sind als bei jungen weißen Männern; eine ähnliche Untersuchung hat ergeben, daß holländische Männer einen höheren Spiegel männlicher Hormone haben als japanische Männer. Studien an amerikanischen Männern haben gezeigt, daß sie über einen höheren Spiegel an DHT-(Dihydrotestosteron-)Metaboliten verfügen als Japaner. (DHT ist die aktive Form des männlichen Hormons in der Prostata.) Einige Wissenschaftler interpretieren diese Erkenntnisse dahingehend, daß ein höherer DHT-Gehalt Krebs verursachen kann. DHT wird jedoch von den sekundären Geschlechtsorganen (wie der Prostata) produziert, und orientalische Männer haben gewöhnlich eine kleinere Prostata. Was ist nun die Ursache und was ist die Wirkung? Ein geringerer DHT-Gehalt könnte lediglich die Tatsache widerspiegeln, daß japanische Männer von

Natur aus kleinere sekundäre Geschlechtsorgane haben, weshalb weniger DHT in den Blutkreislauf gelangt.

Andere Untersuchungen haben ergeben, daß schwarze und weiße Amerikaner eine größere Menge dieser männlichen Hormone in ihrem Urin haben als schwarze Südafrikaner und daß die Hormonmenge viel mit der Ernährung zu tun hat. Nähme ein schwarzer Südafrikaner anstatt der herkömmlichen vegetarischen Kost westliche Nahrung zu sich, so würde sein Hormonspiegel steigen. Wenn ein schwarzer Amerikaner sich vegetarisch ernähren würde, sänke sein Hormonspiegel. Dies scheint ein weiterer Beweis dafür zu sein, daß eine fettarme, ballaststoffreiche Ernährung das Prostatakrebsrisiko reduzieren kann.

B5 Andere Risikofaktoren

Lokale Risikofaktoren

Hat der Ort, an dem Sie leben, Einfluß auf die Wahrscheinlichkeit, daß Sie Prostatakrebs bekommen? Nach den Ergebnissen der jüngsten Studie zur geographischen Verteilung der Prostatakrebsrate ist es tatsächlich so (siehe Abbildung 2.1 und 2.2).

Die dieser Studie zugrundeliegende Theorie war, daß ein zu niedriger Spiegel von Vitamin D, einem Hormon, daß für seine krebseindämmenden Eigenschaften bekannt ist, das Risiko erhöhten kann, Prostatakrebs zu bekommen. Die wichtigste Vitamin-D-Quelle ist die Exposition gegenüber der ultravioletten Sonnenstrahlung.

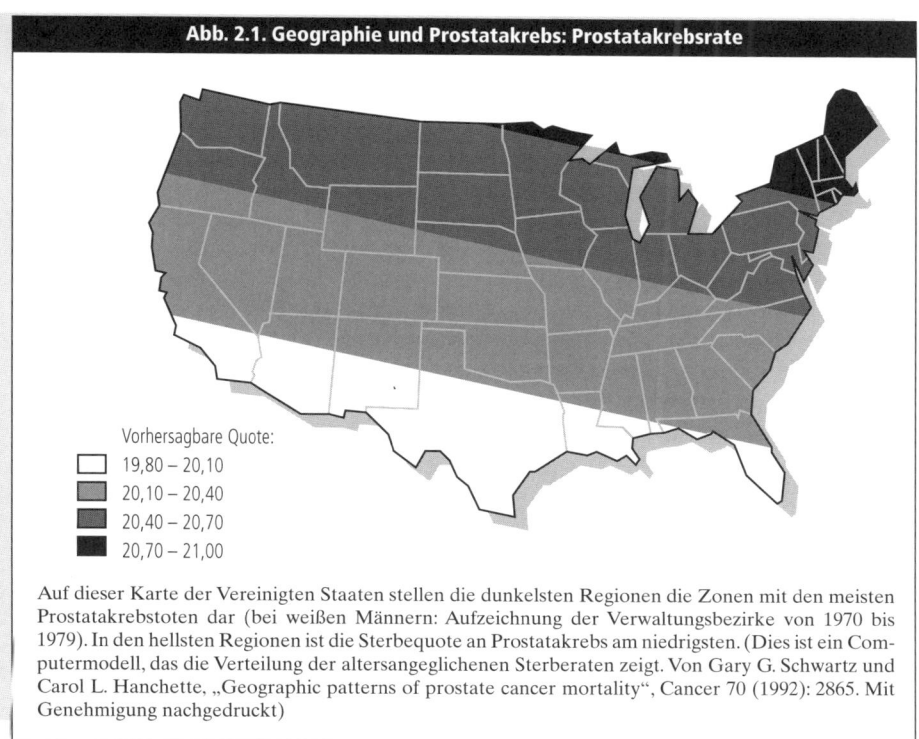

Abb. 2.1. Geographie und Prostatakrebs: Prostatakrebsrate

Vorhersagbare Quote:
- ☐ 19,80 – 20,10
- 20,10 – 20,40
- 20,40 – 20,70
- ■ 20,70 – 21,00

Auf dieser Karte der Vereinigten Staaten stellen die dunkelsten Regionen die Zonen mit den meisten Prostatakrebstoten dar (bei weißen Männern: Aufzeichnung der Verwaltungsbezirke von 1970 bis 1979). In den hellsten Regionen ist die Sterbequote an Prostatakrebs am niedrigsten. (Dies ist ein Computermodell, das die Verteilung der altersangeglichenen Sterberaten zeigt. Von Gary G. Schwartz und Carol L. Hanchette, „Geographic patterns of prostate cancer mortality", Cancer 70 (1992): 2865. Mit Genehmigung nachgedruckt)

Die Wissenschaftler haben die geographische Verteilung der ultravioletten Sonnenstrahlung und der Zahl der Prostatakrebstoten untersucht. Die Ergebnisse waren verblüffend: Sie zeigten ein auffälliges Nord-Süd-Gefälle, wobei die Bereiche mit den meisten Prostatakrebstoten im Norden und die mit den wenigsten im Süden lagen (und dies trotz der Tatsache, daß im Süden ältere Männer leben als in anderen Teilen des Landes. Die Daten waren „altersangeglichen": Durch die Anwendung dieser Methode ist es möglich, unterschiedliche Gruppen zu vergleichen, als hätten sie eine identische Altersstruktur). Bei der Analyse der Sonnenlichtexposition waren die Verhältnisse umgekehrt: Die Sonnenbestrahlung war im Süden am höchsten, im Norden am niedrigsten. In Gebieten mit weniger UV-Strahlen fanden sich die meisten Prostatakrebskranken und umgekehrt. Was ist daraus zu folgern? Ultraviolette Strahlen können Männer vor klinisch manifestem Prostatakrebs schützen. Vitamin D, als Tumor-Inhibitor, verlangsamt oder verhindert den Übergang des latenten zum manifesten Krebs. (Wenn Sie in Alaska leben oder die meiste Zeit im Haus verbringen, geraten Sie nicht in Panik. Um diese Theorie zu bestätigen sind weitere Untersuchungen notwendig. Bis jetzt ist die unzulängliche Versorgung mit Vitamin D noch nicht als definitiver Risikofaktor für Prostatakrebs gesichert.

Diese Resultate können dazu beitragen, verständlich zu machen, warum in den skandinavischen Ländern, Kanada und den Vereinigten Staaten die Sterbequote an Prostatakrebs am höchsten ist und in Hongkong und Japan am niedrigsten. Zudem essen die Japaner viel Fisch, der Vitamin D enthält.

Ebenso tragen diese Ergebnisse zum Verständnis bei, warum schwarze Männer in den USA so anfällig für Prostatakrebs sind: Menschen mit dunkler Haut absorbieren weniger Sonnenlicht und haben deshalb einen geringeren Vitamin-D-Spiegel. Afrikanische Wissenschaftler verglichen den Vitamin-D-Spiegel im Blut schwarzer Männer aus Zaire mit dem schwarzer Männer aus Zaire, die in Belgien leben, und stellten einen weitaus niedrigeren Spiegel bei denjenigen fest, die Zaire verlassen hatten.

Beruf

Es gibt nicht allzuviele wertvolle Informationen zu diesem Thema, doch einige Untersuchungen haben ergeben, daß bei Landwirten und Mechanikern ein höheres Prostatakrebsrisiko bestehen könnte. Es ist schwer zu sagen, wie man mit diesen Informationen umgehen soll; wie auch immer, es ist äußerst schwierig zu unterscheiden zwischen dem, was Menschen tun und wer sie sind – ihre Familiengeschichte, ihre Ernährung und ihre Gewohnheiten.

Ernähren sich beispielsweise Landwirte und Mechaniker fettreicher als andere? Rauchen sie mehr? Eine Fallkontrollstudie hat ergeben, daß 75% von 40 Patienten mit Prostatakrebs in der Vergangenheit etwas mit Landwirtschaft zu tun hatten, verglichen mit 37,5% der Kontrollpatienten, die eine gutartige Prostatahyperplasie in der

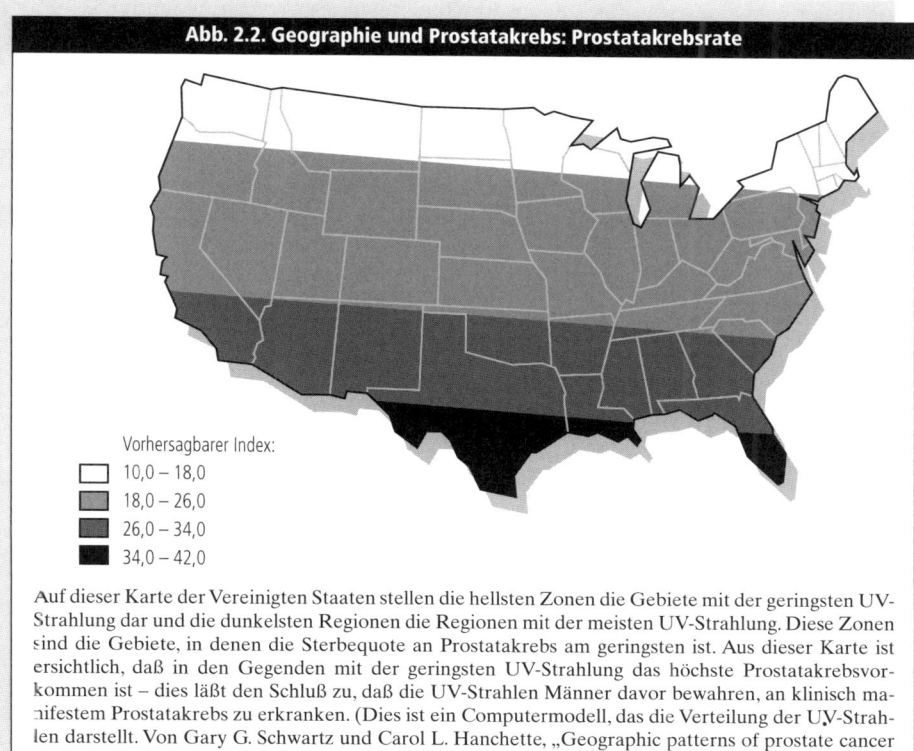

Abb. 2.2. Geographie und Prostatakrebs: Prostatakrebsrate

Vorhersagbarer Index:
- ☐ 10,0 – 18,0
- ▨ 18,0 – 26,0
- ▤ 26,0 – 34,0
- ■ 34,0 – 42,0

Auf dieser Karte der Vereinigten Staaten stellen die hellsten Zonen die Gebiete mit der geringsten UV-Strahlung dar und die dunkelsten Regionen die Regionen mit der meisten UV-Strahlung. Diese Zonen sind die Gebiete, in denen die Sterbequote an Prostatakrebs am geringsten ist. Aus dieser Karte ist ersichtlich, daß in den Gegenden mit der geringsten UV-Strahlung das höchste Prostatakrebsvorkommen ist – dies läßt den Schluß zu, daß die UV-Strahlen Männer davor bewahren, an klinisch manifestem Prostatakrebs zu erkranken. (Dies ist ein Computermodell, das die Verteilung der UV-Strahlen darstellt. Von Gary G. Schwartz und Carol L. Hanchette, „Geographic patterns of prostate cancer mortality", Cancer 70 (1992): 2865. Mit Genehmigung nachgedruckt)

Familie hatten. (Andererseits könnte man so argumentieren, daß diese älteren Männer Nachkommen einer Generation sind, bei der die Landwirtschaft sehr verbreitet war. Wer weiß?)

Andere Studien haben aufgezeigt, daß zwischen Kadmium, einem Spurenelement, das in Zigarettenrauch und alkalischen Batterien vorkommt, und Prostatakrebs ein Zusammenhang besteht. Schweißer oder Männer, die in Galvanisierbetrieben arbeiten, sind auf die Dauer hohen Mengen von Kadmium ausgesetzt. Diese Studien legen nahe, daß die Kadmiumbelastung geringfügig das Risiko erhöht, Prostatakrebs zu bekommen. Eine Erklärung könnte sein, daß Kadmium mit Zink interferiert, einem Element, das bei vielen physikalischen Prozessen notwendig ist: Es gibt Anhaltspunkte dafür, daß Männer mit Prostatakrebs einen geringeren Zinkgehalt in ihrer Prostata haben als andere Männer.

Was hat das alles zu bedeuten? Wenn Sie also Landwirt sind oder Mechaniker, Drucker, Klempner, Schweißer oder Arbeiter in einer Fabrik, die Gummi herstellt (von diesen Berufen wird, ohne aussagekräftige Beweise zu haben, angenommen, daß sie das Prostatakrebsrisiko erhöhen), haben Sie keine Angst. Es gibt keinen Grund dazu.

Rauchen

In vielen Studien wird behauptet, daß das Prostatakrebsrisiko von Rauchern höher sei. Es gibt bis jetzt keinen *sicheren* Beweis dafür, es gibt nur gewisse Anhaltspunkte für eine schwache Korrelation zwischen Rauchern und Prostatakrebs. (Eine Studie besagt jedoch, daß bei Männern, die rauchen und einer Kadmiumbelastung ausgesetzt sind, das Risiko, Prostatakrebs zu bekommen, höher ist.) In diesem Zusammenhang ist es aber wichtig zu erwähnen, daß Rauchen, wodurch Nikotin (ein starkes Insektizid) und viele toxische Chemikalien in sämtliche Zellen gelangen – nicht nur in Kehle und Lunge – das Risiko, an Prostatakrebs zu erkranken, wahrscheinlich nicht *verringert*. Widersprüchliche Berichte behaupten, daß Rauchen möglicherweise den Hormonspiegel bei Männern steigert und dies sich irgendwie auf die Prostata auswirkt.

Vasektomie

Eine Flut von Veröffentlichungen hat in jüngster Zeit Millionen von Männern verunsichert und die Regierung dazu veranlaßt, umfangreiche Untersuchungen zu organisieren, in denen festgestellt werden soll, ob zwischen Vasektomie und Prostatakrebs eine Verbindung besteht. Gute Neuigkeiten: *Es gibt keinen Beweis dafür, daß eine Vasektomie das Prostatakrebsrisiko erhöht.* Wie kommt es dann, daß bei so vielen Männern, die eine Vasektomie haben vornehmen lassen, Prostatakrebs diagnostiziert wurde? Zum einen ist eine Vasektomie ein gängiges Verfahren und wird bei vielen Männern durchgeführt. Zum anderen werden, wie einem Artikel der Zeitschrift „Journal of the American Medical Association" festgestellt wurde, „die meisten Vasektomien von Urologen durchgeführt und Prostatakrebs wird in der Regel von Urologen diagnostiziert, meistens im Rahmen der Abklärung von Symptomen von seiten des Harntraktes. Aus diesem Grunde ist es naheliegend, daß bei Männern, die sich einer Vasektomie unterzogen haben, Prostatakrebs viel eher diagnostiziert wird". Mit anderen Worten heißt das, daß diese Männer, da sie zuvor schon einen Urologen aufgesucht haben, mit großer Wahrscheinlichkeit wieder zu einem Urologen gehen werden, wenn sie Beschwerden im Urogenitalbereich haben, bei deren Abklärung dann möglicherweise ein Prostatakrebs diagnostiziert wird.

Die offizielle Stellungnahme bezüglich des Themas „Vasektomie und Prostatakrebsrisiko" des National Institute of Health lautet folgendermaßen: Wenn Sie sich einer Vasektomie unterzogen haben, ist dies kein Grund zur Beunruhigung. Es besteht keine unmittelbare Gefahr, Prostatakrebs zu bekommen. „Ärzte sollten weiterhin Vasektomien anbieten, ... ein Rückgängigmachen der Vasektomie ist keine Garantie dafür, daß man keinen Prostatakrebs bekommt. Die Prostatakrebsfrüherkennungsuntersuchung sollte für Männer, die eine Vasektomie haben vornehmen lassen, nicht anders ablaufen als für die, die nicht vasektomiert wurden". Die Ärzte dieses Ausschusses waren der Meinung, daß die Untersuchungsergebnisse über dieses Thema „widersprüchlich" seien und die daraus gezogenen Schlüsse auf wackligen Füßen ständen. Auch schrieben sie die unterschiedlichen Krebsentdeckungsraten den möglichen Unterschieden in der Inanspruchnahme des Gesundheitssystems durch die Männer zu, die sich einer Vasektomie unterzogen hatten.

Was noch?

Es sind noch andere Faktoren als potentielle Risikofaktoren für Prostatakrebs in Betracht gezogen und untersucht worden, so Sexualverhalten, Viren, soziale und ökonomische Parameter, andere Aspekte der Ernährung und sogar die gutartige Prostatahyperplasie (BPH), doch wurden keine stichhaltigen Beweise für eine ursächliche Beziehung zwischen diesen Einflußgrößen und der Erkrankung gefunden.

Kurz gesagt:

Wie verbreitet ist Prostatakrebs? Zu verbreitet. In den Vereinigten Staaten wird alle drei Minuten bei einem Mann Prostatakrebs diagnostiziert. Alle fünfzehn Minuten stirbt ein Mann daran. Bei einem Jungen, der heutzutage geboren wird, besteht zu 13% die Wahrscheinlichkeit, an Prostatakrebs zu erkranken, und eine Wahrscheinlichkeit von 3%, daran zu sterben.

Die Wissenschaftler wissen nicht genau, wodurch Prostatakrebs verursacht wird, klar ist jedoch, daß eine Reihe von Faktoren eine Rolle spielt. Als erste und wichtigste Faktoren müssen Alter und Hormone genannt werden. Ein Mann bekommt Prostatakrebs selten vor dem 40. Lebensjahr, in dem darauffolgenden Jahrzehnt erhöht sich die Wahrscheinlichkeit. Männer, die vor ihrer Pubertät kastriert wurden, entwickeln nur selten Prostatakrebs.

Die genetischen Faktoren spielen ebenso eine Rolle. Gibt es in Ihrer Familie Prostatakrebs? Haben Ihr Vater oder Bruder Prostatakrebs, so ist bei Ihnen die Wahrscheinlichkeit, daß Sie an Prostatakrebs erkranken, doppelt so hoch wie beim Durchschnitt der amerikanischen Männer. In Familien, in denen drei oder mehr Familienangehörige ersten Grades (Vater oder Bruder) Prostatakrebs haben oder drei Generationen

(Großvater, Vater, Sohn) daran erkrankt sind, ist diese Krankheit vererbbar. Bedeutend in diesem Zusammenhang ist, daß die Männer solcher Familien ein 50%iges Risiko tragen, Prostatakrebs zu bekommen. Es besteht auch eine höhere Wahrscheinlichkeit, Prostatakrebs in jüngeren Jahren zu bekommen – wenn ein Mann so etwas nicht in Betracht zieht oder sich nicht den jährlichen Prostatauntersuchungen unterzieht.

Wie sieht es mit der Umwelt aus? Klinisch bedeutsamer Prostatakrebs ist selten bei chinesischen oder japanischen Männern. Ziehen sie jedoch nach Hawaii oder Kalifornien um, so steigt die Prostatakrebsrate auf das Niveau eines Amerikaners. Die fettreiche Ernährung der westlichen Länder bietet sich als Ursache an, doch so einfach liegen die Dinge nicht. Andere Faktoren, wie Vitamin A und die Exposition gegenüber UV-Strahlen – die einen höheren Vitamin-D-Spiegel im Körper bewirken –, spielen eine entscheidende Rolle dabei, welcher Mann Prostatakrebs bekommt.

Da die Wissenschaftler immer mehr über die Ursachen von Prostatakrebs erfahren, werden wir vielleicht eines Tages in der Lage sein, dieses Wissen in Taten umzusetzen, so daß Prostatakrebs vielleicht irgendwann vermeidbar sein wird.

Screening und Diagnose

C1 Woran erkenne ich, daß ich Prostatakrebs habe?

Je mehr Sie über Prostatakrebs lesen, desto mehr verstärkt sich der Eindruck, daß ein Faktor durchweg zu wenig Beachtung findet – der Mangel an frühen Symptomen. Dies ist nur ein Merkmal, das Prostatakrebs von anderen Krankheiten unterscheidet, bei denen die Warnsignale früh zu erkennen sind. Um es klar zu sagen: zu dem Zeitpunkt, an dem ein Mann Symptome des Prostatakrebses zeigt, ist es für eine Heilung meistens schon zu spät. Leider sind in der anfänglichen, am ehesten heilbaren Phase des Prostatakrebses – bevor er sich über die Wand der Prostata erstreckt – keine Symptome vorhanden.

Aus diesem Grunde werden so viele Bemühungen auf Screeningverfahren und eine frühe Diagnose verwendet. Selbstverständlich vergrößert sich unser Wissen über Prostatakrebs von Tag zu Tag, und der Kampf wird auf allen Fronten ausgetragen: Vorsorge, frühe Diagnose, effektive Behandlung der heilbaren Krankheit, bessere Behandlung der fortgeschrittenen Krankheit. Doch trotz dieser Fortschritte ist es – zumindest in der unmittelbaren Zukunft – ziemlich unwahrscheinlich, daß die Ärzte durch einen Durchbruch in der Gentherapie in der Lage sein werden, den Prostatakrebs an seiner Entwicklung zu hindern, oder daß Wissenschaftler große Fortschritte bei der Heilung der Krankheit im fortgeschrittenen Stadium machen. Momentan gibt es nur die traurige Wahrheit, daß es für den fortgeschrittenen Prostatakrebs keine Heilung gibt. Bis dahin besteht unsere Hoffnung darin, die Anzahl der Prostatakrebstoten anhand von zwei Taktiken zu reduzieren – durch eine frühe Diagnose und die effektive Behandlung der heilbaren Krankheit.

Warum die digitale Rektaluntersuchung nicht ausreicht

Ein Grund dafür, warum so viele Prostatakrebsfälle nicht früh genug erkannt werden, ist offensichtlich: Zu viele Männer unterziehen sich nicht regelmäßig einer ärztlichen Untersuchung, die auch die digitale Rektaluntersuchung (DRU) einschließt, der erste Schritt zu einer Diagnose, wenn der Arzt nach einem Knoten, einer Geschwulst oder nach einer anderen abnormen Schwellung tastet, die ein Tumor sein könnte. (Bei Männern mit Krebs führt der Arzt eine rektale Untersuchung durch, um so viel wie

Abb. 3.1. Die digitale Rektaluntersuchung

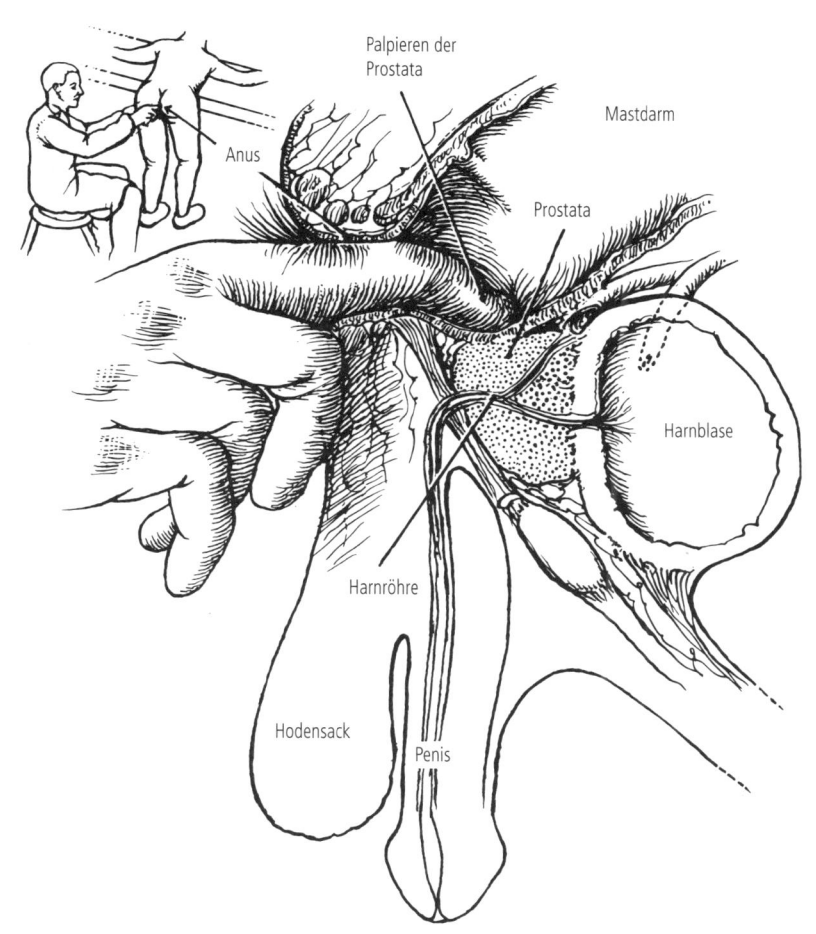

Palpieren der
Prostata

Mastdarm

Anus

Prostata

Harnblase

Harnröhre

Hodensack

Penis

(Der Patient beugt sich über den Untersuchungstisch.) Aufgrund der Lage der Prostata kann sie von außen nicht gesehen oder untersucht werden. Deshalb ist die digitale Rektaluntersuchung notwendig, eine Untersuchung, die Männer lieber umgehen würden. Sie ist unangenehm, tut jedoch normalerweise nicht weh, gewöhnlich dauert sie nicht lange und kann wertvolle Informationen liefern. Der behandschuhte eingefettete Finger des Arztes wird in den Enddarm eingeführt, um nach Knoten, Vergrößerungen oder harten Stellen, die krebsartig sein könnten, zu tasten. Da nur der innerste Kern der Prostata von der BPH betroffen ist, ist es möglich, daß der Arzt nichts Ungewöhnliches findet; die Prostata eines Mannes kann sich sehr klein anfühlen, und trotzdem Beschwerden beim Wasserlassen mit Restharnbildung haben.

Ein Wort zur digitalen Rektaluntersuchung

Dies ist eine Untersuchung, die einige Männer gerne umgehen würden. Sie ist unangenehm, tut jedoch normalerweise nicht weh, gewöhnlich dauert sie nicht lange und kann wertvolle Informationen liefern, die anders einfach nicht gewonnen werden können. Sie werden aufgefordert, sich an den Untersuchungstisch zu stellen und sich leicht nach vorne zu beugen, es kann auch sein, daß der Arzt es vorzieht, daß Sie auf dem Tisch knien oder sich auf die Seite legen. Beachten Sie: Geht das, was Sie dabei empfinden, über das normale unangenehme Gefühl, das man hat, wenn ein Finger in Ihrem Enddarm steckt, hinaus und ist eindeutig schmerzhaft, könnte dies ein wichtiges Anzeichen für ein anderes Problem sein, wie beispielsweise eine Prostataentzündung. Wenn die Untersuchung schmerzhaft ist, teilen Sie dies Ihrem Arzt mit.

Viele Männer fürchten diese Untersuchung aus anderen Gründen – den Manieren des Arztes am Krankenbett bzw. den nicht vorhandenen Manieren. Einige Männer verschieben sogar den Arztbesuch, weil sie nicht von jemandem behandelt werden möchten, der rüde, barsch, respektlos, wortkarg oder eine allgemein unangenehme Person ist, und das ist eine große Schande. Gute Ärzte wissen, wie man Menschen beruhigen kann. Sie sprechen mit ihnen und behandeln sie mit Respekt. Wenn Sie das schlechte Verhalten des Arztes davon abhält, diese oder andere Untersuchungen vornehmen zu lassen, so suchen Sie einen anderen Arzt auf, denn es geht um ihre Gesundheit.

Symptome des Prostatakrebses

☐ BPH-ähnliche Symptome (erschwertes, dringliches oder häufiges Urinieren, unterbrochener oder schwacher Harnstrahl, verzögerter Beginn des Wasserlassens, Nachträufeln)

☐ Blut im Urin oder im Ejakulat

☐ Starke Schmerzen in Rücken, Becken, Hüften oder Oberschenkeln

☐ Weniger starke Erektion oder Impotenz

☐ Verminderter Samenerguß

möglich über das Fortschreiten des Krebses in Erfahrung zu bringen – sind ein Teil eines Seitenlappens, der gesamte Seitenlappen oder beide Seitenlappen der Prostata betroffen? Hat sich der Krebs außerhalb der Prostata ausgebreitet, ist er in die Seitenwand des Beckens oder in die Samenblase vorgedrungen?) Doch auch für diejenigen, die sich jährlich untersuchen lassen, ist die digitale Rektaluntersuchung keine absolute Garantie dafür, daß der Krebs rechtzeitig entdeckt wird, da mehr als 40% der Prostatatumoren an einer ungünstigen Stelle entstehen, die der Arzt mit den Fingern nicht ertasten kann. Deshalb ist der Prostatakrebs bei vielen Männern schon fortgeschritten, wenn er bei einer digitalen Rektaluntersuchung festgestellt wird. Außerdem ist die digitale Rektaluntersuchung immer nur so gut, wie der Arzt, der sie durchführt: denn es ist eine subjektive Untersuchungsmethode.

Da (anders als bei der gutartigen Prostatavergrößerung = BPH) das bösartige Wachstum im allgemeinen ziemlich weit entfernt von der Harnröhre beginnt, ist der Prostatakrebs in den meisten Fällen schon recht weit fortgeschritten, bis der Mann die Symptome bemerkt und beunruhigt ist. Ein weiteres Problem besteht darin, daß es tatsächlich keine eindeutigen, verräterischen Symptome gibt – Anzeichen, bei denen der Arzt sagt: „Aha! das kann nur Prostatakrebs sein!" Alle Symptome des Prostatakrebses können auch anderen Ursachen zugeordnet werden. Einige entstehen z. B., wenn ein Tumor groß genug ist, um auf die Harnröhre überzugreifen, und den Urintrakt blockiert. Diese Symptome – häufiges oder dringendes Urinieren, schleppender, unterbrochener oder geringer Harnstrahl, Nachträufeln, Schwierigkeiten, überhaupt zu urinieren, oder sogar Blut im Urin – werden oft für Anzeigen einer BPH gehalten. Ein anderes (obwohl weniger verbreitetes) Symptom ist Impotenz oder weniger starke Erektionen: hierzu kommt es, wenn der Krebs die an der Erektion beteiligten Nerven befällt. Dies kann aber auch altersbedingt und kein Grund zur Beunruhigung sein; dasselbe gilt auch für die Abnahme der ejakulierten Flüssigkeitsmenge, ein Problem, das entsteht, wenn die Ejakulationsgänge durch den Tumor blockiert werden. Diese Blockade kann ebenfalls Blut im Samen hervorrufen. Auch andere Erscheinungen, wie starke Schmerzen in Rücken, Becken, Hüften oder Oberschenkeln (die entstehen können, wenn der Krebs die Knochen angreift), können anderen Krankheiten zugeordnet werden.

Warum ist ein PSA-Test notwendig?

Jahrelang haben Ärzte nach einer Version des Pap-Abstrichs für Männer gesucht – ein Krebs-Frühwarndetektor, der einen Tumor schon lange bevor er klinisch evident wird erkennen läßt. In diesem Zusammenhang ist keine Entwicklung vielversprechender und auch umstrittener als der PSA-Test. Vielleicht haben Sie in der letzten Zeit einiges über diesen Test gehört, Gutes und Schlechtes. Der PSA-Test ist nicht neu. In den vergangenen Jahren war sein Einsatzbereich jedoch begrenzt, er diente nur zur Überwachung von bereits diagnostiziertem Prostatakrebs und als Indikator des Tumorvolumens. Kann sein Einsatzbereich erweitert werden? Könnte er bislang noch unentdeckten Prostatakrebs diagnostizieren? Die Antwort auf diese Frage lautet seit einigen Jahren „Ja": *erhöhte PSA-Werte können tatsächlich das Vorhandensein von Krebs anzeigen.*

1992 empfahl die American Cancer Society jährliche PSA-Tests für Männer ab 50 Jahre und für Männer mit einem erhöhten Krebsrisiko ab dem 40. Lebensjahr (insbesondere Amerikaner mit afrikanischen Vorfahren und Männer, in deren Familien Prostatakrebs vorkommt; siehe Kapitel B).

Jedoch ist das PSA (prostataspezifisches Antigen) kein Zauberstab, der mit absoluter Sicherheit Prostatakrebs anzeigt – und hier liegt das Problem. Auch die Ärzte wissen noch nicht genau, wie man die Testwerte am besten nutzt und die daraus gewonnenen Informationen am sinnvollsten verwertet.

Prostataspezifisch, nicht krebsspezifisch

PSA ist ein Enzym, dessen Zweck es zu sein scheint, koagulierten Samen zu verflüssigen (dies ist besonders nützlich bei einigen Tieren; siehe „Was ist Samen?" in Kapitel A). PSA wird fast ausschließlich von der Prostata produziert und ist prostataspezifisch, aber nicht krebsspezifisch. Mit anderen Worten bedeutet dies, daß Sie Prostatakrebs haben können und trotzdem zugleich einen niedrigen PSA-Wert. Dies erklärt, warum ein Bluttest allein nicht ausreicht und warum auch die digitale Rektaluntersuchung ein Muß ist. Umgekehrt gilt auch, daß ein hoher PSA-Spiegel nicht notwendigerweise bedeutet, daß Sie Prostatakrebs haben – viele Männer mit einem hohen PSA-Wert haben keinen Prostatakrebs.

Überschreiten die PSA-Werte jedoch einen bestimmten Wert, nämlich 4 ng/ml*, bedeutet dies, daß Sie irgendeine Art von Beschwerden mit der Prostata haben – vielleicht BPH, vielleicht Krebs, vielleicht eine Infektion. Möglicherweise hat die Prostata eine Art Trauma erlitten, wie z. B. eine Nadelbiopsie, oder Sie haben sich wegen einer BPH einer Prostataresektion unterzogen oder einer Prostatamassage – all diese Prozeduren können den PSA-Wert erhöhen. (Auf der anderen Seite kann das Arzneimittel Finasterid, das zur Behandlung einer BPH eingesetzt wird, „künstlich" den PSA-Wert senken).

Die PSA-Werte sind im Blut von Krebsgewebe ca. zehnmal höher als in gutartigem Gewebe. PSA wird normalerweise durch winzig kleine Gänge in der Prostata sezerniert und ausgeschieden. Bei Prostatakrebs mündet das Gangsystem jedoch nicht in die Harnröhre. PSA sammelt sich an und gelangt aus der Prostata in den Blutstrom. Aus diesem Grund hat sich der PSA-Test als ein so guter Marker für den Prostatakrebs erwiesen.

Jedoch ist der PSA-Test weit davon entfernt, perfekt zu sein. Ebenso wie hohe Werte auch Folge anderer Krankheiten als Krebs sein können, können auch niedrige Werte irreführend sein. *Entscheidend ist dabei, daß Sie, auch wenn Ihr PSA-Wert niedrig ist, Krebs haben können.* Ungefähr ein Viertel der Männer, die Prostatakrebs haben, haben niedrige PSA-Werte, weniger als 4. 25% der Männer mit einem Wert zwischen 4 und 10, haben Krebs. Bei 65% der Männer, deren PSA-Werte über 10 liegen, ist Krebs diagnostiziert worden. (Was hat das zu bedeuten? Siehe Tabelle 3.1)

Eine heiße Debatte

Wenn Sie glauben, daß dies alles ziemlich unsicher klingt, so stehen Sie bestimmt nicht allein da mit Ihrer Meinung, und dies ist der springende Punkt bei der Kontroverse. Kürzlich hat eine Gruppe von Ärzten die Aussagekraft des PSA-Tests, des transrektalen Ultraschalls und der digitalen Rektaluntersuchung analysiert. Sie fan-

---

* Der PSA-Wert wird in gemessen. Im allgemeinen Sprachgebrauch und im folgenden Text wird auf diese Maßeinheit verzichtet.

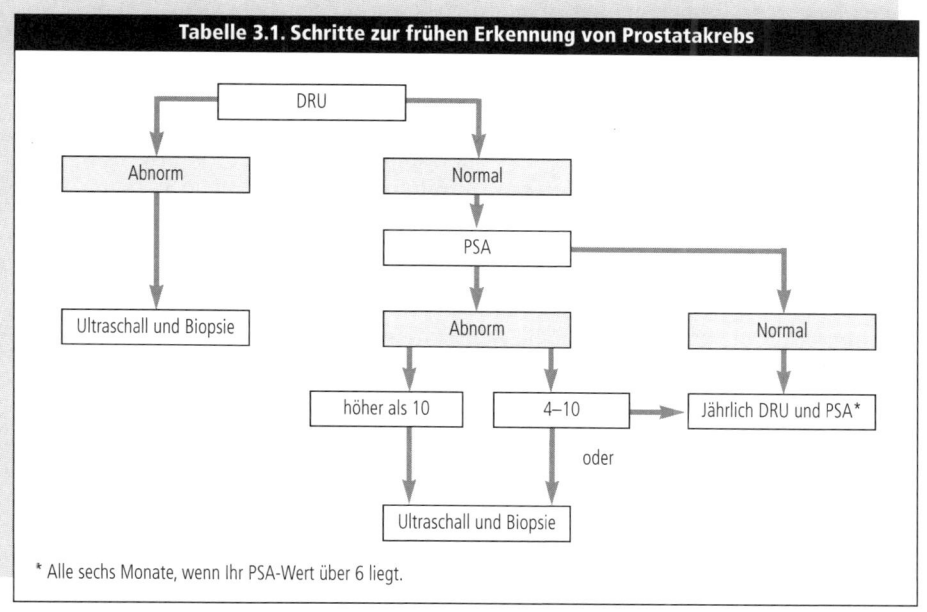

Tabelle 3.1. Schritte zur frühen Erkennung von Prostatakrebs

DRU

Abnorm → Ultraschall und Biopsie

Normal → PSA

PSA → Abnorm, Normal

Abnorm → höher als 10, 4–10

Normal → Jährlich DRU und PSA*

höher als 10 → Ultraschall und Biopsie

4–10 → oder → Jährlich DRU und PSA*

4–10 → Ultraschall und Biopsie

* Alle sechs Monate, wenn Ihr PSA-Wert über 6 liegt.

den, daß diese Untersuchungen wenig hilfreich seien, stellten ihre Kosteneffektivität in Frage und kamen zu dem Schluß, daß das Screening für Prostatakrebs ein Dilemma darstellt, da klare Hinweise auf eine Senkung der Sterberate durch den Einsatz dieser diagnostischen Tests fehlen. Kritiker haben behauptet, daß die Ergebnisse des PSA-Tests Tausende von Männern dazu veranlassen könnten, sich überflüssigen und aufwendigen Diagnoseverfahren zu unterziehen, die zu unnötigen operativen Eingriffen führen könnten. Ein führendes Magazin berichtet seinen Lesern, daß PSA-Tests, „da sie zu frühzeitigen Biopsien und Behandlungen führen, mehr Schaden als Nutzen anrichten können", daß die dazu veranlaßten Biopsien „Infektionen verursachen" (in Wirklichkeit ist dies nicht der Fall, siehe Abschnitt „Biopsie" in diesem Kapitel) und daß der PSA-Test in „vier von zehn Fällen falsch sein kann".

Ärzte, die an einer Versammlung des National Cancer Institute teilnahmen, gingen sogar noch weiter in ihrer Argumentation. Viele Männer über 50 haben krebsartige Zellen in ihrer Prostata, behaupteten sie, doch nur ein geringer Prozentsatz stirbt an Prostatakrebs. Ein Arzt teilte einem Reporter der New York Times mit: „Es gibt Millionen und Abermillionen von amerikanischen Männern, die diesen Krebs haben und niemals krank werden, doch diese angeblich so aussagekräftigen Tests (PSA) werden ihn diagnostizieren… Sind die PSA-Werte erhöht, ist die Wahrscheinlichkeit, daß dies durch Prostatakrebs hervorgerufen wird, relativ gering. Doch selbst wenn sie Prostatakrebs anzeigen, kann man nicht wissen, ob die Untersuchung und Behandlung zu einem längeren Überleben oder zu einer Verbesserung der Lebensqualität des Patienten führen". Einige Ärzte gingen sogar soweit zu fordern, daß die Männer Erklärungen, über alle möglichen Folgen informiert worden zu sein, zu unterzeichnen hätten, bevor sie sich einem PSA-Test unterziehen. „Ein positiver PSA-Test kann zu einer Abfolge von Eingriffen führen, die tödlich sein können," meinte ein Arzt, wobei er widersprüchliche Statistiken einer Studie der staatlichen Krankenversicherung und Gesundheitsfürsorge in den USA anführte, die Inkontinenz, Impotenz, rektale Verletzungen und Tod als Folge von operativen Eingriffen zur Entfernung des Prostatakrebses benannte. Warum sollte man sich nach so negativen Feststellungen noch einem PSA-Test unterziehen? *Weil er Leben retten kann.*

Es entspricht der Wahrheit, daß viele Männer einen Prostatakrebs haben, der nicht auf's Ganze geht, sondern der nur die Prostata befällt, ohne sich auszubreiten. Sind Sie einer von diesen Männern? Sind Sie bereit, Ihr Leben aufs Spiel zu setzen? Oder darauf zu setzen, daß Sie nicht mehr lange genug leben, bis Ihr Prostatakrebs sich ausbreitet? Im Idealfall sollten die Ärzte in der Lage sein, den Unterschied zwischen „harmlosen" und „aggressiven" Tumoren zu erkennen und nur den „bösartigen" Krebs zu behandeln. Wie auch immer, ein Urologe der Mayo Clinic kam zu folgendem Schluß: „Da wir nicht in der Lage sind, zuverlässig zwischen bösartigen und klinisch unbedeutenden Tumoren zu unterscheiden, muß man annehmen, daß jede Art von Prostatakrebs, der bei einem Mann mit einer Lebenserwartung von zehn Jahren oder mehr festgestellt wird, potentiell lebensgefährlich ist und deswegen behandelt werden sollte." Das bedeutet nicht, wie vielleicht einige einwenden würden, daß operative Eingriffe – und insbesondere unnötige Operationen – automatisch der nächste Schritt sind. (Für Informationen über Behandlungsmethoden siehe Kapitel D.)

Einige Skeptiker behaupten, daß durch routinemäßige PSA-Tests eher zufällig („latenter") Prostatakrebs festgestellt wird, den 30% aller Männer über 50 haben (mit dem Argument, daß dieser Krebs keine Diagnose oder Behandlung erfordert). Wie sich jedoch herausgestellt hat, sind die meisten der durch PSA-Tests festgestellten Krebsarten tatsächlich relevant. Zahlreiche aktuelle Studien haben diese Tatsache bestätigt. Eine dieser Studien besagt, daß von den Männern, bei denen eine Autopsie vorgenommen wurde, keiner mit unbedeutendem Krebs PSA-Werte hatte, die höher als 4 lagen. Bei einer anderen Untersuchung ist festgestellt worden, daß bei Männern, deren PSA-Wert höher als 4 war und die sich einer radikalen Prostataentfernung unterzogen haben, die Wahrscheinlichkeit, daß sie einen unbedeutenden Tumor haben, bei 10% oder niedriger liegt. Und vergessen Sie nicht, daß einige dieser Männer mit offenbar harmlosem Prostatakrebs einen wirklich klinisch bedeutsamen Prostatakrebs entwickeln und letztendlich daran sterben werden.

Was taugt also letztlich der PSA-Test? Sein Nutzen hängt sehr davon ab, wie er eingesetzt und interpretiert wird. Eine wichtige Kontroverse bezüglich der PSA-Werte dreht sich um die Tatsache, daß viele ältere Männer (über 75 Jahre) Prostatakrebs haben – es bei ihnen aber sehr unwahrscheinlich ist, daß sie lange genug leben, bis der

Als Enzym ist PSA „ein harter Bursche": Es attackiert aktiv Proteine bei jeder sich bietenden Gelegenheit. Im Blutkreislauf wird jedoch das PSA von Hemmstoffen unterdrückt; diese halten es davon ab, Proteine zu zerstören.

Ein vielversprechendes neues Forschungsgebiet ist Bestimmung der PSA-Formel im Blutkreislauf. Ist das PSA an die Hemmstoffe gebunden oder ungebunden – ist es frei? Gegenwärtig werden bei den üblichen PSA-Messungen meist noch gebundene und ungebundene Moleküle gemeinsam gemessen. Zunehmend sammelt man jedoch Erfahrungen mit der getrennten Bestimmung von „gebundenem" und „freiem" PSA. Man hat heute Hinweise dafür, daß die Menge des gebundenen PSA im Blut bei Männern mit Prostatakrebs höher ist als bei Männern mit gutartiger Prostatavergrößerung.
Eine verbesserte Trennschärfe zwischen BPH und Karzinom wurde durch die Bestimmung der molekularen Formen des PSA im Serum erreicht. Die wichtigsten molekularen Formen des PSA sind das freie PSA (f-PSA) und das komplexgebundene PSA (an α1-Antichymotrypsin ACT-PSA); darüber hinaus wird das Gesamt-PSA (totales PSA t-PSA) bestimmt. Das Verhältnis der einzelnen molekularen Formen am Gesamt-PSA kann aus den Quotienten errechnet werden: f-PSA/t-PSA; ACT-PSA/t-PSA. Derzeit hat der prozentuale Anteil des freien PSA am Gesamt-PSA (f-PSA/t-PSA) die größte klinische Bedeutung. Bei einem Quotienten > 0,20 ist das Vorliegen eines Prostatakarzinoms wenig wahrscheinlich.

Prostatakrebs für sie zum Problem wird. *Deshalb gibt es in der Regel für Männer über 75 Jahren – oder bei einer Lebenserwartung von weniger als zehn Jahren – keinen Grund, sich einem PSA-Test zu unterziehen.* Es ist weder hilfreich noch human noch notwendig, diese Männer damit zu beunruhigen, was im Falle eines erhöhten PSA zu tun ist bzw. welche Behandlung man anwenden soll.

Ein weiteres wichtiges Ergebnis vieler Studien ist, daß der PSA-Test nicht isoliert eingesetzt werden sollte, und daß vor allem keine Therapieentscheidung nur auf PSA-Werten basieren sollte. PSA-Tests müssen immer im Zusammenhang mit einer digitalen Rektaluntersuchung beurteilt werden. Bei abnormen Befunden müssen diese durch Ultraschalluntersuchungen und Biopsie (siehe unten) ergänzt werden. Außerdem kann es sein, daß durch PSA-Test und digitale Untersuchung jeweils verschiedene Tumoren überhaupt festgestellt werden – ein weiterer Grund dafür, warum Ärzte sich nicht auf ein „Entweder-Oder" zur Frühdiagnose verlassen sollten. Die Kombination beider Untersuchungen kann zu einem weit sichereren Ergebnis führen als nur eine allein (zur Feststellung von Brustkrebs bei Frauen wird auch eine Brustuntersuchung *und* eine Mammographie durchgeführt). Bei der Untersuchung von 2634 Männern wurde dies bestätigt: Man fand heraus, daß der PSA-Test und die digitale Rektaluntersuchung bezüglich ihrer Fähigkeit, Krebs zu diagnostizieren, fast keine Unterschiede aufwiesen, jedoch nicht immer die gleichen Tumoren entdeckten. Es kann also sein, daß einige Tumoren nicht entdeckt werden, wenn nur *eine* Technik angewandt wird. Ebenso fand man heraus, daß der transrektale Ultraschall nicht mehr notwendig ist, wenn bei beiden Untersuchungen ein normaler Befund festgestellt wurde. Kurz gesagt: Werden sowohl die digitale Rektaluntersuchung als auch der PSA-Test angewandt, werden die meisten klinisch bedeutsamen Prostatakrebse schließlich entdeckt werden.

Der PSA-Test muß aussagekräftiger werden

Ärzte arbeiten daran, den PSA-Test aussagekräftiger und spezifischer zu machen. In diesem Zusammenhang sind folgende Ansätze bei der Interpretation der PSA-Werte von Bedeutung.

PSA-Dichte. Diese Technik geht von der Theorie aus, daß die meisten Männer, die sich in der Altersgruppe für Prostatakrebs befinden, auch eine zumindest geringfügige gutartige Vergrößerung der Prostata haben (BPH), welche zur erhöhten PSA-Konzentration führen kann und dadurch die Diagnosestellung erschwert. *Eine Methode zur Unterscheidung zwischen Prostatakrebs und BPH, meinen einige Mediziner, sei die PSA-Dichte – dies ist der Quotient, der sich aus dem Blut-PSA-Wert ergibt, geteilt durch das Volumen der Prostata* (welches durch den transrektalen Ultraschall festgestellt wird). Grundsätzlich sollte der PSA-Wert, falls Ihr Tumor gutartig ist, nicht mehr als 15% des Gewichtes Ihrer Prostata betragen.

In einer Voruntersuchung bei 61 Männern stellten Wissenschaftler einen Unterschied der PSA-Dichte bei Prostatakrebs und BPH fest. Bei 41 Männern mit klinisch lokalisiertem Krebs (d. h. der Krebs ist begrenzt auf die Prostata) lag der durchschnittliche PSA-Dichte-Wert bei 0,58, während er bei den 20 Männern mit BPH bei 0,04 lag. Ungefähr 83% der Männer mit Prostatakrebs, die einen normalen PSA-Wert hatten, verzeichneten einen erhöhten PSA-Dichte-Wert, nur zwei Männer mit Prostatakrebs hatten einen PSA-Dichte-Wert unter 0,05. Der höchste PSA-Dichte-Wert, der bei den Männern mit BPH gemessen wurde, lag bei 0,117. Die meisten Männer mit BPH hatten eine PSA-Dichte-Wert unter 0,10. Diese Studie ermöglichte es, eine Wahrscheinlichkeitskurve für die PSA-Dichte zu konstruieren als Hilfsmittel bei der Abschätzung der Wahrscheinlichkeit des Vorliegens eines Prostatakrebses.

Die Ergebnisse dieser und anderer Studien legen es nahe, daß die Bestimmung der PSA-Dichte bei Männern mit PSA-Werten im „Graubereich" zwischen 4 und 10 äußerst aufschlußreich sein kann; ferner besagen sie, daß bei einem Mann mit leicht erhöhten PSA-Werten und einem höheren PSA-Dichte-Wert als 0,15 eher die Wahrscheinlichkeit für das Vorliegen eines Prostatakrebses besteht.

Die PSA-Dichte, so ist die Schlußfolgerung einer Studie, kann ein „nützlicher Hinweis bei der Entscheidung des Arztes sein, welche Patienten mit einem hohen, normalen oder leicht erhöhten Serum-PSA-Wert sich einer Prostatabiopsie unterziehen sollten und welche nur beobachtet werden müssen".

PSA-Änderungsrate. Ein vielversprechender Ansatz, einen PSA-Test zu interpretieren, ist die PSA-Geschwindigkeit, d. h. die Rate der PSA-Änderung von Jahr zu Jahr. Folgende Annahme liegt hier zugrunde: Wenn sich beim Prostatakrebs die Zellen schneller verdoppeln als die Zellen bei BPH und wenn Prostatakrebs mehr PSA produziert als BPH, ist es wahrscheinlich, daß bei einem Mann mit Prostatakrebs die jährlich bestimmten PSA-Werte deutlicher ansteigen als bei einem Mann mit BPH. Dies heißt mit anderen Worten, daß ein Mann wahrscheinlich Prostatakrebs hat, wenn seine PSA-Werte ansteigen, und daß der Krebs an Volumen zunimmt.

Zur Untersuchung dieser Hypothese benutzen die Wissenschaftler an der Johns Hopkins Universitätsklinik die umfangreiche Datenbasis der „Baltimore Longitudinal Study of Aging". (Seit ihrem Beginn im Jahre 1958 haben ca. 1.500 Männer an dieser Studie teilgenommen, die sich jedes zweite Jahr einer körperlichen Untersuchung sowie einer Reihe von medizinischen Tests unterziehen. Ihre Blutproben von allen Kontrolluntersuchungen werden für zukünftige Studien aufbewahrt.) Die Wissenschaftler nahmen drei Gruppen von Männern unter die Lupe: Männer mit Prostatakrebs, Männer mit BPH und eine Kontrollgruppe von Männern ohne Erkrankung der Prostata. Bei der Untersuchung von Blutproben der letzten 20 Jahre stellte sich heraus, „daß die Männer mit Prostatakrebs *bis zu zehn Jahre vor ihrer Diagnosestellung* eine deutlich höhere Änderungsrate ihrer PSA-Werte hatten als Männer ohne Prostatakrebs". Dies bedeutet, daß durch eine Beobachtung der Änderungsrate der PSA-Werte der Prostatakrebs weitaus früher festgestellt werden konnte als durch andere Methoden. Beispielsweise war fünf Jahre vor Diagnosestellung, als die PSA-Werte zwischen Männern mit Prostatakrebs und Männern mit BPH noch keine nennenswerte Unterschiede aufwiesen, die Differenz zwischen den PSA-Änderungsraten bei Männern mit Prostatakrebs auf der einen Seite und denen mit BPH und der Kontrollgruppe auf der anderen Seite sehr hoch. Die PSA-Änderungsgeschwindigkeit kann ein äußerst wertvoller Faktor bei der Diagnose von Prostatakrebs und seiner frühzeitigen Unterscheidung von BPH sein – besonders jetzt, wo immer mehr Männer regelmäßig jedes Jahr zu ihrem Arzt gehen und sich einer digitalen Rektaluntersuchung und einem PSA-Test unterziehen. Die PSA-Änderungsrate ist ständig im Fluß, sie ist kein eindeutig fixierter Wert. Es ist so, als hätte man ein Prostatabarometer – Ihr Arzt muß nicht mehr darauf warten, daß die PSA-Werte einen magischen Grenzwert erreichen (gegenwärtig liegt dieser bei 4). Worauf es bei der PSA-Änderungsrate ankommt, ist die signifikante Veränderung der PSA-Werte im Laufe der Zeit – ein durchschnittlicher, kontinuierlicher Anstieg von mehr als 0,75 pro Jahr bei drei Untersuchungen, die jeweils mindestens 12 bis 18 Monate auseinander liegen. Nehmen wir beispielsweise an, daß die PSA-Werte eines Mannes über den Zeitraum von 24 Monaten von 1,2 über 2,3 auf 3,6 angestiegen sind. Hier passiert ganz eindeutig etwas. Dieser offensichtlich stetige Anstieg befähigt den Arzt durch die Überwachung der PSA-Veränderungsrate den klinisch signifikanten, heilbaren Prostatakrebs in seiner frühesten Form zu entdecken, anstatt zu warten, bis der PSA-Wert die magische Grenze von 4 erreicht hat. „Die Messung der PSA-Änderungsrate ermöglicht eine genauere Diagnose des Prostatakrebses schon bei viel niedrigeren

Werten als dem grob angenommenen Grenzwert von 4, da die Messung bei jedem Wert funktioniert", meint einer der Wissenschaftler. (Momentan ist jedoch nicht klar, welche Änderungsrate bei Männern von Bedeutung ist, die einen höheren PSA-Wert als 10 haben.) Auch ist die Änderungsrate spezifischer. Nimmt man einen PSA-Wert von 4 als Grenzwert, unterziehen sich ca. 40% aller Männer, die nur eine BPH haben, unnötiger Biopsien. Durch die Messung der Änderungsrate kann diese Zahl reduziert werden: Nur mehr 10% der Männer mit BPH müssen sich einer unnötigen Biopsie unterziehen.

Aufgrund der Ergebnisse dieser Studien sind viele Ärzte von der Aussagekraft der PSA-Änderungsrate sehr angetan. Auch wenn dies eine enorme Verbesserung im Vergleich zur bloßen Messung des PSA-Wertes darstellt, ist die Überwachung der PSA-Änderungsrate kein perfektes System. Es darf nicht vergessen werden: Bei 25% der Männer mit sich ausbreitendem Prostatakrebs steigen die PSA-Werte nicht signifikant an. Wenn Ihre PSA-Werte nicht hoch sind und auch nicht ansteigen, bedeutet dies also nicht unbedingt, daß Sie keinen Krebs haben und auch nicht, daß sich Ihr Krebs nicht ausbreitet.

Altersbezogener PSA-Wert. *Die diesbezügliche Theorie lautet: Mit dem Alter wächst die Prostata des Mannes.* Deshalb stellt sich die Frage, warum der PSA-Grenzwert bei einem 40jährigen Mann genauso hoch sein soll wie bei einem 80jährigen Mann (der aufgrund seiner BPH wahrscheinlich sowieso einen höheren PSA-Wert hat). In einer von der Mayo Clinic durchgeführten Studie setzten die Ärzte altersspezifische PSA-Wertskalen fest: Einen niedrigeren als den momentanen Grenzwert 4 für jüngere Männer (mit einer Lebenserwartung von 25 bis 30 Jahren) und einen höheren Grenzwert als 4 – der möglicherweise zu streng bemessen ist – für ältere Männer. Sie empfahlen einen Grenzwert von 2,5 für Männer zwischen 40 und 49, von 3,5 für Männer zwischen 50 und 59, von 4,5 für Männer zwischen 60 und 69 und von 6,5 für Männer zwischen 70 und 79.

„Durch die altersspezifische Referenzskala sollten die PSA-Werte zu einem selektiveren Marker für Tumoren werden", wünschen die Wissenschaftler, „so daß signifikanter Prostatakrebs zu einem früheren Zeitpunkt, zu dem er heilbar ist, bei Männern festgestellt werden kann, bei denen es sehr wahrscheinlich ist, daß bei ihnen eine spezifische Therapie von Nutzen ist. Damit würden unnütze Diagoseverfahren nicht routinemäßig bei Männern durchgeführt, bei denen es unwahrscheinlich ist, daß sie bösartige Prostatageschwülste haben oder Nutzen aus einer Therapie ziehen würden". (An dieser Stelle ist zu bemerken, daß der höhere Grenzwert für Männer über 60 bedeuten kann, daß einige potentiell heilbare Tumoren nicht zu einem frühen Zeitpunkt festgestellt werden. Zur Klärung dieser Frage sind deshalb weitere Untersuchungen erforderlich).

Die PLDE-Studie

Ein weiterer problematischer Punkt in der Diskussion ist, ob die Behandlung von Prostatakrebs das langfristige Überleben beeinflussen kann. Kritiker haben behauptet, „daß es keinen Beweis dafür gibt, daß die Behandlung von örtlich begrenztem Prostatakrebs das Überleben verlängert". Es gibt tatsächlich keine umfangreiche, gut durchgeführte Studie, in der die Wirkung einer frühen Prostatakrebsbehandlung im Hinblick auf die Lebensverlängerung untersucht wurde. Ebensowenig ist bewiesen, daß die definitive Behandlung die Überlebenschancen *nicht* vergrößert!

Mit der PLDE-Studie hofft man, diese Frage beantworten zu können. Es handelt sich um eine groß angelegte, vom National Cancer Institute unterstützte Studie, deren Durchführung viele Millionen Dollar gekostet hat, in der Patienten mit Prostata-, Lungen-, Dickdarm- und Eierstockkrebs untersucht wurden (daher das Kürzel PLDE). Was den Prostatakrebs anbelangt, geht es darum festzulegen, ob regelmäßige Screening-Untersuchungen die Lebenserwartung verlängern oder nicht. (Dies hat ebenfalls viel mit der Kontroverse bezüglich der Aussagekraft von PSA-Tests zu tun – siehe „eine heiße Debatte" weiter oben in diesem Kapitel).

Im Rahmen dieser Studie werden Männer vier Jahre lang einmal jährlich untersucht und dann über zwölf Jahre lang weiter kontrolliert. In ähnlicher Form war die Effektivität von Mammographien bei der Feststellung von Brustkrebs untersucht worden. Da sich der Prostatakrebs weitaus langsamer ausbreitet als der Brustkrebs, befürchten viele Ärzte, daß die vier Jahre, in denen jährlich PSA-Werte gemessen werden, nicht genügen, um die Fragestellung zu beantworten.

Weitere Bedenken beziehen sich darauf, daß die Screening-Untersuchungen nicht auf die bestmögliche Art und Weise durchgeführt werden und die nachfolgenden, sehr teuren Untersuchungen dadurch wertlos werden. Das Problem besteht darin, daß wir noch nicht wissen, wie man den größten Nutzen aus den PSA-Werten ziehen kann. Ist der PSA-Dichte-Wert der richtige Weg? Die PSA-Änderungsrate oder altersspezifische Variationsbreiten? Es ist einfach noch nicht bekannt. Aus diesem Grunde erscheint auch einigen Wissenschaftlern eine langfristig angelegte Studie verfrüht. Außerdem ist in dieser Studie auch die Behandlungsfrage noch offen – sobald die Diagnose gestellt ist, ist die Wahl der Therapie dem Arzt und dem Patienten überlassen. Wie können wir also herausfinden, ob das Screening mittels des PSA-Tests die Lebenserwartung beeinflußt hat bei einem Mann, der stirbt, weil er sich gegen eine Behandlung oder für eine nicht effektive Behandlung entschieden hat? Und schließlich ist es wenig sinnvoll, Männer bis zum 74. Lebensjahr in die Studie einzubeziehen, da die meisten von Ihnen das Ende der Nachkontrollperiode von 12 Jahren nicht mehr erleben werden. Deshalb wird diese Studie Informationen über die langfristigen Auswirkungen von Screening und Therapie eben nicht liefern können.

Es ist sehr schade, daß solch eine umfangreiche Studie, die der Steuerzahler finanziert, ohne ein besser durchdachtes Konzept durchgeführt wird.

Die PIVOT-Studie

Ein weiterer Versuch, Licht in die Behandlung von Prostatakrebs zu bringen, ist die amerikanische PIVOT-Studie („Intervention versus Beobachtung"), die von einem Internisten aus Minnesota und einem Urologen aus Seattle geleitet und von dem Departement of Veterans Affairs und dem National Cancer Institute unterstützt wird. Ziel ist es herauszufinden, welche Methode bei klinisch lokalisiertem Prostatakrebs besser ist – die radikale operative Prostataentfernung mit früher Behandlung (z. B. Bestrahlung) eines Rezidivs oder das abwartende Beobachten, wobei erst dann behandelt wird, wenn Symptome des sich ausbreitenden Tumors auftreten.

„Wir betrachten die Bestrahlung nicht als Behandlung der ersten Wahl", sagt der Internist, der die Studie leitet, „da Studien belegt haben, daß die Bestrahlung zumindest nicht besser als die radikale Prostataentfernung ist". Im Gegenteil, in der PIVOT-Studie wird das „abwartende Beobachten" mit der radikalen Prostataentfernung verglichen, der am häufigsten empfohlenen und wahrscheinlich besten Methode der Frühbehandlung des Prostatakrebses".

Wie die PLDE-Studie, ist auch die PIVOT-Studie langfristig angelegt: Sie sieht eine dreijährige Einleitungsphase und eine zwölfjährige Folgephase vor. 2.000 Männer bis zum 75. Lebensjahr sollen untersucht werden – doch müssen die älteren Männer wie auch alle anderen Teilnehmer an dieser Studie gesund genug sein, um sich einer Operation unterziehen zu können. Es dürfen also nur Männer mit Prostatakrebs, die als Operationskandidaten in Frage kommen, an dieser Studie teilnehmen: Sie werden dann einer von zwei Gruppen zugeteilt – entweder lassen sie sich die Prostata entfernen oder sie stehen für engmaschige Kontrollen zur Verfügung, wobei dann spezifische Symptome oder Metastasen gegebenenfalls behandelt werden. Viele Tumorzentren und große Krankenhäuser in den USA nehmen an dieser Untersuchung teil.

Was ist bei dieser Studie das Erfolgskriterium? Maßgebend ist, was man als den ultimativen Endpunkt bezeichnen könnte – Tod oder Überleben. „Wirklich, genau darum geht es dem Patienten", meint der Internist. „Wird meine Krankheit geheilt werden? Ist mein Leben ohne Operation besser?" Wir können heute noch keine dieser Fragen beantworten. Diejenigen, die eine radikale Prostataentfernung befürworten, sagen „wie können es Ärzte wagen, nicht zu behandeln? Sie bringen die Patienten, die sich nur beobachten lassen und abwarten, um!" Und die, die abwarten, meinen wiederum, daß Operationen das Leben nicht verlängern. Die Befürworter beider Vorgehensweisen haben gute Gründe, nur die Studie kann letztlich die Entscheidung bringen.

Die Teilnehmer an dieser Studie werden im ersten Jahr mindestens alle drei Monate und anschließend alle 6 Monate untersucht und sie müssen in gewissen Zeitabständen Fragebögen zu ihrer Lebensqualität ausfüllen. Ihre Ärzte werden nach Anzeichen eines fortschreitenden Krebswachstums suchen und alle Veränderungen des Zustandes der Patienten dokumentieren. Stirbt ein Patient, werden die diesbezüglichen Informationen an einen unabhängigen Prüfungsausschuß weitergeleitet, der die gesammelten Daten analysiert und festlegt, ob der Tod des Mannes eindeutig, wahrscheinlich, möglicherweise oder eindeutig nicht auf den Prostatakrebs zurückzuführen ist.

Die PIVOT-Studie ist aus verschiedenen Gründen interessant: Trotz der Altersgrenze – es ist schwer zu sagen, wie viele 75 Jahre alten Männer bei Abschluß der Studie noch am Leben sein werden – scheinen die Auswahlkriterien ziemlich strikt zu sein. Es ist Vorgabe der Studienleitung, daß Männer, die offensichtlich keine guten Operationskandidaten sind, nicht an der Studie teilnehmen dürfen. Auch wegen ihres Umfangs verspricht die Studie äußerst spezifische Ergebnisse.

Transrektaler Ultraschall

Wie ein Sonargerät in einem U-Boot, zeichnet der Ultraschall Bilder mit Schallwellen. Mit einer speziellen transrektalen Ultraschallsonde kann zwischen krebsartigem und normalem Gewebe in der Prostata unterschieden werden. In den meisten Fällen ist es möglich, mit Ultraschall die gesamte Prostata sichtbar zu machen. Diese transrektale Untersuchung (d. h. durch den Enddarm) stellt eine erhebliche Verbesserung dar gegenüber den vor einigen Jahren angewandten Techniken mit niedriger Frequenz und schlechter Auflösung, bei denen die Schallwellen den ganzen Weg durch den Unterbauch bis zur Prostata zurücklegen mußten. Durch den transrektalen Ultraschall ist es möglich, Krebs zu entdecken, der bei einer digitalen Rektaluntersuchung nicht diagnostiziert werden kann: So liegt die Entdeckungsrate von Prostatatumoren bei Anwendung des transrektalen Ultraschalls bei 2,6% im Gegensatz zu einer Rate von 1,3 bis 1,7% bei der digitalen Rektaluntersuchung und von 2,2 bis 2,6% bei der PSA-Bestimmung. Bei vielen Männern, deren Prostatakrebs durch transrektalen Ultraschall diagnostiziert wurde (und welcher bei der digitalen Rektaluntersuchung nicht getastet wurde) und die schließlich radikal operiert wurden, stellte sich heraus, daß der Krebs nur auf die Prostata beschränkt war. Dies heißt mit anderen Worten, daß es dank des Ultraschalls möglich war, den Krebs bei diesen Männern früh genug in einem heilbaren Stadium zu entdecken.

Ermutigende Ergebnisse. Ebenso wie die Ärzte gehofft hatten, daß der PSA-Test ein „männlicher Gebärmutterhalsabstrich" wird, so hofften jetzt viele, daß der Ultraschall ein „männliches Mammogramm" werden könnte, ein weiteres Mittel zur Überwachung und frühzeitigen Entdeckung von Prostatakrebs. Doch ist dies bis jetzt nicht eingetreten. Der transrektale Ultraschall ist weder schnell noch billig, und die Ergebnisse sind stark abhängig von der Ultraschallerfahrung des Arztes. Kurz gesagt: Diese drei Faktoren schließen das Ultraschallgerät als perfektes Instrument für das routinemäßiges Screening aus – es lohnt sich einfach nicht, den transrektalen Ultraschall bei jedem „prophylaktisch" anzuwenden.

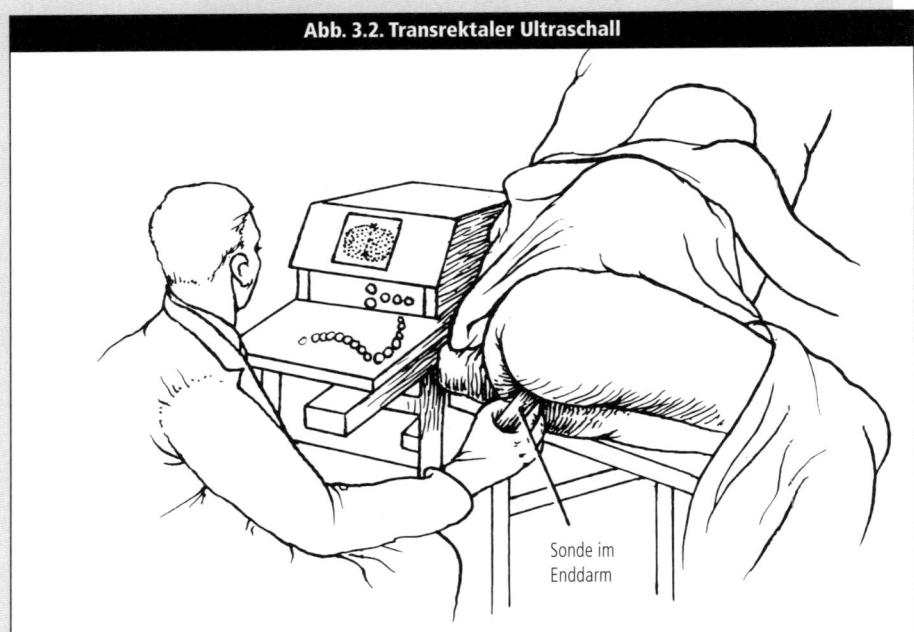

Abb. 3.2. Transrektaler Ultraschall

Sonde im
Enddarm

Es macht sicherlich nicht viel Spaß, doch der transrektale Ultraschall ist schmerzlos und kann bei Diagnose von Prostatakrebs sehr wertvoll sein. Eine spezielle Sonde (wie hier zu sehen) wird in den Enddarm eingeführt, wodurch der Arzt gewöhnlich die ganze Prostata sehen kann – und häufig Tumoren
entdeckt, die bei der digitalen Rektaluntersuchung nicht festgestellt werden können.

Heute wird der Ultraschall als weiterer Schritt der Diagnostik angewandt – bei einem
auffälligen rektalen Tastbefund, einem erhöhten PSA-Wert, bei verdächtiger klinischer Symptomatik oder bei familiärem Auftreten von Prostatakrebs. Der Ultraschall
bringt keine zusätzliche Information, wenn der rektale Tastbefund in Ordnung und
der PSA-Wert im Normbereich ist. Der vielleicht größte Nachteil des transrektalen
Ultraschalls besteht darin – obwohl er gegenüber der transabdominalen Untersuchung eine Verbesserung darstellt –, daß er eben nicht alle Prostatatumoren erfassen
kann. Etwa die Hälfte aller Geschwülste, die größer als 1 cm sind, entgehen dem
Ultraschall, da sie sich im Ultraschallbild nicht von normalem Prostatagewebe abhe-
ben. (Aus bestimmten Gründen gibt es bei einigen Männern keinen akustischen
Unterschied zwischen normalem und abnormen Gewebe.)

Was leistet also der Ultraschall: Er ist wertvoll bei der Diagnosestellung. Er ist hilfreich
bei der Schätzung des Prostatavolumens, wodurch es möglich ist, die „PSA-Dichte"
zu bestimmen (dies wurde zu einem früheren Zeitpunkt in diesem Kapitel diskutiert)
– und er spielt eine erhebliche Rolle bei der Durchführung einer Nadelbiopsie.

Biopsie

Bis vor einigen Jahren wurde die Biopsie der Prostata „blind" durchgeführt – die Ärzte konnten nicht sehen, was sie taten: Durch den Kontakt der Biopsienadel mit der Prostata kam es dabei manchmal dazu, daß die Drüse „wegrutschte" oder sich drehte, so daß sich die Nadel gar nicht in dem Gewebeabschnitt befand, aus dem der Arzt eine Biopsie entnehmen wollte. Heute wird der transrektale Ultraschall zur Steuerung der Biopsienadel benutzt. Die Biopsie der Prostata ist dadurch heute genauer – und, da die Nadel dünner ist, weniger schmerzhaft – als je zuvor.

Neben der verbesserten Ultraschalltechnologie stellt die Entwicklung einer Biopsiepistole mit einer Sprungfeder, ein winzig kleines Gerät, das an einem Finger des Arztes befestigt wird, einen weiteren Durchbruch dar. Durch die dünnere Nadel ist es dem Urologen möglich, einen Herd abnormen Gewebes präzise anzusteuern, selbst wenn er von normalem Gewebe umgeben ist. Außerdem ist die Biopsie dadurch weniger unangenehm.

Was ist mit der Infektionsgefahr?

Trotz der Tatsache, daß die Biopsie durch den Enddarm vorgenommen wird, ist eine Infektion selten ein Problem, falls Antibiotika sowohl vor als auch nach der Biopsie verabreicht werden. Vorübergehende Komplikationen der Prostatabiopsie können geringfügiges Bluten aus dem Enddarm sowie Blutspuren in der Samenflüssigkeit sein.

Warum Nadelbiopsien nicht perfekt sind

Trotz dieser Fortschritte gibt die Nadelbiopsie nicht immer eine eindeutige Antwort. Zuweilen verfehlt die Nadel den Tumor, mitunter ist es fast unmöglich, bei der mikroskopischen Untersuchung des entnommenen Gewebes die Diagnose „Krebs" eindeutig zu stellen.

Einige Tumoren, besonders die der äußeren Zone der Prostata, breiten sich seitlich aus. So ist es nicht ungewöhnlich, daß die Nadel zu tief eindringt und über den Zielbereich hinausschießt. Um sich ein umfassendes Bild machen zu können, werden deshalb im Sinne einer „Sextanten-Biopsie" sechs Gewebeproben (jeweils eine aus dem oberen, mittleren und unteren Bereich auf der rechten und linken Seite der Drüse) aus der Prostata entnommen.

„Bei Brust- oder Lungenkrebs bilden sich feste Knötchen, die man gewöhnlich durch Abtasten oder Röntgen entdeckt", sagt ein Pathologe, der ein Experte in der Diagnosestellung für Prostatakrebs ist. Der Prostatakrebs dagegen neigt dazu, in normales Gewebe einzudringen. Oder, wie es ein anderer Wissenschaftler ausdrückt, er brei-

Abb. 3.3. Ultraschallgesteuerte Nadelbiopsie der Prostata

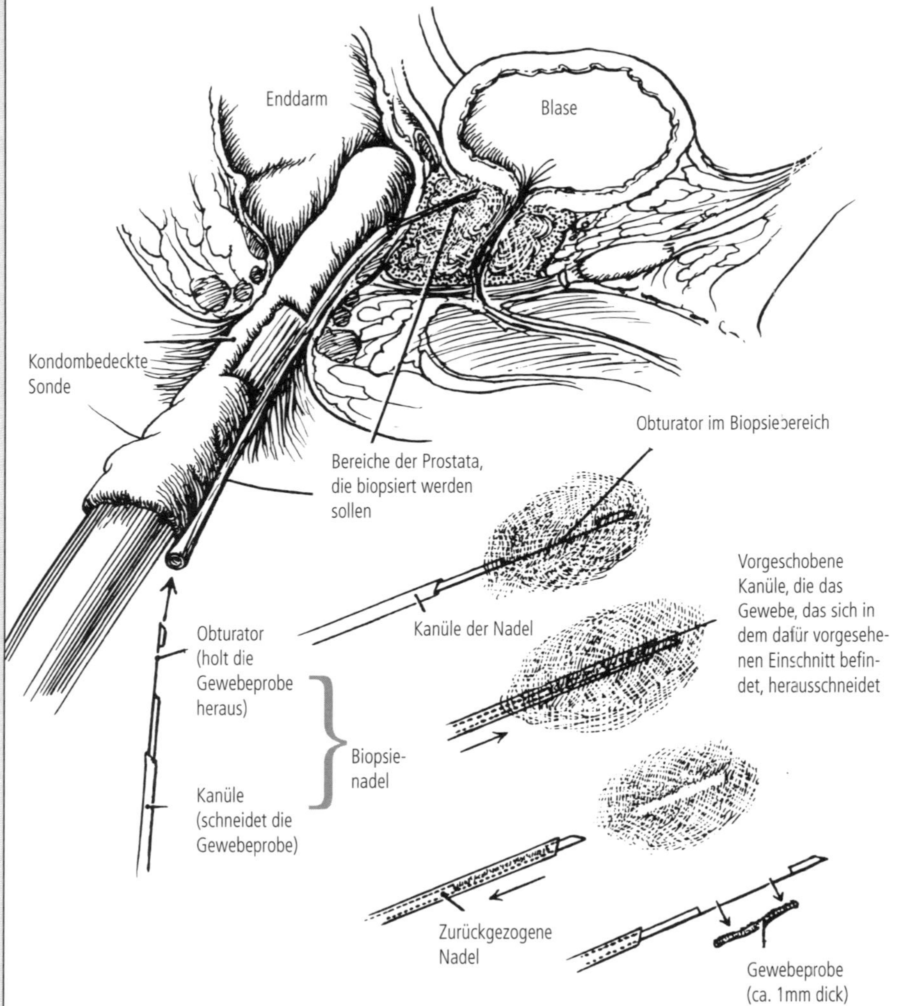

Enddarm

Blase

Kondombedeckte Sonde

Obturator im Biopsiebereich

Bereiche der Prostata, die biopsiert werden sollen

Vorgeschobene Kanüle, die das Gewebe, das sich in dem dafür vorgesehenen Einschnitt befindet, herausschneidet

Obturator (holt die Gewebeprobe heraus)

Kanüle der Nadel

Kanüle (schneidet die Gewebeprobe)

} Biopsie-nadel

Zurückgezogene Nadel

Gewebeprobe (ca. 1mm dick)

Durch den Einsatz des transrektalen Ultraschalls als Steuerungsinstrument können die Urologen sehen, was sie während der Biopsie tun. Dies ist ein erheblicher Fortschritt gegenüber den Biopsietechniken, die noch vor einigen Jahren angewandt wurden. Die Biopsie ist jetzt genauer und – da die Nadel dünner ist, weniger schmerzhaft – als je zuvor. Das Biopsieinstrument eignet sich hervorragend dafür, den Kern des suspekt aussehenden Gewebes und nicht nur ein paar Zellen zu erfassen. Pathologen untersuchen diese Gewebeproben dann unter dem Mikroskop.

tet sich aus wie eine Hand, deren Finger in das benachbarte Gewebe vorstoßen. Obwohl in diesen Fällen die Krebsmasse enorm sein kann, bildet sich eben nicht immer ein Knoten, der leicht zu ertasten oder durch Ultraschall feststellbar ist. Deshalb kommt es gar nicht so selten vor, daß eine Nadelbiopsie negativ ist – obwohl Krebs vorliegt. Man spricht dann von einem „falsch-negativen" Ergebnis, das sowohl den Urologen als auch den Patienten „zu falschem Optimismus" veranlassen kann. D. h., auch wenn eine erste Biopsie krebsverdächtig war und die zweite Biopsie negativ ausfällt, ist es nicht ausgeschlossen, daß es sich bei der ersten Biopsie um Prostatakrebs gehandelt hat.

Stellen Sie sich vor, wie schwer es ist, dieses schwer zugängliche Gewebe bei einer Biopsie mit dünner Nadel zu erwischen. Manchmal sieht es so aus, als würde man mit einer Nadel im Heuhaufen suchen. Die dünnen Nadeln, die bei den meisten Prostatabiopsien angewandt werden, erfassen ca. 1 Millimeter dicke Gewebszylinder, die die Pathologen dann unter dem Mikroskop untersuchen.

Im einfachsten Falle findet man viele Krebsherde, doch in den schwierigeren Fällen sind es nur wenige. Auch aus weiteren Gründen ist die Tumordiagnose häufig kompliziert: Stellen diese wenigen Herde nur einen wenig aggressiven Krebs dar? Oder sind bei der Biopsie Anfangsstadien eines aggressiveren Tumors entdeckt worden, die einer Behandlung bedürfen? Und wie kann man diese beiden Arten unterscheiden?

„Aus Sicht des Pathologen ist dies zwar nicht ganz ein Alptraum", sagt der Pathologe, „aber fast. Vor einigen Jahren war eine tastbare Veränderung der Prostata der einzige Grund zur Durchführung von Biopsien. Wenn in solchen Fällen Krebs festgestellt wurde – selbst wenn auch nur ein oder zwei Drüsen in Biopsiematerial vorlagen –, lag so gut wie immer signifikanter Prostatakrebs vor." (Natürlich ist die Diagnose weitaus leichter, wenn der Prostatatumor getastet werden kann. Zu diesem Zeitpunkt ist der Tumor in der Regel so groß, daß er behandelt werden muß.)

Ein Mann hatte eine Biopsie vornehmen lassen, die ein anderer Pathologe als negativ bewertet hatte. Sein Urologe schickte das Gewebe zwecks Einholung eines zweiten Urteils zu unserem Pathologen. „Es waren etwa vier tumorös veränderte Drüsengruppen vorhanden. Wir stellen die Diagnose „Prostatakarzinom". Der Patient hat daraufhin eine Prostatektomie vornehmen lassen und der Tumor war überall." Doch auf jeden Patienten mit solch einer Konstellation kommt ein anderer Patient, bei dem sich herausstellt, daß er nur einen sehr kleinen Tumor hat.

Wobei wir jetzt zu der brisanten Frage kommen: Brauchen alle Männer, die laut Nadelbiopsie Krebs haben, eine aggressive Therapie? Wieder liegt das Problem in unserer Fähigkeit, zwischen harmlosem und gefährlichem Krebs unterscheiden zu können. „Wenn es sich um ein Mitglied meiner Familie handeln würde," gibt der Pathologe zu, „würde ich das Risiko gerne so klein wie möglich halten".

Doch liegt das Ziel nicht darin, jeden Prostatakrebs zu behandeln, sondern vorhersagen zu können, welche Tumoren gefährlich werden können und diese Tumoren dann aggressiv zu behandeln. Weiterhin sollte vorhersagbar sein, welche Tumoren weniger gefährlich sind, um diese dann lediglich engmaschig zu überwachen.

Bis vor kurzem war es so, daß durch die frühzeitigen Biopsien diese Unterscheidung schwieriger war als früher – die Pathologen hatten ein Problem, von der Menge des bioptisch nachgewiesenen Tumors auf die Gesamttumormasse in der Prostata zu schließen. Heute jedoch sind durch Forschungsergebnisse, insbesondere der Johns Hopkins Universität, bestimmte Kriterien aufgestellt worden, die bei der Therapieentscheidung auf der Basis des Biopsieresultates hilfreich sind.

Nadelbiopsie: Wie sind die Ergebnisse im T1c-Stadium zu bewerten?

Krebs ist signifikant, wenn …

☐ er in drei Nadelbiopsien festgestellt wird, ODER

☐ bei einer Nadelbiopsie mehr als die Hälfte der Zellen krebsbefallen ist, ODER

☐ der Gleason-Wert 7 oder höher ist

Krebs ist wahrscheinlich NICHT signifikant, wenn …

☐ er bei ein oder zwei Nadelbiopsien gefunden wird, UND

☐ bei einer Nadelbiopsie weniger als die Hälfte der Zellen krebsbefallen ist, UND

☐ der Gleason-Wert bei 6 oder niedriger liegt, UND

☐ die PSA-Dichte unter 0,1–0,15 liegt

Nehmen wir einmal an, die digitale Rektaluntersuchung ergibt einen „normalen" Prostatatastbefund, doch beim PSA-Test werden erhöhte Werte festgestellt und bei der Biopsie werden Krebszellen nachgewiesen (hier spricht man vom Stadium T1c der Krankheit – siehe Tabelle 3.2). Handelt es sich hier um signifikanten Krebs? Muß etwas unternommen werden? Neue Forschungsergebnisse weisen darauf hin, daß bei Männern, deren Erkrankung sich im Stadium T1c befindet, höchstwahrscheinlich ein signifikanter Tumor vorliegt, wenn Tumorzellen in drei Nadelbiopsien gefunden werden, oder wenn der Anteil an Tumor in einer Biopsie mehr als 50% beträgt oder wenn der Gleason-Wert 7 oder höher ist. Liegt der Gleason-Wert bei 6 oder niedriger, wird in nur ein oder zwei Nadelbiopsien Krebsgewebe entdeckt und liegt die PSA-Dichte unter 0,1 bis 0,15 besteht eine gute Chance, daß der Prostatakrebs

unbedeutend ist (daß weniger als 0,2 Kubikzentimeter Prostatagewebe vom Krebs befallen sind und daß der Krebs sich auf die Prostata beschränkt).

Zahlreiche Wissenschaftler arbeiten daran, diese Vorhersagekriterien auf eine wissenschaftlich festere Basis zu stellen. Zur Zeit ist es noch so, daß die mikroskopische Gewebebeurteilung relativ wenig objektiv ist. Es zeichnet sich aber ab, daß es vielleicht ein Computer-Bildanalysesystem geben wird, das die verschiedenen Zellformen und -unregelmäßigkeiten mißt und zählt und dadurch Licht ins Dunkel bringt.

Tabelle 3.2. Zwei Systeme für die Stadieneinteilung des Prostatakrebses

TNM-Klassifikation	Beschreibung	Whitmore-Jewett-Klassifikation	Beschreibung
T1a	bei der digitalen Rektaluntersuchung nicht erfaßt; zufällig bei der transurethralen Prostata-resektion festgestellt (TUR), 5% oder weniger des entnommenen Gewebes ist krebsbefallen	A1	wie TNM-System
T1b	nicht tastbar; Zufallsbefund; doch mehr als 5% des mit der TUR entnommenen Gewebes ist krebsbefallen	A2	wie TNM-System
T1c	nicht tastbar, mittels wegen erhöhter PSA-Werte durchgeführter Nadelbiopsie festgestellt	–	diese Kategorie ist nicht Teil des Whitmore-Jewett-Systems
T2a	tastbar; weniger als die Hälfte eines Lappens ist betroffen	B1N	tastbar; weniger als die Hälfte eines Lappens ist betroffen; ist von norma-lem Gewebe umgeben
T2b	tastbar; mehr als die Hälfte eines Lappens , doch nicht beide Lappen sind betroffen	B1	tastbar; weniger als ein Lappen ist betroffen
T2c	tastbar; beide Lappen sind betroffen	B2	tastbar; ein Lappen oder mehr ist betroffen
T3, T4	tastbar; durchdringt die Prostatawand und/oder befällt die Samenblase	C	wie im TNM-System
N+	Tumor befällt die Lymphknoten	D1	wie TNM-System
M+	Befall des Skelettsystems	D2	wie TNM-System

Anmerkung: Diese Stadieneinteilungen können verwirrend sein; obwohl das neuere und genauere TNM-System immer beliebter wird, neigen viele Ärzte dazu, beide Systeme gleichzeitig zu benutzen.

C2 Wo stehe ich?
Stadien des Prostatakrebses

Die Biopsie ist positiv, die Diagnose lautet Prostatakrebs. Doch was bedeutet dies? Der nächste Schritt ist, das Tumorstadium zu bestimmen – wie weit hat sich der Krebs ausgebreitet – und den Grad – wie sehen die Zellen aus, um sich ein Bild davon machen zu können, wie aggressiv der Tumor ist.

Bestimmung des Stadiums im Hinblick auf die Behandlung

Es gibt zwei unterschiedliche Methoden, Prostatakrebs zu klassifizieren („staging"): Das Whitmore-Jewett-System und das TNM-System. Grundlage dieser Systeme ist die Ausdehnung des Tumors. Ist er nur auf die Prostata begrenzt? Oder hat er sich ausgebreitet und, falls ja, wie weit? Das Staging-System zeigt uns einmal mehr, daß eine frühe Diagnose die Voraussetzung einer Heilung ist – da Prostatakrebs nur im Anfangsstadium heilbar ist, d. h. wenn er sich nur auf die Prostata beschränkt.

Der günstigste Fall liegt vor, wenn der Tumor nicht tastbar ist, d. h. nicht groß genug ist, daß er vom Arzt bei der digitalen rektalen Untersuchung gefühlt werden kann, wenn er durch Zufall bei einer TUR entdeckt wurde oder wenn der Arzt nur aufgrund eines erhöhten PSA-Wertes biopsiert hat. (Bei der transurethralen Resektion der Prostata, einem Eingriff zur Behandlung der Symptome einer gutartig vergrößerten Prostata, wird das Prostatagewebe routinemäßig zur Untersuchung zu einem Pathologen geschickt.) Andere, weniger günstig einzuschätzende Tumoren werden bei der rektalen Untersuchung entdeckt, wenn der Arzt mit seinem behandschuhten Finger auf eine Schwellung oder Verhärtung stößt – einen kleinen Knoten auf einer oder beiden Seiten der Prostata. Zur nächst höheren Kategorie gehört der Krebs, der schon die Wand der Prostata durchdrungen hat oder in die nahegelegene Samenblase eingewachsen ist.

Im allgemeinen kann man sagen, je höher das Stadium, desto schlimmer ist der Krebs. Krebs in den höchsten Stadien (D, M oder N) bedeutet, daß der Tumor Metastasen gebildet hat – ein Krebszellverband hat sich abgesondert und an anderer Stelle eingenistet, gewöhnlich in den in der Nähe liegenden Lymphknoten. Das schlimmste Stadium ist dann eingetreten, wenn der Krebs auch andere Lymphknoten besiedelt und sich auf entfernte Bereiche ausgedehnt hat, in der Regel bevorzugt das Skelettsystem. Auch in diesem Stadium kann der Krebs monatelang oder sogar jahrelang kontrolliert und in Schach gehalten werden, doch eine Heilung ist nicht mehr möglich. Bisher versteht niemand, warum dies so ist – welche kritische Veränderung eintritt, wenn der Krebs die Prostata verläßt und warum plötzlich die Behandlung, die in früheren Phasen so effektiv sein kann, nicht mehr anschlägt.

Tabelle 3.2 stellt die beiden Klassifikationssysteme nochmals bildlich dar.

Der Gleason-Wert (Gleason-Score)

Wie sieht der Krebs unter dem Mikroskop aus? Sind die Zellen gut oder schlecht differenziert? Normale, gut differenzierte Zellen sind mit deutlich erkennbaren, eindeutig definierten Grenzen ausgestattet. Gut differenzierte Zellen haben klare Zentren – denken Sie an kleine runde Doughnuts. Bei schlechter Differenzierung verschwimmen die Zellgrenzen, was auf eine sehr bösartige Tumorentwicklung hindeutet. Dieser aggressivste Krebstyp befällt die benachbarten Gewebe und streut in weit entfernte Körperregionen, wobei keine Grenzen mehr respektiert werden. Die Folgen sind oft verheerend: Die am schnellsten und am wenigsten kontrolliert wachsenden Krebszellen können einen Mann innerhalb eines Jahres nach Stellung der Diagnose umbringen. Gut differenzierte Zellen neigen dazu, nur sehr langsam zu wachsen, während schlecht differenzierte Zellen sich wie ein Lauffeuer ausbreiten. Pathologen benutzen den sogenannten Gleason-Score, um die Zelldifferenzierung zu klassifizieren. Grundsätzlich ist ein niedriger Gleason-Wert – 2, 3, 4 – gut, wogegen ein hoher Gleason-Wert – 8, 9, 10 – schlecht ist. Wie sieht es mit den mittleren Gleason-Werten aus? Hier herrscht noch einige Unklarheit: Es ist schwer vorhersagbar, welchen Verlauf der jeweilige Tumor nehmen wird.

Es wurde nachgewiesen, daß bei Tumoren mit hohen Gleason-Werten die Wahrscheinlichkeit größer ist, daß sie „Schnittrand-positiv" sind (d. h., daß sie die Prostatawand soweit durchdrungen haben, daß sie nicht mehr vollständig durch eine Operation entfernt werden können), daß sie auf die Samenblasen übergegriffen haben und daß sie gegen eine Behandlung viel resistenter sind als Tumoren mit niedrigeren Gleason-Werten. Ebenso ist es bei Krebsen mit hohen Gleason-Werten viel wahrscheinlicher, daß sie sich in die Lymphknoten ausgebreitet haben. Hat ein Mann hohe Gleason-Werte, besteht bei ihm die hohe Wahrscheinlichkeit, daß sich der Krebs über die Prostatawand hinaus ausgedehnt und umliegende Strukturen befallen hat.

Ein Wort zum natürlichen Verlauf

Wir haben festgestellt, daß es unmöglich ist, den Verlauf des Prostatakrebses vorherzusagen. Dieses Dilemma ist der Kernpunkt in der Behandlungsdebatte. Einige wissenschaftliche Untersuchungen haben jedoch ergeben, daß das Volumen des Prostatatumors den Fortgang der Erkrankung sehr stark bestimmt. Wissenschaftler, die das Gewebe von 100 operativ entfernten Prostatadrüsen untersuchten, stellten fest, daß eine enge Korrelation zwischen dem Krebsvolumen und dem Grad der Zelldifferenzierung, der Kapselpenetration, dem Befall der Samenblasen und der Fernmetasta-

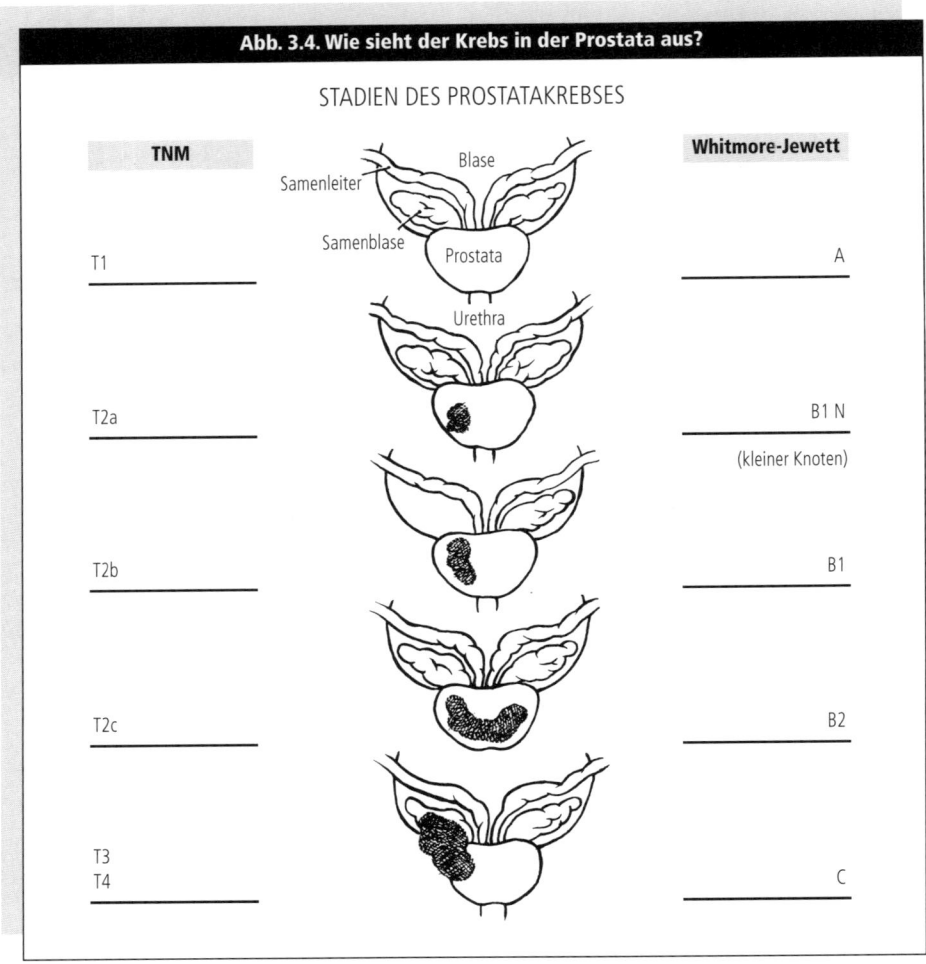

Abb. 3.4. Wie sieht der Krebs in der Prostata aus?

STADIEN DES PROSTATAKREBSES

TNM

Whitmore-Jewett

Samenleiter

Blase

Samenblase

Prostata

Urethra

T1

A

T2a

B1 N

(kleiner Knoten)

T2b

B1

T2c

B2

T3
T4

C

sierung bestand. Es konnte bewiesen werden, daß Tumoren, die kleiner als ein Kubikzentimeter sind, selten metastasieren und daß die meisten Tumoren, die kleiner als 3,5 Kubikzentimeter sind, auf die Prostata beschränkt bleiben. Wenn ein Tumor größer wird, wird er in den meisten Fällen aggressiv – bei einer Größenzunahme auf über 5 Kubikzentimeter schwinden die Chancen auf Heilung.

Prostatakrebs breitet sich folgendermaßen aus: Zunächst wächst er natürlich nur in der Prostata. Die meisten – ca. 72% der Tumoren – beginnen in der peripheren Zone, 20% in der Übergangszone und 8% in der zentralen Zone. (Die Prostatazonen sind in Abb. 1.8 dargestellt.) Sie erreichen und durchdringen dann die Prostatawand (auch

Kapsel genannt). Das weitere Wachstum kann in die Samenblasen, in die Blase, Harnröhre und die Seitenwände des Beckens erfolgen. Durch Metastasen kann sich der Tumor auch „sprunghaft" ausbreiten – in das Lymphsystem eindringen oder durch den Blutstrom in das Skelettsystem gelangen. Wenn die Ärzte von „Fernmetastasen" des Prostatakrebses sprechen, meinen sie in der Regel damit, daß die Lymphknoten, Knochen – Wirbelsäule, Rippen- oder Beckenknochen – oder die Lungen befallen sind. Wenn Prostatatumoren wachsen, werden sie heterogener und sind schlechter differenziert. Die Wachstumsgeschwindigkeit ist zunächst gering, in der Anfangsphase können mehr als vier Jahre vergehen, bis sich das Tumorvolumen verdoppelt. Bis ein Tumor so groß ist, daß er getastet werden kann – ca. ein Kubikzentimeter – muß er sich mindestens dreißig Mal verdoppelt haben. Danach bedarf es jedoch nur noch zehn weiterer Verdoppelungen, bis der Krebs tödlich wird – wenn er ein Gewicht von 1 kg erreicht hat. Wieder einmal muß betont werden, daß das Anfangsstadium der ideale Zeitpunkt ist, Prostatakrebs zu entdecken und zu bekämpfen.

Klinisches Stadium versus pathologisches Stadium

Dies ist etwas verwirrend. Das klinische Stadium ist das vom Urologen beurteilte Stadium des Prostatakrebses, basierend auf den Ergebnissen der digitalen Rektaluntersuchung, des PSA-Tests, des transrektalen Ultraschalls und der Nadelbiopsie. Das pathologische Stadium ist weitaus besser definiert und von wesentlicher Bedeutung bei der Vorhersage der Heilungswahrscheinlichkeit, da der Pathologe das Prostatagewebe und oft auch das Gewebe der Lymphknoten untersuchen kann. Seine Beurteilung stützt sich also nicht nur auf das geringe Biopsiematerial und häufig unsichere Untersuchungsergebnisse. Bis vor kurzem war die Einschätzung des pathologischen Stadiums erst nach Entfernung und feingeweblicher Untersuchung der Prostata möglich. Heute ergeben sich jedoch unter Zugrundelegung des PSA-Wertes und des Differenzierungsgrades (Gleason-Wertes) des Tumors neue Möglichkeiten (siehe Tabelle 3.3).

Mehr zur digitalen Rektaluntersuchung und Stadieneinteilung

Wie beim transrektalen Ultraschall ist es auch bei der digitalen Rektaluntersuchung nicht möglich, die mikroskopische Ausbreitung des Tumors bis zur Prostatawand und darüber hinaus zu erfassen. Daher wird bei der digitalen Rektaluntersuchung das Stadium des Krebses häufig unterschätzt. In Studien fand man heraus, daß ein beträchtlicher Prozentsatz von Tumoren, die zunächst als Stadium T2b (B1) eingestuft wurden, schließlich einer höheren Kategorie zugeordnet werden mußte, da der Krebs in die Prostatakapsel oder in die Samenblasen eingedrungen war. Bei Tumoren, die anfänglich nach klinischer Beurteilung als Stadium T2c (B2) eingestuft wurden, bewegt sich das Ausmaß der „Unterschätzung des Stadiums" zwischen 39 und 66%. Ein Grund dafür ist, daß die digitale Rektaluntersuchung subjektiv ist, die Beurteilung ist abhängig von Erfahrung und Wahrnehmungsvermögen des untersuchenden Arztes. Ein weiterer Grund ist, daß die digitale Rektaluntersuchung Aufschluß nur über die Prostatadrüse selbst gibt – und nicht einmal über ihre Gesamtheit. Und ganz sicher sagt sie nichts über die Beckenlymphknoten oder knöcherne Strukturen aus. Wenn ein Mann sich wegen einer BPH z. B. einer transurethralen Resektion unterzogen hat, kann es sein, daß sich die Prostata bei der Untersuchung anders anfühlt und die digitale Rektaluntersuchung weniger aussagekräftig ist.

PSA und Stadieneinteilung

Wir wissen, daß die PSA-Bestimmung Krebs anzeigen kann. Aber kann das PSA noch spezifischer sein, kann es dem Arzt Auskunft über das Stadium des Tumors geben? Ja, das ist möglich. Doch der PSA-Wert ist nicht immer einfach zu interpretieren – er allein repräsentiert noch nicht die „ganze Wahrheit".

Wenn ein Tumor größer wird, steigen die PSA-Werte im allgemeinen an. Beim Tumorwachstum nimmt der Anteil sehr bösartiger, schlecht differenzierter Zellen stark zu. Diese schlecht differenzierten Krebszellen erhöhen die PSA-Werte pro Gramm Gewebe weniger als die gut differenzierten Zellen. Deshalb steigen die PSA-Werte nicht kontinuierlich mit der Größenzunahme des Tumors an.

Aus diesem Grunde können die PSA-Werte normal sein, auch wenn sich der Krebs schon bis zur Samenblase oder den Beckenlymphknoten ausgebreitet hat, oder sie können höher als erwartet bei Männern sein, bei denen der Krebs nur auf die Prostata beschränkt ist. D. h., daß eine korrekte Beurteilung der PSA-Werte ohne Kenntnis der Tumordifferenzierung (Gleason-Wert) nicht möglich ist.

Wissenschaftler der Johns Hopkins Universität haben eine genauere Methode zur Einschätzung des Tumorstadiums entwickelt, indem Sie eine Tabelle benutzen, in der das klinische Stadium, der Gleason-Wert und die PSA-Werte zueinander in Beziehung gesetzt werden (siehe Tabelle 3.3).

Auch wenn der Prostatakrebs bei der klinischen Untersuchung nur auf die Prostata beschränkt erscheint, kann beim operativen Eingriff etwas anderes herauskommen – häufig ist es so, daß der Krebs weiter fortgeschritten ist, als zuerst angenommen wurde. Grund dafür ist, daß kleine Tumorausläufer über die Prostatawand hinaus gewachsen sind und dies durch die digitale Rektaluntersuchung, die Biopsie, durch den transrektalen Ultraschall oder andere diagnostische Methoden nicht immer entdeckt werden kann.

Da der operative Eingriff in der Regel nur dann angezeigt ist, wenn der Tumor auf die Prostata beschränkt ist, wäre es besser, das Tumorstadium vor der Operation genau zu kennen.

Wie kann man nun aber vorher feststellen, welche Tumoren die Prostatawand überschritten haben? Die Tabellen 3.3a bis 3.3d wurden von Wissenschaftlern der Johns Hopkins Universität erarbeitet. Die Daten repräsentieren die Erfahrungen, die bei 1186 Männern, die sich einer radikalen Prostatektomie unterziehen mußten, gemacht wurden.

Die Tabellen wurden zu dem Zweck erstellt, Sie und Ihren Arzt bei der Vorhersage des definitiven Tumorstadiums zu unterstützen, um die beste Behandlungsmethode festlegen zu können. Wenn Sie beispielsweise einen Tumor im T2a-Stadium haben, mit einem Gleason-Wert von 5 und einen PSA-Wert der unter 4 liegt, besteht eine Wahrscheinlichkeit von 81%, daß der Krebs ausschließlich auf Ihre Prostata begrenzt ist. Liegt der Gleason-Wert jedoch bei 8 und der PSA-Wert bei 15, so fällt die Wahrscheinlichkeit auf 29%. Mit dieser Information, der Einschätzung Ihres Allgemeinzustandes und Ihrer wahrscheinlichen Lebensdauer können Sie und Ihr Arzt entscheiden, ob es sinnvoll ist, eine Behandlung durchzuführen, die die Aussicht auf Heilung eröffnet, oder ob man einfach abwarten und beobachten soll. In solch einem Falle würde man den Tumor nur behandeln, wenn er Beschwerden verursacht. (Anmerkung: Die Striche in den Tabellen bedeuten, daß nicht genügend Daten zur Wahrscheinlichkeitsberechnung zur Verfügung standen.)

Saure Phosphatase

Die saure Phosphatase ist ein Enzym, das, wie das PSA, von Drüsenzellen der Prostata abgesondert wird. Wenn sich ein Prostatakrebs entwickelt, funktioniert das Ausführungsgangsystem der Drüse nicht mehr richtig. Es kommt zum Austreten des Enzyms, das dann vom Blutstrom aufgenommen wird. Deshalb können auch erhöhte Phosphatasewerte signalisieren, daß mit der Prostata etwas nicht stimmt. Es gibt zwei Methoden, die saure Phosphatase zu bestimmen: per Radio-Immun-Test oder durch eine enzymatische Bestimmung. Der Radio-Immun-Test ist keine Hilfe: Im Falle einer gutartigen Prostatavergrößerung sind die Werte oft erhöht und deshalb wenig aufschlußreich. Der Enzymtest jedoch kann nützlich sein, denn wenn die Werte erhöht sind, bedeutet dies in der Regel, daß die Krankheit fortgeschritten ist. Doch wie die PSA-Werte können auch die Werte der sauren Phosphatase schwierig zu interpretieren sein. Es gibt viele Männer, deren Krankheit sich im fortgeschrittenen Stadium befindet, ohne daß die Phosphatasewerte erhöht sind. Wenn ein Mann erhöhte Werte der sauren Phosphatase hat, ohne daß Metastasen objektiviert werden können – wenn z. B. bei einem Knochenszintigramm oder in den Lymphknoten kein Krebs festgestellt wurde –, nehmen einige Ärzte ein Stadium D an und unterstellen damit eine mit klinischen Methoden noch nicht erkennbare Fernmetastasierung.
Der PSA-Test ist vergleichsweise weitaus sensibler. Seine immer weitere Verbreitung hat viele Ärzte dazu veranlaßt, den Wert der sauren Phosphatase in Frage zu stellen. Beispielsweise hat man bei einer Untersuchung von 460 Männern mit Prostatakrebs festgestellt, daß 21 von ihnen erhöhte Werte der sauren Phosphatase hatten. Doch bei 17 dieser 21 Männer war ein fortgeschrittenes Tumorstadium schon durch einen abnormen digitalen rektalen Tastbefund und durch erhöhte PSA-Werte festgestellt worden. Dies bedeutet, daß die saure Phosphatase nur für vier Männer der gesamten Gruppe nützliche Informationen lieferte! Aus diesem Grunde ist die Bestimmung der sauren Phosphatase bei der Festlegung der Behandlung eines Prostatakarzinoms nicht obligat. Sie kann hilfreich sein bei Beurteilung der Ausdehnung fortgeschrittener Tumoren.

Tabelle 3.3a Prozentsatz der Männer mit organbeschränktem Tumor

Gleason-Wert	Klinisches Stadium						
	T1a	T1b	T1c	T2a	T2b	T2c	T3a
PSA: 0,0–4,0							
2–4	100	85	92	88	76	82	–
5	100	78	81	81	67	73	–
6	100	68	69	72	54	60	42
7	–	54	55	61	41	46	–
8–10	–	–	–	48	31	–	–
PSA: 4,1–10							
2–4	100	78	82	83	67	71	–
5	100	70	71	73	56	64	43
6	100	53	59	62	44	48	33
7	100	39	43	51	32	37	26
8–10	–	32	31	39	22	25	12
PSA: 10,1–20							
2–4	100	–	–	61	52	–	–
5	100	49	55	58	43	37	26
6	–	36	41	44	28	37	19
7	–	24	24	36	19	24	14
8–10	–	11	–	29	14	15	9
PSA: über 20							
2–4	–	–	33	20	7	–	–
5	–	–	24	32	–	3	–
6	–	–	22	14	11	4	5
7	–	–	7	18	4	5	3
8–10	–	–	3	3	1	2	2

Quelle: Alan W. Partin und Patrick C. Walsh, „The Use of Prostate-Specific Antigen, Clinical Stage and Gleason Score to Predict Pathologic Stage in Men with Localized Prostate Cancer", Journal of Urology 152 (1994):172-73. Nachdruck mit Genehmigung der American Urological Association.

Mehr zu transrektalem Ultraschall und Stadieneinteilung

Die meisten Studien haben ergeben, daß der transrektale Ultraschall ein wenig taug-
liches Mittel ist, einen Tumor zu entdecken, der bereits in die Prostatawand eingedrungen ist, und noch weniger geeignet ist, einen Befall der Samenblase zu erkennen.
Bei 2 Untersuchungen konnte nur in 30% ein Befall der Samenblasen entdeckt werden. Eine Untersuchung an 30 Männern, die sich einer radikalen Prostataentfernung
unterzogen hatten, ergab, daß nur in dürftigen 5% eine Penetration des Tumors durch
die Prostatakapsel per Ultraschall festgestellt werden konnte. Bei einer anderen Stu-

Tabelle 3.3b. Prozentsatz der Männer mit erfolgter Kapselpenetration

Gleason-Wert	Klinisches Stadium						
	T1a	T1b	T1c	T2a	T2b	T2c	T3a
PSA: 0,0–4,0							
2–4	0	15	22	14	26	17	–
5	0	22	30	20	34	26	–
6	0	30	34	29	46	38	59
7	–	43	40	39	59	50	–
8–10	–	–	–	50	68	–	–
PSA: 4,1–10							
2–4	0	22	29	19	34	27	–
5	0	29	34	28	45	34	58
6	0	45	38	38	56	49	68
7	0	58	44	49	68	59	75
8–10	–	64	48	59	77	71	87
PSA: 10,1–20							
2–4	0	–	–	40	49	–	–
5	0	49	40	43	58	61	75
6	–	62	45	56	73	59	82
7	–	73	52	64	81	73	86
8–10	–	87	–	70	86	82	92
PSA: über 20							
2–4	–	–	50	80	94	–	–
5	–	–	54	68	–	97	–
6	–	–	53	86	90	96	95
7	–	–	67	80	96	95	98
8–10	–	–	74	97	99	97	98

Quelle: Partin und Walsh (1994)152 (1994):172-73.

die, in der Ultraschallbefund und pathologische Stadien bei 121 Männern verglichen wurden, betrug die Genauigkeit des Ultraschalls bezüglich der richtigen Einschätzung des Stadiums lediglich 66% – ein etwas besseres, jedoch nicht genügend zuverlässiges Ergebnis.

Die Hauptschwierigkeit beim Ultraschall liegt darin, daß er nicht in der Lage ist, die mikroskopische Ausbreitung des Krebses zu erfassen. Die endgültige Entscheidung über die Behandlung eines an Prostatakrebs erkrankten Mannes sollte also nicht nur auf einer Ultraschalluntersuchung basieren. Ebensowenig jedoch sollten Resultate

Tabelle 3.3c. Prozentsatz der Männer mit Befall der Samenblase							
Gleason-Wert	Klinisches Stadium						
	T1a	T1b	T1c	T2a	T2b	T2c	T3a
PSA: 0,0–4,0							
2–4	0	1	unter 1	1	2	2	–
5	0	3	unter 1	2	4	4	–
6	0	6	1	5	9	9	8
7	–	12	4	9	17	17	–
8–10	–	–	–	17	29	–	–
PSA: 4,1–10							
2–4	0	2	unter 1	1	3	3	–
5	0	4	unter 1	3	6	6	5
6	0	9	1	6	11	12	11
7	0	18	5	12	22	23	18
8–10	–	29	23	22	38	40	40
PSA: 10,1–20							
2–4	0	–	–	3	4	–	–
5	0	7	unter 1	5	8	12	11
6	–	15	1	11	19	17	18
7	–	28	6	19	33	33	31
8–10	–	55	–	29	50	53	49
PSA: über 20							
2–4	–	–	unter 1	12	30	–	–
5	–	–	unter 1	11	–	29	–
6	–	–	2	35	40	53	31
7	–	–	9	31	73	62	55
8–10	–	–	31	81	93	73	65

Quelle: Partin und Walsh (1994)

von Ultraschalluntersuchungen der Grund dafür sein, daß ein Mann sich nicht einer Operation unterzieht, die ihm möglicherweise eine Heilungschance eröffnet.

Knochenszintigramm (Radionuklid-Szintigraphie)

Bei einem Knochenscan wird eine radioaktive Substanz injiziert, die wie ein Magnet besonders vom Knochen angezogen wird. (Diese Substanz ist harmlos und wird schnell wieder aus dem Körper ausgeschieden.) Anschließend wird mit einer sogenannten Gammakamera das Skelettsystem abgebildet. Normale Knochen absorbieren die radioaktive Substanz nur in geringem Maße. In Zonen verstärkter Stoff-

Tabelle 3.3d. Prozentsatz der Männer mit Befall der Beckenlymphknoten							
Gleason-Wert	Klinisches Stadium						
	T1a	T1b	T1c	T2a	T2b	T2c	T3a
PSA: 0,0–4,0							
2–4	0	2	unter 1	1	2	4	–
5	0	4	1	2	4	9	–
6	0	8	2	3	9	17	15
7	–	15	2	7	18	31	–
8–10	–	–	–	13	32	–	–
PSA: 4,1–10							
2–4	0	2	1	1	2	5	–
5	0	4	1	2	5	10	8
6	0	9	2	4	11	19	16
7	0	18	3	8	20	34	28
8–10	–	30	5	15	35	53	50
PSA: 10,1–20							
2–4	0	–	–	1	3	–	–
5	0	5	3	2	6	13	11
6	–	11	4	5	13	22	20
7	–	21	7	9	24	39	35
8–10	–	41	–	17	40	59	54
PSA: über 20							
2–4	–	–	6	2	7	–	–
5	–	–	9	3	–	29	–
6	–	–	8	9	18	53	31
7	–	–	24	11	44	62	55
8–10	–	–	41	35	76	73	65

Quelle: Partin und Walsh (1994)

wechselaktivität, wie z. B. bei einer heilenden Fraktur oder einem Tumor, reichert sich die Substanz an. Dieser Überschuß ist auf dem Bild der Gammakamera dann als ein „heißer Punkt" zu erkennen. Studien haben ergeben, daß das Knochenszintigramm besser dazu geeignet ist, Metastasen zu entdecken, als andere Untersuchungen. Häufig kommt es vor, daß es zu sensibel ist, daß auch frische oder ältere Frakturen, Infektionen, Arthritis und andere Knochenveränderungen aufgedeckt werden. Ein Knochenszintigramm kann die „Lebensgeschichte" eines Skelettabschnittes erzählen und zuweilen geschieht es, daß bei der Fülle dieser Informationen der Krebsbefall des Knochens nicht richtig erkannt wird. Manchmal müssen im Knochenscan verdächtige Zonen zusätzlich konventionell röntgenologisch, im Kernspintomogramm oder sogar durch Knochenbiopsie überprüft werden.

Einige Ärzte sind der Meinung, daß es bei einem PSA-Wert unter 10 nicht nötig ist, ein Knochenszintigramm durchzuführen. Wir stimmen dem nicht zu, da wir glauben, daß der Knochenscan aus verschiedenen Gründen wertvoll sein kann.

Erstens haben einige Patienten trotz niedriger PSA-Werte (z. B. Männer mit schlecht differenzierten Tumoren) Knochenmetastasen. Ein Knochenszintigramm kann dies bestätigen oder ausschließen. Außerdem wird die radioaktive Substanz, die beim Knochenscan benutzt wird, durch die Nieren ausgeschieden und eröffnet somit eine Möglichkeit, die Nieren zu untersuchen. So kann z. B. festgestellt werden, ob der Tumor eine Verlegung der oberen Harnwege verursacht hat („Harnstau").

Das vielleicht stärkste Argument für ein Knochenszintigramm ist aber, daß es eine Basis für spätere Kontrolluntersuchungen darstellen kann. Angenommen, ein Mann bekommt fünf Jahre nach seiner Prostatakrebsbehandlung Rückenschmerzen und es wird bei einem erneuten Knochenszintigramm eine Läsion festgestellt. Hierbei ist es äußerst nützlich, ein früheres Knochenszintigramm zum Vergleich heranziehen zu können, um zu sehen, ob die Läsion bereits die ganze Zeit vorhanden war oder ob sie neu entstanden ist und Grund zur Besorgnis gibt. Aus diesem und anderen Gründen meinen wir, daß bei allen Männern mit Prostatakrebs ein Basis-Knochenszintigramm durchgeführt werden sollte.

Fakultative bildgebende Verfahren

MRT (Magnet-Resonanz-Tomographie = Kernspintomographie). Die MRT ist schmerzlos und nicht-invasiv. Sie erstellt in drei Dimensionen anatomiegerechte Bilder. Bei der MRT werden bessere Bilder als bei der Computertomographie (siehe unten) erzeugt, der Nachteil ist jedoch ein höherer Kosten- und Zeitaufwand. (Ein Kernspintomogramm dauert durchschnittlich 45 Minuten.) Im Inneren einer MRT-Maschine, so meint ein Patient, „fühlt man sich wie eine Sardine in der Dose". Einige Patienten (5% oder weniger) bekommen tatsächlich Platzangst, wenn sie in der röhrenförmigen Maschine liegen. Um dies zu vermeiden, bietet man in einigen Krankenhäusern während der Untersuchung Musik über Kopfhörer an. (Ein kleiner Tipp für Männer, die sich einer MRT unterziehen müssen: Es ist wirklich sehr hilfreich, wenn Sie sich entspannen, Ihre Augen schließen und versuchen zu schlafen.)

Zur Zeit wird die MRT nicht als erstes diagnostisches Verfahren zur Feststellung des Prostatakrebsstadiums angewandt. Im Rahmen einer multizentrischen Studie wurde mit der transabdominalen MRT nur in 57% der Männer ein lokalisierter Prostatakrebs korrekt diagnostiziert und lediglich 60% aller Tumoren entdeckt. Bei der MRT werden gewöhnlich einige Prostatatumoren übersehen und die Größe anderer unterschätzt.

„Nach unseren Erfahrungen", resümierten zwei Wissenschaftler der Universität von Kalifornien, „ist die MRT nicht sensibel und spezifisch genug, um die Tumorausbreitung über die Prostatakapsel hinaus, den Tumorbefall der Samenblasen oder Lymphknotenmetastasen genügend sicher festzustellen oder auszuschließen.

Zukünftig kann jedoch der transrektale Zugangsweg – wie beim Ultraschall – die Situation verbessern. Kürzlich ist eine spezielle, mit einem Ballon verbundene Spirale entwickelt worden, die in den Enddarm eingeführt wird und ein genaues Bild der Prostata und ihrer Umgebung vermittelt. Ist es damit möglich, den organbegrenzten vom fortgeschrittenen Tumor (oder der BPH) zu unterscheiden? Es gibt hierfür noch keine zuverlässige Antwort: Erste Daten besagen, daß diese Methode nur einen relativ geringen Fortschritt in dieser Beziehung darstellt.

Um zusammenzufassen: Zum gegenwärtigen Zeitpunkt scheint es nicht notwendig zu sein, eine MRT bei Männern durchzuführen, bei denen es sich nach digitaler rektaler Untersuchung, PSA-Wert und klinischem Stadium um einen lokalisierten, auf die Prostata beschränkten Tumor handelt.

CT (Computertomographie). Eine Computertomographie stellt im wesentlichen eine Serie von Röntgenschichtaufnahmen dar, die von einem Computer zu anatomiegerechten Bildern zusammengesetzt werden. In einer CT-Röhre ist mehr Platz als in der MRT-Maschine, so daß Platzangst kein Problem darstellt. Des weiteren ist der Bildaufbau schneller. Die Bilder sind jedoch nicht ganz so gut. Die Aussagekraft der CT-Bilder kann durch intravenöse Kontrastmittelgabe verbessert werden. Bei einigen wenigen Patienten können dadurch allergische Reaktionen hervorgerufen werden.

Wenn es um die Abbildung der Prostata geht, versagt die Computertomographie. Krebs in der Prostata entzieht sich der Darstellung, auch gelingt es nicht so gut, einen über die Prostata hinaus ausgebreiteten Tumor darzustellen. Der Hauptgrund hierfür ist, daß sich in der CT nur größere Volumina gut abbilden. Winzig kleine Tumoren kann sie nicht entdecken, damit eben auch nicht die Anfangsstadien einer Tumorausbreitung in Nachbargeweben. (Beispielsweise findet der Lymphknotenbefall meist auf mikroskopischem Niveau statt.)

Was die lokale Ausbreitung des Prostatakrebses anbetrifft (über die Prostatawand hinaus oder in die Samenblase), so liegt die Entdeckungsrate durch eine CT bestenfalls bei 50%. Ebenso ist unglücklicherweise die Rate falsch positiven Samenblasenbefalls zu hoch.

Thoraxröntgenaufnahme. Bei 6% der Männer mit Prostatakrebs kommt es zur Tumorabsiedlung in die Lungen. In späteren Stadien der Erkrankung steigt diese Rate auf 25%. Somit trägt die Lungenröntgenuntersuchung zur Einschätzung des Tumorstadiums bei.

Die molekulare Stadienbestimmung des Prostatakrebses

Die medizinische Wissenschaft hat eine neue Methode zur Feststellung von Prostatakrebszellen im Blut entwickelt. Man kann hier von „molekularer Stadienbestimmung" sprechen, da die angewandten Techniken aus dem High-Tech-Gebiet der Molekularbiologie stammen.

Mehrere Annahmen werden hier zugrunde gelegt. Eine besagt, daß PSA nur durch Prostatazellen erzeugt wird. (Dies ist nicht ganz korrekt: PSA wird auch in winzig kleinen Mengen andernorts, wie z. B. in den Urethraldrüsen und in der Unterkieferspeicheldrüse erzeugt.) Eine andere ist, daß Zellen, die PSA absondern, im Blut durch das etablierte Verfahren der Polymerase-Kettenreaktion (PCR) identifiziert werden können. (PCR ist ein außergewöhnlich wirksames Verfahren zur Vervielfältigung der DNA – sie wirkt wie ein winzig kleines molekulares Kopiergerät, das am laufenden Band unzählige Kopien des genetischen Materials produziert.)

Bevor wir diese neue Untersuchungsmethode erörtern, müssen wir darauf hinweisen, daß diese Technik nicht mit der viel einfacheren Messung der PSA-Werte verwechselt werden darf. Es handelt sich um eine völlig andere Methode. Bei der schon ausführlich besprochenen PSA-Bestimmung wird der PSA-Spiegel im Plasma, dem flüssigen Teil des Blutes, gemessen. Bei der „molekularen Stadienbestimmung" werden Zellen aus dem Blut extrahiert, um herauszufinden, ob diese Zellen PSA produzieren können.

Einige Wissenschaftler waren von den ersten Berichten über die Erfolge dieser Untersuchung beeindruckt: Bei einer kürzlich durchgeführten Untersuchung wurde Patienten, die sich einer radikalen Prostatektomie unterzogen, vor dem Eingriff Blut abgenommen. Es wurde die Häufigkeit eines positiven PCR-Tests für PSA (was bedeutet, daß im Blut zirkulierende Zellen PSA absondern) mit dem pathologischen Tumorstadium verglichen. Es stellte sich heraus, daß bei 87% der Männer mit positiven Schnitträndern und 63% mit tumorbefallenen Samenblasen der PCR-Test „positiv" war.

Ziemlich eindeutige Ergebnisse, jedoch dürfen wir sie nicht überinterpretieren. Seit Jahren ist bekannt, daß Krebszellen im Blut von Patienten mit verschiedenen Krebsarten auch in heilbaren Stadien vorhanden sein können. (Der Krebs ist heilbar, weil diese Zellen noch nicht die Fähigkeit entwickelt haben, an weiter entfernten Stellen zu überleben.) Tatsächlich hatten bei der oben erwähnten Untersuchung 25% der Patienten mit heilbarem Krebs einen positiven PCR-Test: Ihre Untersuchungsergebnisse waren somit „falsch-positiv". Hier erfahren wir etwas, was wir bereits wissen, nämlich, daß der Nachweis zirkulierender Krebszellen im Blut nicht bedeutet, daß der Tumor unheilbar ist.

Aus diesem Grunde sind wir der Meinung, daß Therapieentscheidungen solange nicht auf diesem Test basieren sollten, bis mehr darüber bekannt ist.

Laparoskopische Entfernung der Beckenlymphknoten

Stellen Sie sich vor, Sie würden eisangeln – Sie schneiden ein kleines unauffälliges Loch, werfen die Leine ins Wasser und holen ein Fisch heraus. So ähnlich könnte man das Prinzip der laparoskopischen Operationstechnik beschreiben. Sie ist weniger invasiv als die herkömmlichen operativen Eingriffe, bei denen ein mehr oder minder großer Schnitt gemacht werden muß. Die Vorteile für den Patienten bestehen darin, daß der Krankenhausaufenthalt und die Rekonvaleszenzzeit kürzer, die postoperativen Schmerzen geringer sind und das kosmetische Ergebnis besser ist: Wenige kleine Löcher anstelle mehr oder minder langer Narben.

Ein Trend in der Chirurgie geht dahin, so wenig invasiv wie möglich zu sein – kleinere Löcher statt großer Schnitte zu machen und, wenn möglich, die natürlichen Zugangswege zu benutzen, wie z. B. die Harnröhre, um zu den inneren Organen zu gelangen. Man könnte dies auch als „teleskopische Eingriffe" bezeichnen. (Das Konzept an sich ist nicht neu: Die Verwendung des Endoskops als ein Mittel zur Erforschung des Körpers geht bis zur Jahrhundertwende zurück.) Dies ist das Prinzip der Bauchspiegelungstechnik, die bei Männern mit Prostatakrebs eingesetzt wird, um zu den Becken-Lymphknoten zu gelangen.

Bei einem Mann wird festgestellt, daß sich die Krankheit in einem frühen Stadium befindet. Da es keine Anzeichen dafür gibt, daß der Krebs sich ausgeweitet hat, ist der Patient ein Kandidat für die kurative Therapie – Operation oder Bestrahlung. Doch wie wir wissen, kommt es leider vor, daß sich der Krebs bei einigen Kranken in mikroskopisch kleinen Mengen doch in die Lymphknoten ausgebreitet hat.

Es stellt sich nun die Frage, ob Krebs wirklich lokalisiert ist. Bei vielen Männern, die sich der radikalen Entfernung der Prostata (dem retropubischen Verfahren) unterziehen, ist diese Frage bereits vor dem Eingriff geklärt (siehe Tabelle 3.3a bis 3.3d), bei anderen wird sie auf dem Operationstisch beantwortet. Bevor der Chirurg die Prostata bei der radikalen Prostatektomie überhaupt berührt, entfernt er die Becken-Lymphknoten des Patienten und schickt sie zur Pathologie, wo Lymphknotenschnitte eingefroren und auf Krebs untersucht werden. Wird ein Befall von Lymphknoten festgestellt, entfernt der Chirurg in der Regel die Prostata nicht, da dadurch wahrscheinlich nichts gewonnen werden kann. Der Patient muß jedoch noch einige Tage im Krankenhaus bleiben, um sich von dem Eingriff zu erholen.

Aus diesem und anderen Gründen unterziehen sich immer mehr Männer der laparoskopischen Becken-Lymphknoten-Entfernung als einem Verfahren zur Feststellung des Tumorstadiums. Hierbei treten nur wenig Komplikationen auf. Der Krankenhausaufenthalt ist kurz (ein oder zwei Tage) und nach ein oder zwei Wochen besteht wieder Arbeitsfähigkeit.

Gründe für die laparoskopische Lymphknotenentfernung

Einige Ärzte empfehlen die laparoskopische Becken-Lymphknoten-Entfernung für Männer, bei denen die Wahrscheinlichkeit hoch ist, daß der Krebs die Grenzen der Prostata überschritten hat. Zu dieser Gruppe gehören Männer in den Stadien B2 oder B3 mit hohen Gleason-Werten (8, 9, 10), erhöhten Werten der sauren Phosphatase oder mit PSA-Werten über 20. Ebenso ist sie empfehlenswert für Männer, die sich für eine Strahlentherapie entscheiden – insbesondere für solche, für die eine offene Operation zu riskant wäre.

Gründe gegen die laparoskopische Lymphknotenentfernung

Auch eine minimal invasive Operation kann Komplikationen haben und bei bestimmten Begleiterkrankungen potentiell gefährlich sein. Dazu gehören Männer, die einen Morbus Crohn, eine Bauchfellentzündung, einen Darmverschluß, eine Herz- oder Lungenkrankheit oder eine Zwerchfellhernie hatten bzw. haben. Es ist auch möglich, daß ein Zustand nach Voroperationen per se zu Komplikationen bei einem laparoskopischen Eingriff führen kann. (Wichtig: Wenn Sie andere gesundheitliche Probleme haben, stellen Sie sicher, daß der Arzt davon erfährt, bevor Sie sich irgendwelchen Verfahren unterziehen!) Bei Männern mit einer offensichtlich lokalisierten Krankheit, bei denen eine geringe Wahrscheinlichkeit besteht, daß die Lymphknoten betroffen sind (siehe Tabelle 3.3d), ist dieses Verfahren vor einer geplanten radikalen Prostatektomie überflüssig.

Was geschieht. Bei einer laparoskopischen Becken-Lymphknoten-Entfernung wird ein kleiner, ca. 1,3 cm langer Schnitt unmittelbar unterhalb des Bauchnabels gemacht. Mit Hilfe einer Nadel wird der Unterleib vorsichtig mit Luft gefüllt, so daß der Operateur mehr Platz zum Arbeiten hat. Dann entfernt der Chirurg mit Hilfe einer winzigen Kamera unter kontinuierlicher optischer Kontrolle auf einem Bildschirm die Becken-Lymphknoten. Das Gas wird ausgepumpt und der Schnitt genäht.

Anästhesie. Gewöhnlich bekommen Sie eine Vollnarkose, die das Bewußtsein während des Eingriffs ausschaltet. Man schiebt Ihnen eine Sonde durch die Nase in den Magen, um die Möglichkeit einer Luftkompression des Verdauungstraktes und das Risiko des Erbrechens gering zu halten.

Danach. Gewöhnlich wird ein Blasenkatheter eingelegt, bis die Narkose beendet ist und Sie in der Lage sind, selbständig zu urinieren. Die Nasensonde wird meist kurz nach der Operation im Aufwachraum entfernt. Sie bekommen für ein oder zwei Tage flüssige Nahrung.

Pros und Contras. Trotz dieser „angenehmeren und sanfteren" Methode bezweifeln viele Ärzte den Nutzen einer laparoskopischen Becken-Lymphknoten-Entfernung. Zum einen ist es ein invasives, wenn auch minimal invasives Verfahren und auch nicht ohne Komplikationen. Diese treten nicht häufig auf, doch können sie bedeutsam sein.

Zu diesen Komplikationen gehören Verletzungen von Blase oder Darm, innere Blutungen, Verletzungen von Blutgefäßen, Gasembolie (wenn die in den Unterleib gepumpte Luft in den Blutstrom gelangt) oder, wenn auch sehr selten, Herzversagen und Tod.

Ist dieses Verfahren wirklich notwendig? Es hat keinen therapeutischen Zweck – ein Arzt kann den Prostatakrebs nicht durch die Entfernung der krebsartigen Lymphknoten heilen. Hat der Krebs die Lymphknoten befallen, so sind meist auch andere Organsysteme wie die Knochen betroffen. Vielleicht liegt der einzige Nutzen dieses Verfahrens darin, daß eine überflüssige Operation bei einem Mann vermieden wird, dem sie keinen Nutzen bringt – doch dies kann man auch durch eine exakte Stadienbestimmung herausfinden.

Stellt man also fest, daß die Lymphknoten nicht von Krebs befallen sind, heißt dies noch nicht, daß der Krebs heilbar ist. Nehmen wir einmal an, ein Patient hat einen großen tastbaren Tumor, der die Muskeln an der Innenseite des Beckens befallen hat (Stadium T3 oder C, ein Gleason-Wert von 8 oder ein PSA-Wert von 30). Bei diesem Mann ist es leider sinnlos, die Lymphknoten zu entfernen. Seine Krankheit ist schon weit fortgeschritten und die Behandlung sollte darauf ausgerichtet sein, Symptome und Schmerzen zu lindern.

Da letztendlich nur bei 5% sorgfältig ausgesuchter Operationskandidaten Lymphknotenmetastasen festgestellt werden, ist ein separates Verfahren, das lediglich durchgeführt wird, um festzustellen, ob die Lymphknoten befallen sind, bei den meisten Männern unnötig. Diese Zahl wird sogar noch abnehmen, da die Ergebnisse der digitalen Rektaluntersuchung, die PSA-Werte und die Gleason-Werte zunehmend computergestützt verarbeitet werden. Die Methoden zur Bestimmung der Tumorausdehnung werden ständig verbessert. In einigen Fällen jedoch kann die laparoskopische Becken-Lymphknoten-Entfernung nützlich sein – beispielsweise bei einem Mann, der sich anstatt einer retropubischen Operation einer radikalen perinealen Prostatektomie unterziehen soll. (Bei der perinealen Methode werden Lymphknoten nicht entfernt.) Dieses Verfahren liefert also manchmal mehr Informationen als die Schnellschnitte, die man bei der Prostatektomie erhält, was für die Bestimmung des Tumorstadiums bei einem Mann mit hohen Gleason-Werten (8, 9, 10) sehr hilfreich sein kann.

„Minilap" (Becken-Lymphknoten-Entfernung durch Minilaparotomie)

Die Standard-Becken-Lymphknoten-Entfernung wird im allgemeinen kurz vor der radikalen Prostatektomie durchgeführt. (Dies variiert je nach Arzt und Krankenhaus, einige Ärzte treffen die Entscheidung für oder gegen eine Radikaloperation lediglich aufgrund der Gleason-Werte.) Sind die Lymphknoten absolut krebsfrei oder – wie in manchen Fällen nahezu krebsfrei – fährt der Chirurg mit der Prostataentfernung fort.

Etwas müssen wir an dieser Stelle klarstellen: Wenn der Prostatakrebs sich bis zu den Lymphknoten ausgeweitet hat, kann er nicht geheilt werden. Sind jedoch bestimmte Bedingungen gegeben — ist der Krebs in den Lymphknoten nur mikroskopisch nachweisbar und liegt der Gleason-Wert unter 8 –, bleibt noch die Chance, daß die Operation die Krankheit wenigstens lokal unter Kontrolle hält. Dies ist für junge Männer wichtig, bei denen man annehmen kann, daß sie noch lange leben. Bei Männern bis zum 70. Lebensjahr werden viele Chirurgen noch eine radikale Prostatektomie durchführen, da eine gute Chance besteht, daß diese Männer noch viele Jahre leben, bevor der Krebs an einer anderen Stelle wieder auftaucht. Eine Operation vermindert bei diesen Männern auch die Gefahr, daß später andere krebsbezogene Probleme entstehen, wie Harnwegsobstruktion oder Blutungen.

Stellt sich heraus, daß der Tumor entgegen der präoperativen Annahme weit fortgeschritten ist, wird die Operation im allgemeinen nicht fortgesetzt, da dies nichts bringen würde. (Stellen Sie sich vor, was für einen Schlag dies für einen Patienten darstellt: Obwohl die Operation nicht zu Ende geführt wurde, hat er einen Schnitt bekommen und seine Lymphknoten sind entfernt worden. Er muß fast eine Woche im Krankenhaus verbringen, nur, um sich davon zu erholen. Aus diesem Grunde ist es so wichtig, eine sorgfältige präoperative Stadienbestimmung durchzuführen.)

Die laparoskopische Becken-Lymphknoten-Entfernung erfordert nur einen verkürzten Krankenhausaufenthalt (siehe oben). Sind die Lymphknoten jedoch negativ, besteht „grünes Licht" für eine radikale, retropubische oder perineale Prostatektomie und viele Männer lassen sich operieren.

Das Ziel, das sich hinter der „Minilap" verbirgt, ist, das Beste beider Methoden zu vereinen. Man beginnt mit einem Schnitt, der etwas größer ist als bei einem laparoskopischen Verfahren. Sind die Lymphknoten vom Krebs befallen, wird der Schnitt geschlossen. Sind die Lymphknoten jedoch frei von Krebs, wird dieser Schnitt verlängert und die radikale retropubische Prostatektomie wird in gleicher Narkose durchgeführt (weitere Informationen zur Prostatektomie, siehe Kapitel D).

Wie können Sie wissen, ob Sie Prostatakrebs haben? Warten Sie nicht erst, bis Beschwerden auftreten, da im frühen Prostatakrebsstadium keine Symptome erkennbar sind. Wenn Prostatakrebssymptome auftreten, ist es für eine Heilung wahrscheinlich schon zu spät. Was alles noch schlimmer macht, ist die Tatsache, daß alle Prostatakrebssymptome auch auf andere Ursachen zurückgeführt werden können. Aus diesem Grunde empfiehlt die American Cancer Society Männern über 50 Jahren, sich jährlich einer digitalen Rektaluntersuchung sowie einem Bluttest, der die PSA-Werte mißt, zu unterziehen. Das prostataspezifische Antigen ist ein Schlüsselenzym, das von der Prostata produziert wird. Männer mit einem größeren Prostatakrebsrisiko – Männer, bei denen Prostatakrebs in der Familie liegt oder die afro-amerikanischer Abstammung sind – sollten diese Untersuchungen schon ab dem 40. Lebensjahr durchführen lassen.

PSA ist prostataspezifisch, nicht krebsspezifisch. Sie können Prostatakrebs haben und doch einen niedrigen PSA-Wert; ca. 25% der Männer mit Prostatakrebs haben niedrige PSA-Werte. Und wenn Sie hohe PSA-Werte haben, bedeutet dies noch lange nicht, daß sie Prostatakrebs haben. Viele Männer mit hohen PSA-Werten haben keinen Prostatakrebs. Dies bedeutet dann lediglich, daß Sie irgendwelche Probleme mit der Prostata haben – vielleicht BPH, vielleicht Prostatakrebs, möglicherweise eine Infektion – und daß Sie einen Urologen aufsuchen sollten.

Keine Behandlungsmethode sollte nur auf der Messung der PSA-Werte basieren. Zur Diagnosefindung muß auch eine digitale Rektaluntersuchung vorgenommen werden. Sollte diese ein pathologisches Ergebnis haben, müssen ein Ultraschall und eine Biopsie durchgeführt werden. Beide Untersuchungen zusammen, die rektale Untersuchung und der PSA-Test, sind weit informativer als nur eine der beiden Untersuchungen allein.

Sollte jeder Mann einen PSA-Test vornehmen lassen? Nein, der Zweck des PSA-Tests ist es, festzustellen, ob der Krebs bei Männern heilbar ist, die wahrscheinlich genügend lange leben, daß sich eine Heilung lohnt. Aus diesem Grunde besteht bei den meisten Männern über 75 Jahre oder mit einer Lebenserwartung von weniger als zehn Jahren kein Grund, einen PSA-Test vorzunehmen. Es ist hier weder sinnvoll, human noch notwendig, Ängste zu wecken.

Ergibt die digitale Rektaluntersuchung, ungeachtet der PSA-Werte, einen abnormen Befund, sollte eine Prostatabiopsie durchgeführt werden (dies geschieht mit Hilfe des transrektalen Ultraschalls). Ist das Ergebnis der rektalen Untersuchung normal, der PSA-Wert jedoch höher als 4, sollte ebenfalls eine Biopsie gemacht werden.

Die Zahl 4 taucht in der Diskussion über PSA und Prostatakrebs häufig auf. Sie ist so etwas wie eine „magische Zahl" geworden. Viele Ärzte sind der Meinung, daß PSA-Werte über 4 abnorm und Werte unter 4 normal sind. Doch man kommt immer mehr zu der Erkenntnis, daß ein strikter Grenzwert nicht unbedingt der beste Weg ist, die PSA-Werte zu beurteilen. Andere Definitionen für eine frühe Diagnose von Prostatakrebs treten zunehmend in den Vordergrund.

Eine ist die PSA-Dichte, wobei man den PSA-Wert durch das Volumen der Prostata, das durch transrektalen Ultraschall bestimmt wird, dividiert. Das Prostatavolumen ist deshalb wichtig, weil durch eine BPH (gutartige Vergrößerung der Prostata) die PSA-Werte ohnehin ansteigen – so daß es schwierig ist, zwischen BPH und Krebs zu unterscheiden. Bei einer gutartigen Vergrößerung sollte das PSA nicht mehr als 15% des Prostatagewichts betragen. Sind die Werte höher, sprechen sich Befürworter der PSA-Dichte dafür aus, eine Biopsie durchzuführen.

Eine weitere Methode ist die „PSA-Geschwindigkeit" – die jährliche Veränderung. Die PSA-Änderungsrate ist ständig im Fluß und kein ein für allemal fixierter Wert. Sie ist wie ein Prostatabarometer – Ihr Arzt muß nicht warten, bis die PSA-Werte die magische Zahl 4 erreicht haben. Statt dessen ist der durchschnittliche stetige Anstieg von mehr als 0,75 Nanogramm pro Milliliter pro Jahr bei mindestens drei Messungen, die mindestens jeweils 12–18 Monate auseinander liegen, von Bedeutung. (Angenommen die PSA-Werte steigen innerhalb von 24 Monaten von 1,2 über 2,3 auf

(Fortsetzung)

3,6 – dann ist es offensichtlich, daß etwas nicht stimmt und der Sache nachgegangen werden muß.

Schließlich verwenden einige Wissenschaftler altersbezogene PSA-Werte. Die zugrundeliegende Theorie ist: Je älter der Mann, desto größer die Prostata. Warum sollte dann der PSA-Grenzwert bei einem 40jährigen Mann der gleiche sein wie bei einem 80jährigen, der aufgrund seiner BPH sowieso höhere PSA-Werte hat? Anhänger dieser Methode empfehlen einen Richtwert von 2,5 für Männer in den Vierzigern, von 3,5 für Männer in den Fünfzigern, von 4,5 für Männer in den Sechzigern und von 6,5 für Männer in den Siebzigern. Man hofft, anhand dieses Systems Krebs bei jüngeren Männern besser feststellen und unnötige Biopsien bei älteren Männern vermeiden zu können.

In weiteren Studien sollte festgestellt werden, welche dieser Techniken am besten geeignet ist. Ist Prostatakrebs diagnostiziert worden, ist der nächste Schritt, sein Stadium herauszufinden – mit anderen Worten das Ausmaß seiner Ausbreitung.

Welche Untersuchungen sind hierzu nötig? Meist ist das Knochenszintigramm die einzige bildgebende Untersuchung, die wirklich notwendig ist. Unter bestimmten Umständen sind noch weitere Untersuchungen – wie MRT, CT oder Untersuchung der Lymphknoten – erforderlich. Doch bei den meisten Patienten mit einem negativen Knochenszintigramm (was bedeutet, daß der Krebs noch nicht das Skelettsystem befallen hat) kann man durch eine körperliche Untersuchung, die Bestimmung des Malignitätsgrades und des PSA-Wertes die Ausdehnung des Krebses bestimmen, auf dieser Basis die Heilungschancen beurteilen und die am besten geeignete Behandlungsform auswählen. Die Behandlungsmethoden werden in Kapitel D ausführlich dargestellt.

Ich habe Prostatakrebs
Was soll ich tun?

D1 Behandeln oder nicht behandeln?

Ist überhaupt eine Behandlung erforderlich? Oder ist der Krebs bereits zu weit fortgeschritten, um geheilt zu werden? Für viele Ärzte und Patienten ist dies die schwierigste Frage. Der Urologe Willet F. Whitmore hat dies am besten zusammengefaßt, indem er sagte: „ist eine Heilung bei denjenigen notwendig, bei denen eine Behandlung möglich ist? Und ist eine Heilung bei denjenigen möglich, bei denen sie notwendig ist?"

Denken Sie darüber nach. Zwei Männer haben Krebs, der lokalisiert, also auf die Prostata beschränkt ist. Der eine Mann ist 52 Jahre, der andere 82 Jahre alt. Sollte die Behandlung bei beiden Männern gleich sein? Natürlich nicht. Das Stadium des Krebses, das Alter des Mannes und der allgemeine Gesundheitszustand haben einen enormen Einfluß auf die Entscheidung bezüglich der Behandlung.

Entsprechendes gilt auch für die Bemühungen, die unternommen werden, um den Krebs so früh wie möglich zu diagnostizieren. Diese sollten nicht nur den Männern gelten, die das größte Risiko, sondern auch den größten potentiellen Nutzen von einer Therapie haben. Männern mit anderen ernsthaften Erkrankungen oder einer Lebenserwartung von weniger als zehn Jahren wird eine Früherkennung oder eine Therapie des Prostatakrebses nicht viel nützen. Tatsächlich kann eine aggressive Behandlung bei diesen Männern unter Umständen nicht nur nicht hilfreich sein, sondern auch Komplikationen hervorrufen, die die „goldenen Jahre" eines Mannes unnötigerweise belasten.

Prostatakrebs wächst relativ langsam. Wenn er lokalisiert ist, dauert es zwei bis drei Jahre, bis er auf das Doppelte seiner Größe angewachsen ist. Und verblüffend ist, daß der Krebs unbegrenzt lange auf die Prostata begrenzt bleiben kann. Es dauert eine ganze Weile und erfordert viele Schritte kleiner Veränderungen auf genetischer Ebene, bevor eine normale Zelle, die dazu da ist, zu leben und zu sterben, sich in eine Krebszelle verwandelt – bevor ein Schalter aktiviert wird, der die Zelle veranlaßt zu denken, daß sie unsterblich ist. (Bei Männern mit hohem Krebsrisiko können einige dieser Schritte verkürzt sein. Siehe „Wer bekommt Prostatakrebs?")

Wird beispielsweise ein lokalisierter Prostatakrebs bei einem 65jährigen Mann gefunden, könnte er jahrelang lokalisiert bleiben und dieser Mann könnte *mit* Prostatakrebs sterben, nicht *am* Prostatakrebs. Das passiert Hunderttausenden von Männern und ist einer der Faktoren, die die Entscheidung über Art und Zeitpunkt einer

Behandlung erschweren. Aber – und das ist der springende Punkt – hat sich der Krebs einmal über die Prostata hinaus ausgebreitet, wächst er unaufhörlich. Er ist dann nicht länger heilbar. Hat der Krebs sich erst einmal bis in die Knochen ausgebreitet, beträgt die durchschnittliche Lebenszeit dieses Mannes drei Jahre.

Also: Falls ein Mann lokalisierten Prostatakrebs hat, stellt sich die unausweichliche Frage: Wie lange wird er leben? Niemand möchte über diese Frage nachdenken, doch sie stellt sich trotzdem. Gehen wir zurück zu dem 65 Jahre alten Mann. Er ist ansonsten bei guter Gesundheit und kann normalerweise noch mindestens zehn Jahre leben. Sein Krebs ist zur Zeit heilbar. Falls er nichts dagegen tut, falls er sich zum „wachsamen Abwarten" entschließt, könnte er die „goldene Gelegenheit" einer Heilung verpassen. Denken Sie daran, zur Zeit haben wir keine Möglichkeit, das biologische Potential des Prostatakrebses einzuschätzen. Wir können nicht feststellen, ob er harmlos oder tödlich ist. Wir wissen nicht, ob und wann er den fatalen Sprung über die Prostata hinaus machen wird. Auch in seinen frühesten Stadien verbreitet sich Prostatakrebs nicht in logischen, leicht vorhersehbaren Stufen. Und leider können Männer auch im frühesten Stadium des Krebses schon Metastasen aufweisen, sogar noch bevor sie tastbaren Krebs entwickelt haben, der von dem behandschuhten Finger des Arztes bei einer rektalen Untersuchung ertastet werden kann.

Und am anderen Ende des Spektrums steht ein Mann im Alter von 85 Jahren. Auch wenn der Prostatakrebs auf das Organ beschränkt und damit prinzipiell heilbar ist, ist es nicht wahrscheinlich, daß er lange genug lebt, um von einer eingreifenden Behandlung zu profitieren. Ältere Männer sind weniger widerstandsfähig; eine aggressive Therapie ist viel härter für sie. Warum sollte man Inkontinenz (eine Komplikationsmöglichkeit der Operation) oder Enddarmblutungen (als Komplikationsmöglichkeit der Bestrahlung) bei einem 85 Jahre alten Mann riskieren? Falls seine Krankheit bis zu dem Punkt fortschreitet, an dem es zu Schwierigkeiten beim Wasserlassen kommt, gibt es viele andere Methoden, um solche Symptome zu behandeln (von der Ausschälung bis zur Hormonbehandlung). Für die meisten älteren Männer ist die Anzahl der Lebensjahre – das lange Überleben – nicht so wichtig wie die Qualität des Lebens während dieser Jahre.

Widersprüchliche Berichte über die Vorgehensweise

„Wachsames Abwarten" ist sicherlich keine neue Methode. Es war jahrelang Hauptbestandteil der Prostatakrebstherapie. Auch heutzutage wird ein Drittel der Männer mit Prostatakrebs lediglich sorgfältig beobachtet.

Ärzte, die für „wachsames Beobachten" plädieren, verweisen auf Studien, die besagen, daß die Sterberate bei Männern, die keine Therapie erhalten, gering ist, in etwa so hoch wie bei Männern, die keinen Prostatakrebs haben.

Doch können solche Ergebnisse auch irreführend sein. Beispielsweise ist eine bekannte schwedische Studie, die von einer zehnjährigen Überlebensrate bei Patienten mit frühem unbehandelten Prostatakarzinom spricht, vielfach kritisiert worden, da sie auf eine Gruppe älterer Männer (durchschnittlich 72 Jahre) gegründet ist, die kleine, langsam wachsende Tumoren hatten. (Nur 4% dieser Männer hatten aggressive, wenig differenzierte Tumoren – im Gegensatz zu den 10–20% der Männer mit lokalisiertem Krebs in den USA, die sich einer Therapie unterziehen. So handelt es sich letztendlich nicht um eine typische Gruppe. Viele dieser Patienten wären auch in den USA nur überwacht worden.)

Nach zehn Jahren waren 13% dieser Männer an Krebs gestorben. Bei weiteren 50% der Männer war die Krankheit weiter fortgeschritten. Die meisten dieser Männer benötigten letztendlich doch eine Therapie (Kastration oder Hormonbehandlung) um die Harnwegsobstruktion, Blutung oder den Schmerz zu behandeln.

Selbst bei den Männern, die (bisher) noch nicht an Prostatakrebs gestorben sind, wird diese Statistik zu einer Formsache. Sicherlich ist ihr Leben nicht das gleiche wie das der Männer ohne Prostatakrebs. Es ist schwierig, das Alter zu genießen, wenn die Symptome des Prostatakrebses die Lebensqualität beeinflussen. Es ist unglaublich, aber bei einem dieser Männer, der „keinen Hinweis auf ein Fortschreiten der Krankheit vor seinem Tod aufwies", stellte sich bei der Autopsie heraus, daß er an Prostatakrebs gestorben war. Wie kann so etwas geschehen? Männer mit Prostatakrebs im Endstadium sterben nicht einfach plötzlich, ohne vorherige warnende Symptome. Sie leiden, wie auch ihre Angehörigen, die dies mit ansehen müssen. Sie werden zunehmend gebrechlicher, während der Krebs ihre Knochen befällt. Das Leben schwindet über einen Zeitraum hinweg dahin, schnell und doch langsam zugleich. Wie kann es geschehen, daß jemand an Krebs stirbt, obwohl er als symptomlos eingestuft wurde? Diese erstaunliche Statistik läßt darauf schließen, daß die Männer in dem schwedischen Gesundheitsprogramm nicht sorgfältig überwacht wurden und daß der Anteil der Männer, bei denen die Krankheit fortgeschritten ist, wahrscheinlich höher als die 50% ist, die die Wissenschaftler feststellten. (Es wirft zudem ein schlechtes Licht auf eine andere Statistik: Einige der energischsten Argumente gegen eine aggressive Therapie des Prostatakrebses haben Ärzte aus Schweden ins Feld geführt, wo eine definitive Therapie für diese Krankheit nicht verbreitet ist. Und – dies ist für viele neu – Schweden hat die höchste Sterberate an Prostatakrebs in der Welt!)

In Schweden stirbt die Hälfte der Männer, bei denen ein lokalisierter Prostatakrebs diagnostiziert wurde, an ihrem Tumor, und 69% der Männer, die länger als zehn Jahre leben, sterben ebenfalls an dieser Krankheit.

Diese Statistiken sind besonders erschütternd, wenn man folgendes bedenkt: wenn heute lokalisierter Prostatakrebs bei Männern mit einer höheren Lebenserwartung als zehn Jahre diagnostiziert wird, kann die Entscheidung, diesen Männern eine möglicherweise heilende Therapie vorzuenthalten, einem Todesurteil gleichkommen.

Kürzlich ist eine wissenschaftliche Arbeit im New England Journal of Medicine veröffentlicht worden, die eine Reihe von Studien zusammenfaßt, die sich mit „wachsamen Beobachten" befaßten. Der Autor dieses Artikels berichtete, daß in diesen Studien diejenigen Männer, die wachsam beobachtet wurden, aus einer großen Patientengruppe sorgfältig ausgewählt worden waren, da man das Gefühl hatte, daß sie einen langsam wachsenden Krebs hatten, bei dem die Ausbreitungswahrscheinlichkeit gering ist. Diese Patienten waren nicht repräsentativ für diejenigen Patienten, die normalerweise zum Arzt gehen – mit anderen Worten, sie repräsentierten fast alle die „aussichtsreichsten Fälle". Trotzdem hatten 40% der Männer dieser „Elitegruppe" mit Gleason-Werten von 5–7 nach zehn Jahren Metastasen in den Knochen entwickelt, 70% nach 15 Jahren. (Die Überlebenszeit für Patienten mit Knochenmetastasen beträgt ungefähr zwei bis drei Jahre.) Diese Beobachtungen lassen zwei Schlüsse zu: Erstens, daß der Prostatakrebs fortschreitet, er breitet sich bei den meisten Patienten weiter aus – sogar bei denjenigen mit der am wenigsten aggressiv aussehenden Krankheitsform. Der zweite Schluß ist, daß, falls ein Mann mit lokalisierten Prostatakrebs keine wirksame Behandlung erhält und lange genug lebt, er sehr wahrscheinlich an Prostatakrebs sterben wird.

Die Ergebnisse einer anderen Studie besagen etwas anderes: Bei Männern mit klinisch lokalisiertem Krebs reduziert die radikale Prostatektomie die Entwicklung von Metastasen und Todesfällen durch Prostatakrebs um 50% im Vergleich zu Männern, deren Krankheitsverlauf nur sorgfältig beobachtet wurde.

D 2 Beobachtendes Abwarten

Wer sollte sich für „beobachtendes Abwarten" entscheiden?

Jetzt ist es an der Zeit, einige Dinge klar auszusprechen: In erster Linie kommen die Männer in Frage, welche zu alt oder zu krank sind, um die Strapazen der Behandlung auf sich zu nehmen, oder die keine zehn Jahre mehr leben werden – d. h. nicht mehr so lange leben, daß sie von einer Behandlung profitieren. Zu dieser Gruppe sollten außerdem die Männer gehören, die nicht die möglichen Nebenwirkungen, die mit einer definitiven oder heilenden Therapie verbunden sind, auf sich nehmen möchten. Männer, bei denen ein T3-, T4- oder N+ (C oder D)-Stadium der Krankheit diagnostiziert worden ist und die noch keine Symptome zeigen; Männer, bei denen der Prostatakrebs wirklich ein Zufallsbefund ist und es noch keinen Anlaß zur Sorge gibt (einige Männer im T1a- oder A1-Stadium des Krebses, siehe unten) und Männer im T1c-Stadium der Krankheit, die niedrige Gleason-Werte und niedrige PSA-Dichtewerte aufweisen (siehe unten).

Die Vorteile des beobachtenden Abwartens liegen im anfänglichen Fehlen von Nebenwirkungen und auch in den geringeren Kosten – es ist die billigste Möglichkeit, da keine teuren Behandlungsmaßnahmen zu finanzieren sind.

Beobachtendes Abwarten bedeutet nicht „nichts zu tun" und es heißt auch nicht, daß Ihr Arzt Sie abgeschrieben hat – es bedeutet, daß man eine Therapie erhält, wenn man sie benötigt, z. B. wenn bestimmte Symptome auftreten. Dies kann dann eine Hormonbehandlung sein oder eine punktuelle Bestrahlung, um den Schmerz in den Knochen zu mindern. Es kann auch bedeuten, daß eine TUR oder andere Verfahren angewandt werden, um Erleichterung zu verschaffen, wenn der Prostatakrebs so groß geworden ist, daß er die Harnröhre verlegt. Es stehen zahlreiche Möglichkeiten zur Verfügung, spezifische Probleme anzugehen und dadurch das Leben zu verlängern und Schmerzen zu lindern.

Wachsames Abwarten bei heilbarem Prostatakrebs

Für jüngere Männer mit lokalisiertem Prostatakrebs – Männer, die wahrscheinlich geheilt werden könnten, wenn sie rechtzeitig behandelt würden – ist die Option des wachsamen Abwartens nicht so eindeutig vorteilhaft. Der große Nachteil dabei ist, daß sich das „Fenster der Heilbarkeit" (wie ein Arzt es nennt) leise schließt, während der Patient unter Beobachtung steht.

Falls Sie eine noch heilbare Form der Krankheit haben, und sich für wachsames Warten entscheiden, müssen Sie mit der Ungewißheit bezüglich Ihrer Zukunft leben. Momentan gibt es noch keine verläßliche Methode, anhand derer man sagen kann, wann die Krankheit beginnt, sich auszubreiten, auch wenn der Krebs noch nicht über die Prostata hinausgewachsen ist. Bei ca. 25 % der Männer mit wachsendem Prostatakrebs sind die PSA-Werte nicht nennenswert erhöht.

Also, falls Sie ein Mann unter 70 Jahren sind und an lokalisiertem, heilbarem Prostatakrebs erkrankt sind und sich dazu entschließen, den Krebs beobachten zu lassen und zu warten, sollten Sie sorgfältig über das Risiko nachdenken. Sie sollten Ihren Arzt regelmäßig aufsuchen – mindestens alle sechs bis zwölf Monate –, um sich einer digitalen Rektaluntersuchung zu unterziehen, PSA-Tests und jährliche Prostatabiopsien vornehmen zu lassen, um die Ärzte dabei zu unterstützen herauszufinden, ob der Krebs in der Prostata an Ort und Stelle bleibt oder ob er sich weiter ausbreitet.

Wenn wachsames Abwarten ein relativ geringes Risiko ist

Angenommen, Sie sind jung und gesund genug, um sich einer Operation zu unterziehen, und Ihre Krankheit ist als sicher heilbar eingestuft worden – tatsächlich handelt es sich um mikroskopischen, wahrscheinlich zufällig festgestellten Prostatakrebs. Warum sich jetzt einer Therapie unterziehen? Es gab zwei gegensätzliche Lehrmeinungen zu dieser Frage: Die eine besagte, daß all diese Männer so bald als möglich eine Therapie benötigen. „Zu diesem Zeitpunkt können wir den Krebs definitiv heilen. Die Zeit verstreicht, wir sollten sofort anfangen!" sagen einige Ärzte. Sie drängen die Patienten dazu, ihren Krebs „im Keim zu ersticken", behandeln zu lassen, so lange die Chancen auf Heilung am größten sind. Die andere Gruppe war bei weitem nicht so optimistisch. Diese Ärzte glaubten, daß eine Therapie nicht wirklich das Leben um so viele Jahre verlängert, also was soll eine Therapie? (Erstaunlicherweise sieht eine Anzahl von Ärzten dies immer noch so – siehe „widersprüchliche Berichte über die Vorgehensweise" in diesem Kapitel).

Hüten Sie sich vor Extremen. Eine der ersten Lektionen, die ein Arzt an der medizinischen Fakultät lernt, ist: „Es gibt immer zwei Dinge, die Sie niemals sagen dürfen – immer und niemals." Die Wahrheit liegt wahrscheinlich irgendwo in der Mitte.

Viele Jahre lang ging die Johns Hopkins Universitätsklinik das Problem folgendermaßen an: Ist bei einem Mann der Krebs mit einer transurethralen Prostataausschälung (TUR-Prostata) festgestellt worden, doch war der Tumor nicht groß genug, daß man ihn bei einer digitalen Rektaluntersuchung fühlen konnte (Männer im Stadium T1 oder A), dann handelte es sich um einen zufälligen Befund mit einem „niedrigen bösartigen Potential" und einer geringen klinischen Bedeutung – die Art des Prostatakrebses, „mit" der Männer sterben, nicht „wegen" der Männer sterben. Und so wurden diese Männer nicht behandelt.

1976 haben Wissenschaftler an der Johns Hopkins Universitätsklinik eine völlig neue Studie begonnen. Bei dieser Studie haben sie das Tumorvolumen benutzt, um eine Prognose für die Krebspatienten zu erstellen. Sie analysierten die medizinische Vorgeschichte von mehr als 100 dieser Männer, die sich keiner Therapie unterzogen haben, und verfolgten durchschnittlich sieben Jahre lang ihren Krankheitsverlauf. Ihre Befunde ergaben folgendes: Bei einer Gruppe dieser Männer breitete sich der Krebs kaum aus. Doch einer anderen Gruppe ging es nicht so gut. Ihr Krebs wuchs weiter.

Worin lag der Unterschied zwischen diesen beiden Gruppen? Die Wissenschaftler fanden heraus, daß der Schlüssel darin lag, wie hoch der prozentuale Anteil von Krebsgewebe in dem bei der TUR entfernten Gewebe war. (Diese Untersuchung wurde Grundlage für die jetzt standardisierten Klassifizierungen des Stadiums T1 der Krankheit.)

Wenn 5% oder weniger des Gewebes bösartig war, entwickelten nur 17% dieser Männer einen weiter fortgeschrittenen Krebs. Dies wird nun als das Stadium T1a oder A der Krankheit klassifiziert. Doch wenn mehr als 5% des resezierten Gewebes krebsartig war, entwickelte sich bei 68% der Männer der Krebs weiter fort, was jetzt als Stadium T1b oder A2 der Krankheit klassifiziert wird. „Man nimmt an, daß das größere Tumorvolumen bei fast allen dieser Patienten mit einem ungünstigen Verlauf korreliert sind, und somit eine Therapie zu rechtfertigen ist", meint einer der Wissenschaftler.

Weitere Untersuchungen haben gezeigt, daß sich bei 25% der Männer im Stadium T1a nach einer radikalen Prostatektomie herausstellte, daß der Tumor ein signifikantes Ausmaß hat – analog den Krebsstadien, die bei Männern mit rektal tastbaren Tumoren gefunden werden.

Also: Einige Männer im Stadium T1a des Krebses benötigen eine Therapie, andere nicht. Wie kann man den Unterschied herausfinden? Wir kommen auf unseren alten Freund, das PSA, zurück. Es hat sich herausgestellt, daß die PSA-Werte, die drei Monate nach einer TUR abgenommen werden, dazu beitragen können, die Männer zu identifizieren, bei denen das Risiko am höchsten ist, daß sich der Krebs ausbreitet. Ist der PSA-Wert niedriger als 1,0, haben so gut wie alle Männer im Stadium T1a (A1) ein unbedeutendes Tumorvolumen. „Wir denken, daß bei diesen Männern die Krankheit nur durch sorgfältige Überwachung mittels halbjährlicher oder jährlicher digitaler Rektaluntersuchungen und PSA-Tests kontrolliert zu werden braucht", sagte einer der Leiter der Studie.

Falls der PSA-Wert höher als 10 ist, besteht bei all diesen Männern die Wahrscheinlichkeit, daß ihr Tumor ein signifikantes Volumen aufweist. Sie sollten sich also einer definitiven Therapie unterziehen, bevor es zu spät ist.

Was ist mit den Patienten, die in der Mitte liegen, die PSA-Werte zwischen 1 und 10 haben, der Bereich, in dem ungefähr die Hälfte der Männer im Stadium T1 der Krankheit liegt? Zur Zeit gibt es keine Methode, anhand derer exakt bestimmt werden kann, wieviel Krebsgewebe in der Prostata verbleibt – und demzufolge zu bestimmen, wer eine Behandlung braucht und wer nicht. Einige Ärzte haben den Patienten dazu geraten, sich wiederholt einer TUR zu unterziehen, doch gibt es keinen wirklichen Hinweis dafür, daß eine wiederholte TUR zu hilfreichen Informationen führt – obendrein ist das Verfahren unangenehm für den Patienten. Eine wiederholte TUR kann eine nachfolgende radikale Prostatektomie für den Urologen erschweren.

Andere Wissenschaftler bevorzugen Ultraschall und Nadelbiopsien als Kontrollmaßnahmen für diese Männer. Doch der Langzeiterfolg für diese Vorgehensweise muß erst noch bewiesen werden. Der Krebs könnte sich immer noch über die Prostata hinaus ausbreiten und nicht früh genug erkannt werden. Die sicherste Leitlinie könnte hierbei das Alter des Patienten darstellen. Falls er jünger als 60 Jahre ist, sollte eine kurative Behandlung in Betracht gezogen werden.

Eine weitere Gruppe von Männern mit möglicherweise nicht signifikantem Krebs sind die Patienten im Stadium T1c (festgestellt durch Nadelbiopsien nach einem erhöhten PSA-Wert), da 10% dieser Männer mit einem PSA-Wert, der 4 übersteigt, „unbedeutenden Krebs" haben. Die PSA-Dichte plus das Ergebnis der Nadelbiopsie (siehe Kapitel C) können hilfreiche Instrumente bei der Festlegung sein, welche Männer dieser Gruppe nicht sofort behandelt werden müssen.

Was mit Krebszellen über einen längeren Zeitraum hinweg geschieht

Einige Männer, die sich für das „wachsame Abwarten" entschieden haben, finden in der Tatsache Trost, daß ihre Krebszellen gut differenziert sind. Doch leider bedeuten gut differenzierte Krebszellen nicht, daß sie für immer so gut differenziert bleiben. Es gibt hier zwei genetische Konzepte: das eine ist der genetische „Drift". Mit dem Fortschreiten des Krebses – wenn seine Zellen sich immer wieder verdoppeln – wird die DNS immer weniger stabil. Der Krebs entwickelt neue Mutationen und wird aggressiver. Mit dem Fortschreiten des Tumors wird die gut differenzierte Zelle zu einer schlecht differenzierten Zelle. Das andere Konzept ist die Heterogenität oder klonale Selektion. Bis zu dem Zeitpunkt, an dem der Prostatakrebs groß genug ist, um klinisch diagnostiziert zu werden, ist seine Zellpopulation gemischt. Eine Gruppe verschiedenartiger Zellen, die alle um eine gute Position kämpfen. In dieser heterogenen Gruppe gibt es beides, gut und schlecht differenzierte Zellen, Zellen, die von Hormonen beeinflußt werden, und Zellen, die davon unabhängig sind. Mit der Zeit und bei weiterem Wachstum beginnen die schlecht differenzierten Zellen schneller zu wachsen als die gut differenzierten. Am Ende überholen sie die gut differenzierten Zellen und dominieren den Tumor. Also: Ein guter Differenzierungsgrad eines auf die Prostata beschränkten Tumors kann auch einen nur vorübergehenden Zustand repräsentieren. Leider sind wir nicht in der Lage zu unterscheiden, welcher gut differenzierte Krebs so bleibt und welcher sich verändert.

Auch die Kosten spielen eine Rolle

Auf lange Sicht ist es unklar, ob die Option des wachsamen Abwartens wirklich zu einer Ausgabenreduzierung für das Gesundheitswesen führt, wie in einigen Studien behauptet wird. Ein 65jähriger Mann wird mit einer 50%igen Wahrscheinlichkeit noch weitere 15 Jahre leben. Die schwedische Studie, die an einer anderen Stelle erwähnt wurde, läßt darauf schließen, daß ungefähr die Hälfte der Männer mit unbehandeltem lokalisiertem Prostatakrebs lange genug lebt, um zu erleben, wie ihr Krebs sich über die Prostata hinweg ausbreitet und somit eine weitergehende Therapie für die Krankheit erforderlich macht. Falls sich diese Männer für eine Hormontherapie entscheiden, könnten die Kosten, die monatlich mehrere Hundert Mark betragen, sich über einen Zeitraum von zwei Jahren als höher herausstellen als die für eine radikale Prostatektomie. Außerdem könnten die Symptome bei fortgeschrittenem Krebs und die Nebenwirkungen der Hormontherapie und Chemotherapie wesentlich schlimmer sein als die Nebenwirkungen, die bei einer Behandlung in früheren Stadien auftreten.

D3 Welche Wahl habe ich, wenn ich mich für eine Therapie entscheide?

Bei Tumoren, die auf die Prostata beschränkt sind – Stadium T1 und T2 (A1, A2 und B1 und B2) –, bieten sich zwei Therapiemöglichkeiten: Ein operativer Eingriff, die radikale Prostatektomie und die Strahlentherapie. Die Strahlentherapie wird auch eingesetzt, wenn der Krebs sich gerade über die Prostata hinaus ausgebreitet hat, um die Krebszellen abzutöten und die Prostata zu verkleinern. Röntgenstrahlen mit hoher Energie werden auf die Prostata gerichtet und manchmal auf die nächstgelegenen Lymphknoten.

Welche Behandlung ist besser für den lokalisierten Krebs?

Die Frage sollte besser lauten: „Welche Behandlung ist für mich die richtige?" Es gibt hier einige wichtige Dinge zu beachten: Ihr Alter, Ihre allgemeine Gesundheit, das Stadium des Krebses, die Nebenwirkungen, die mit den verschiedenen Therapien verbunden sind, und zuletzt als sehr wichtiges Kriterium: Ihre eigenen Vorstellungen. Wenn der Prostatakrebs bei Männern mit einer Lebenserwartung von 15 Jahren und

Tabelle 4.1. Für und Wider der Behandlung		
	Radikale Prostatektomie	Strahlentherapie
Der ideale Kandidat		
Alter	jünger als 70	Alter ist unwichtig
Stadium	T1b, T1c, T2 (und einige Männer mit T1a)	T1, T2, T3, T4
Hauptvorteil	Falls der Krebs auf die Prostata beschränkt ist, ist dies der beste Weg zur Heilung	weniger invasiv
Hauptnachteil	Nebenwirkungen: Impotenz 25–75% Inkontinenz 2–5% Tod 0,2%	kann evtl. den lokalen Krebs nicht heilen Nebenwirkungen: Enddarmschäden 1–2% Impotenz 40% Tod 0,2%

länger lokalisiert ist, dann ist das Ziel der Behandlung die Heilung. Dies hört sich ganz einfach an, bis wir uns daran erinnern, daß eine Heilung eines fortgeschrittenen Prostatatumors nicht mehr möglich ist. Mit anderen Worten – wird die Krankheit nicht beseitigt oder effektiv behandelt, so lange sie lokalisiert ist – d. h. breitet sich der Krebs außerhalb der Prostata aus – können wir ihn nicht stoppen.

Der große Vorteil der radikalen Prostatektomie besteht darin, daß es keine bessere Methode gibt, um heilbaren Krebs vollständig zu eliminieren. Die Nachteile bestehen in den Komplikationen, namentlich dem Risiko der Impotenz und Inkontinenz (siehe Kapitel E). Man kann eine radikale Prostatektomie nicht gerade als einen „harmlosen Spaziergang" bezeichnen. Es ist eine größere Operation, der Körper muß in einer entsprechend guten Verfassung sein, um damit fertig zu werden.

Die Strahlentherapie hat den großen Vorteil, daß es sich dabei nicht um eine Operation handelt. Der größte Nachteil, besonders für die jüngeren Patienten, besteht darin, daß der Krebs evtl. nicht für immer kontrolliert werden kann. Viele Studien haben ergeben, daß mit einer Standard-Strahlentherapie – einer äußerlichen Strahlentherapie – die hohe Wahrscheinlichkeit besteht, daß nach ein paar Jahren eine Prostatabiopsie positiv ist. Diese Studien lassen auch den Schluß zu, daß die Wahrscheinlichkeit, daß sich der PSA-Wert zehn Jahre nach der Bestrahlung im unentdeckbar niedrigen Bereich befindet, nur bei 10% liegt. Eine groß angelegte Studie der Johns Hopkins Universität zeigte im Gegensatz dazu, daß zehn Jahre nach einer Operation die Wahrscheinlichkeit 70% beträgt, daß der PSA-Wert in diesem optimalen Bereich liegt.

Bei der Wahl der für Sie am besten geeigneten Behandlung ist es wichtig, eine Balance zwischen Effektivität und Nebenwirkungen zu finden. Weitere Informationen zu den einzelnen Optionen finden Sie in diesem Kapitel. In den darauffolgenden Kapiteln werden diese Therapien ausführlich erläutert.

Die radikale Prostatektomie ist die bessere Wahl für ...

Die idealen Kandidaten für eine radikale Prostatektomie sind die Männer, die am meisten davon profitieren. Deshalb sollte eine radikale Prostatektomie nur bei den Männern in Betracht gezogen werden, deren Krebs auf die Prostata beschränkt und deshalb potentiell heilbar ist. Sie sollte außerdem auch nur für Männer in Frage kommen, die jung und gesund genug sind, um so lange zu leben, daß sie von einer Heilung nutzen ziehen können.

Gute Kandidaten für den operativen Eingriff sind deshalb Männer in den Fünfzigern und Sechzigern in gutem Allgemeinzustand und mit einem lokalisierten Prostatatumor. Dies schließt Männer in den Stadien T1b (A2), T2a (B1N), T2b (B1) und T2c (B2) der Krankheit sowie einige Männer im T1a-Stadium und die meisten Patienten im T1c-Stadium ein.

Eine radikale Prostatektomie kann auch Krebs heilen, der durch die Wand der Prostata vorgedrungen ist, falls der Krebs gut bis mittelgut differenziert ist (das bedeutete einen Gleason-Wert von 7 oder weniger) und falls es den Ärzten gelingt, einen sogenannten „sauberen chirurgischen Rand" zu erzielen, d. h. daß es möglich war, den Tumor vollständig auszuschneiden.

Männer im Stadium T3 (C) der Krankheit werden im allgemeinen nicht als Kandidaten für eine radikale Prostatektomie in Betracht gezogen. Wie auch immer, zuweilen kann die Interpretation der digitalen Rektaluntersuchung falsch sein. Manchmal überschätzen die Ärzte das wirkliche Ausmaß des Tumors – wenn er sich tatsächlich noch nicht über die Prostata hinweg ausgebreitet hat. Bei 25 % dieser Männer, die sich einer Operation unterzogen haben, stellte sich heraus, daß ihr Krebs auf die Prostata beschränkt war. (Das Zu-Rate-Ziehen der Ergebnisse der PSA-Tests, der Gleason-Werte und des klinischen Stadiums kann dazu beitragen, daß die Ärzte das Ausmaß des Tumors weniger oft überschätzen. Siehe Tabelle 3.3.)

Die radikale Prostatektomie ist keine gute Wahl für …

Eine radikale Prostatektomie ist nicht hilfreich für Männer, deren Krebs sich weit über die Prostata ausgebreitet hat. Auch für ältere Patienten eignet sie sich nicht (Männer, bei denen es nicht wahrscheinlich ist, daß sie länger als zehn Jahre leben). Hat der Prostatakrebs sich erst einmal über die Prostatawand hinweg bis zu einem Punkt ausgebreitet, bei dem auch die Samenblase, Beckenlymphknoten oder die Knochen betroffen sind, ist er nicht mehr heilbar. Ein chirurgischer Eingriff bei diesen Männern mit all seinen Nebenwirkungen, inklusive dem Risiko der Inkontinenz und Impotenz bietet nicht nur keine Heilung, sondern ist auch eine unnötige Belastung. Das grundsätzliche Ziel hierbei ist, den Tumor lokal zu kontrollieren. Dies kann mittels Strahlentherapie, Hormontherapie oder einer Kombination von beiden erreicht werden. Letztendlich benötigen diese Männer eine palliative Therapie, eine Behandlung, die ihr Leben verlängert und die Schmerzen lindert. Das Ziel beim Krebs im späten Stadium besteht darin, alles Mögliche zur Bekämpfung des Krebses zu tun und Zeit zu erkaufen. Das Augenmerk ist eher darauf gerichtet, eine gute Lebensqualität zu bewahren, als ein krebsfreies Leben zu führen. Schwerpunkte der Behandlung im späten Stadium sind die Hormontherapie und später die Chemotherapie sowie die gezielt eingesetzte Strahlentherapie zur Bekämpfung der schmerzhaften Metastasen.

Warum spielt das Alter eine Rolle? Dafür gibt es mehrere Gründe. Der eine Grund besteht darin, daß Männer in den Siebzigern oft an einem weiter fortgeschrittenen Krebs leiden als der Arzt anhand der klinischen Befunde vermutet. Mit dem Alter vergrößert sich die Prostata auch gutartig – zu dem Zeitpunkt, an dem der Arzt einen Tumorknoten bei diesen Männern mit einer größeren Prostata tasten kann, ist dieser wahrscheinlich größer als der Krebs, der bei jüngeren Männern mit einer kleineren

Prostata gefühlt werden kann. Studien haben gezeigt, daß bei Männern im Stadium T2b (B1) der Krankheit die Wahrscheinlichkeit, daß dieser Krebs auf die Prostata beschränkt ist, bei Männern in den Siebzigern geringer ist als bei Männern in den Fünfzigern.

Außerdem leiden ältere Männer eher an den Nebenwirkungen eines operativen Eingriffs. Sie gewinnen ihre Kontinenz und Potenz nicht so gut wieder zurück wie jüngere Männer. Da es bei Männern über 70 nicht so wahrscheinlich ist, daß sie so lange leben wie Männer, die 20 Jahre jünger sind, ist es letztendlich schwer zu belegen, daß eine radikale Prostatektomie mehr bewirkt als eine Strahlentherapie, um das Leben dieser Männer zu verlängern.

Strahlentherapie ist eine bessere Wahl für ...

Die idealen Kandidaten für eine Strahlentherapie stellen Patienten dar, die älter sind oder bei denen es weniger wahrscheinlich ist, daß sie durch eine Operation geheilt werden können.

Männer, die sich einer Strahlentherapie unterziehen, stellen sozusagen eine negative Selektion dar. Das bedeutet, daß sie eine Strahlentherapie erhalten, weil die radikale Prostatektomie als die beste Option für sie nicht mehr in Frage kommt. Es handelt sich hierbei im allgemeinen um ältere Männer, Männer in schlechterem Gesundheitszustand, die nicht als kräftig genug für eine Operation erachtet werden, oder Männer, bei denen sich der Krebs soweit über die Grenzen der Prostata hinaus ausgebreitet hat, daß er operativ nicht mehr vollständig entfernt werden kann (Stadium T3 oder T4 oder C). Andere Männer jedoch, die die Strahlentherapie wählen, sind Männer, deren Krankheit auf die Prostata beschränkt ist, die jedoch keine Operation durchführen lassen wollen.

Warum nicht beide Therapien?
Ein Wort zu den kombinierten Methoden

Obwohl einige Männer scheinbar lokalisierten Krebs haben, besteht eine relativ große Wahrscheinlichkeit, daß ihr Krebs sich über die Grenzen der Prostata hinaus ausgebreitet hat (siehe Tabelle 3.3). Für diese Männer könnte die Kombination von Strahlentherapie und Operation vielversprechend sein. Es ist jedoch nicht sicher, ob eine Strahlentherapie nach einer Prostatektomie letzten Endes hilfreich ist. Beachten Sie: Die radikale Prostatektomie ist sicherlich nicht sehr erfolgreich bei Männern, die sich bereits einer Strahlentherapie unterzogen haben (siehe Kapitel F). Hinzu kommt, daß der Eingriff an der bestrahlten Prostata technisch äußerst problematisch ist. Dagegen ist bei Männern, die sich einer radikalen Prostatektomie unterzogen haben, später durchaus eine Strahlentherapie möglich.

Einige Urologen empfehlen eine Hormontherapie vor der radikalen Prostatektomie, um die Prostata (und, so hoffen sie, den Tumor) zu verkleinern, und glauben, dadurch die Heilungschancen zu verbessern. Doch, wie ein Wissenschaftler der Johns Hopkins Universität erklärte, „kann eine Hormontherapie nicht mit einem Staubsauger verglichen werden: Sie kann die Krebszellen nicht einfach wieder zurück in die Prostata saugen, wenn sie sich erst einmal darüber hinaus ausgebreitet haben." Es gibt keinen Grund anzunehmen, daß eine Hormontherapie eher als die radikale Prostatektomie es dem Urologen ermöglicht, Krebszellen, die von der Prostata abgewandert sind, zurückzuholen und zu eliminieren. Diese Methode kann den Urologen dazu verleiten, den Krebs harmloser einzuschätzen, als er in Wirklichkeit ist, und aufgrund dessen zu einer weniger aggressiven Operation zu ermutigen. Die Befunde während der Operation bestimmen den Verlauf des Eingriffs: Es wird mehr oder weniger Gewebe entfernt, je nachdem, was der Operateur sieht. Liegt beispielsweise ein Hinweis dafür vor, daß sich der Krebs über die Prostata hinaus entlang den Nervenfasern, die auf jeder Seite der Prostata liegen, ausgebreitet hat, so sollten diese Nerven weiträumig mit so viel Gewebe wie möglich herausgeschnitten werden. Hat ein Mann jedoch eine Hormontherapie erhalten, kann es passieren, daß der Operateur unangebrachterweise beruhigt ist bezüglich des Ausmaßes der Krankheit. Er könnte glauben: „Der Krebs kann sich niemals so weit verbreitet haben, nicht nach der Hormonbehandlung, die ich begonnen habe. Ich lasse die Nervenstränge drin und ermögliche somit die Erhaltung der sexuellen Potenz". Diese gut gemeinte Vorstellung kann dazu führen, daß der Operateur unter Umständen bösartige Zellen zurückläßt, anstatt das zu tun, was normalerweise das Ziel jeder Krebsoperation ist: Der Versuch, die Krankheit zu heilen durch Entfernung von möglichst viel bösartigem Gewebe.

Da ist noch eine andere wichtige Tatsache, die Sie über die Hormontherapie wissen sollten. Sie ist nur so lange effektiv, wie der Patient die Therapie durchführt. An dem Tag, an dem Sie aufhören, Ihre Medikamente zu nehmen, ist die Wirkung dahin. Falls der Operateur zu ängstlich oder zu optimistisch war, und nicht das ganze Gewebe, das hätte entfernt werden müssen, herausgeschnitten hat, wird es ein Rezidiv geben – die Hormone haben den Krebs nicht abgetötet.

D4 Was soll ich nun tun?

Erster Ratschlag: Informieren Sie sich selbst. Bringen Sie alles Wichtige in Erfahrung, was es über Ihren Krebs zu wissen gibt – das klinische Stadium, PSA- und Gleason-Werte. Ziehen Sie die Tabellen 3.3.a bis 3.3.d zu Rate. Sondieren Sie alle Optionen. Wir haben unser Bestes getan, alle in diesem Kapitel abzudecken. Die spezifischen Formen der Behandlung werden in den folgenden Kapiteln ausführlicher beschrieben. Holen Sie sich eine zweite Meinung, falls erforderlich, auch eine dritte Meinung ein und sprechen Sie mit anderen Prostatakrebspatienten. Sollten Sie von Ihrem Arzt keine Namen erhalten, kontaktieren Sie eine Prostatakrebs-Selbsthilfegruppe oder eine andere Organisation, die sich auf Prostatakrebs spezialisiert hat (entsprechende Informationen finden Sie am Ende dieses Buches). Seien Sie Ihr eigener Anwalt und fassen Sie sich ein Herz – Sie können viel tun, um sicherzustellen, daß Sie die bestmögliche Behandlung erhalten.

Tabelle 3.3 kann äußerst hilfreich für Sie und Ihren Arzt bei einer Entscheidungsfindung bezüglich der Behandlung sein. Im besten Fall können mit ihrer Hilfe Männer identifiziert werden, die eine Heilungschance haben. Doch was soll geschehen, wenn die Konstellation darauf hindeutet, daß eine Heilung unwahrscheinlich ist? Nehmen wir einmal an, ein Mann hat einen tastbaren Tumor, der einen ganzen Seitenlappen der Prostata entsprechend einem Stadium T2b oder B1 einnimmt, einen Gleason-

Tabelle 4.2. Behandlung von Prostatakrebs		
Klinisches Ausmaß des Krebses	Stadium	Wahlmöglichkeiten
lokalisiert	T1, T2, A, B	Radikale Prostatektomie Strahlentherapie Wachsames Abwarten
lokal, über die Prostata hinaus ausgebreitet	T3, T4, C	Strahlentherapie Hormontherapie
Metastasen in Lymphknoten und Knochen	N+, M+	Hormontherapie Chemotherapie Gezielte Strahlentherapie gegen die Schmerzen

Wert von 10 und PSA-Werte zwischen 10 und 20. Die Wahrscheinlichkeit, daß dieser Tumor auf die Prostata beschränkt ist, liegt bei 19%. Die Wahrscheinlichkeit, daß sein Krebs sich über die Prostata hinaus ausgebreitet hat, liegt bei 81%. Er trägt ein 33%iges Risiko, daß er Krebs in der Samenblase hat und eine 24%iges Risiko, daß die Lymphknoten betroffen sind. Was sollte dieser Mann tun? Hier spielt das Alter die Hauptrolle. Angenommen, der Mann ist Anfang 50. Obwohl eine Heilung nicht sicher ist, ist es klar, daß dieser Mann, falls er nichts unternimmt, an der Krankheit sterben wird. Da die Nebenwirkungen einer Operation für Männer seines Alters viel milder sind, stellt ein chirurgischer Eingriff sicherlich eine vernünftige Wahl dar und bietet die Möglichkeit einer Heilung.

Anders ist es bei einem Mann in den Siebzigern. Hier stellt sich die Frage, ob ein Mann, der möglicherweise nicht lange genug lebt, um an Prostatakrebs zu sterben, eine Operation auf sich nehmen sollte, bei der eine Heilung ungewiß ist. Für Patienten in den Siebzigern ist ein chirurgischer Eingriff mit größeren Nebenwirkungen verbunden. Deshalb ist die Strahlentherapie für diesen Mann die bessere, vernünftigere Wahl.

Kurz gesagt:

Die Diagnose ist offiziell. Sie haben Prostatakrebs. Was sollen Sie nun tun? Das Krebsstadium, Ihr Alter, Ihr allgemeiner Gesundheitszustand, all das hat großen Einfluß auf Ihre Entscheidung.

Prostatakrebs ist relativ langsam. Er kann für immer lokalisiert, also auf die Prostata beschränkt bleiben. Ein Mann kann mit und nicht an Prostatakarzinom sterben. Doch hat sich der Krebs erst einmal über die Prostata hinaus ausgebreitet, ist sein Wachstum nicht mehr aufzuhalten. Er kann nicht länger geheilt werden. Sind erst einmal die Knochen betroffen, dann beträgt die durchschnittliche Lebenserwartung dieses Mannes ca. drei Jahre. Studien über „wachsames Abwarten" bei Männern mit kleinen, mäßig gut differenzierten Krebszellen (Gleason-Werte zwischen 5 und 7), die auf die Prostata beschränkt sind, zeigten folgendes: Nach zehn Jahren hat sich bei 40% der Männer der Krebs bis in das Skelettsystem ausgeweitet, nach 15 Jahren ist dies bei 70% der Männer der Fall.

Was bedeutet dies für Sie? Gehen wir noch einmal zurück zu den Themen Alter, allgemeiner Gesundheitszustand und Krebsstadium.

Nehmen wir einmal an, ein Mann befindet sich in einem einigermaßen guten Gesundheitszustand und hat eine Lebenserwartung von mindestens zehn Jahren. Sein Krebs ist auf die Prostata beschränkt und deshalb zu diesem Zeitpunkt heilbar. Falls er nichts unternimmt, könnte er den richtigen Zeitpunkt für eine Heilung verpassen. Es gibt keine Möglichkeit vorherzusagen, ob oder wann der Krebs den fatalen Schritt über die Prostata hinaus macht. Sogar während seines frühesten Stadiums breitet sich der Krebs nicht immer konstant, in logischen leicht vorhersagbaren Schritten aus. Leider können auch bei Männern in den frühesten Stadien des Prostatakrebses Metastasen auftreten, sogar noch bevor sie einen tastbaren Tumor entwickelt haben, der bei einer rektalen Untersuchung entdeckt werden kann.

Doch stellen wir uns einmal vor, der Mann ist ca. 80 Jahre alt. Auch wenn sein Krebs auf das Organ beschränkt und heilbar ist, ist es nicht wahrscheinlich, daß er lange genug lebt, daß sich eine eingreifende Behandlung lohnt. Ältere Männer sind weniger widerstandsfähig, eine aggressive Therapie ist für sie viel schwerer tolerabel.

(Fortsetzung)

„Wachsames Abwarten" bedeutet nicht, daß Ihr Arzt Sie abgeschrieben hat, sondern nur, daß Sie eine Therapie für spezifische Symptome zu dem Zeitpunkt erhalten, wenn Sie sie benötigen.

Wer sollte sich also für „wachsames Abwarten" entscheiden? An erster Stelle die Männer, die zu alt oder zu krank sind, um die Nebenwirkungen einer Behandlung auf sich zu nehmen, oder die eine Lebenserwartung von weniger als zehn Jahren haben. Zu dieser Gruppe gehören auch Männer, deren Krebs als zu fortgeschritten angesehen wird, um geheilt werden zu können: Männer in den Stadien T3, T4, N+, C und D. (Anmerkung: Das bedeutet nicht, daß es für diese Männer keine Therapie gibt. Gegen den fortgeschrittenen Krebs kann durchaus etwas getan werden, doch kann er nicht mehr geheilt werden.) Für Männer mit Krebs, der zufällig entdeckt wurde (einige Männer in den Stadien T1a und T1c der Krankheit), ist das „wachsame Abwarten" wahrscheinlich ebenfalls angebracht.

Andererseits sind die Vorteile des „wachsamen Abwartens" für jüngere Männer mit lokal begrenztem Prostatakrebs nicht so eindeutig – Männer, die möglicherweise geheilt werden könnten, wenn Sie rechtzeitig handeln. Der größte Nachteil hierbei ist, daß das „Fenster zur Heilung" sich für immer schließen kann, auch wenn der Patient unter Beobachtung steht. Sind Sie ansonsten bei guter Gesundheit, haben einen lokalisierten Prostatakrebs und eine Lebenserwartung von mehr als zehn Jahren, sollten Sie eine aggressive Therapie ernsthaft in Betracht ziehen.

Welche Form der Behandlung ist für Sie die beste? Es stehen zwei gute Möglichkeiten zur Auswahl – die radikale Prostatektomie und die Strahlentherapie. Der größte Vorteil der Strahlentherapie liegt darin, daß es sich nicht um einen chirurgischen Eingriff handelt. Deshalb stellt sie die ideale Behandlungsmethode für Männer dar, die älter sind oder deren Krebs bereits zu weit fortgeschritten ist, als daß er durch eine Operation geheilt werden könnte. Der größte Vorteil der Prostatektomie liegt darin, daß sie die beste Methode ist, um den heilbaren Krebs vollständig zu eliminieren. Die besten Kandidaten für eine radikale Prostatektomie sind Männer, die jung und gesund genug sind und deren Lebenserwartung noch so lange ist, daß sie davon profitieren, geheilt zu werden. Bei jüngeren Männern ist auch die Komplikationsrate der Operation geringer.

In diesem Buch werden alle wesentlichen Behandlungsmethoden für Prostatakrebs erörtert. Den Anfang macht die „goldene Standardmethode" – die radikale Prostatektomie in Kapitel E.

Die Behandlung
des Prostatakrebses

Die radikale Prostatektomie

E1   Ein geschichtlicher Abriß

Die Operation zur Entfernung der Prostata als Krebsbehandlung wurde erstmals von dem Urologen Hugh Hampton Young 1904 an der Johns Hopkins Universitätsklinik durchgeführt. Youngs Verfahren, radikale perineale Prostatektomie genannt, war ein Erfolg. Sechseinhalb Jahre später, als der Patient aufgrund anderer Ursachen starb, zeigte die Autopsie, daß sein Prostatakrebs geheilt war.

Ende der vierziger Jahre wurde eine andere Methode, nämlich die radikale retropubische Prostatektomie, entwickelt, und ebenso wie Youngs Operation, die heute immer noch angewandt wird, wenn auch nicht so häufig wie die retropubische Methode, erwies sich diese als sehr effektiv, den Prostatakrebs in seinem Verlauf zu stoppen – vorausgesetzt, der Krebs war auf die Prostata beschränkt.

Sowohl die radikale perineale als auch die retropubische Operation hatten entscheidende Nachteile – in Form von zwei verheerenden Nebenwirkungen, der Inkontinenz und der Impotenz. Schlimmer noch, unter Urologen war die radikale retropubische Prostatektomie bekannt als ein Eingriff, der extreme Blutungen verursacht. Jeder Chirurg, der diese Operation vornahm, wird wahrscheinlich zugeben, daß sie sehr blutreich durchgeführt wurde.

Als die Strahlentherapie für Prostatakrebs eingeführt und verbreitet wurde (siehe Kapitel F), hießen sowohl Ärzte als auch Patienten diese Behandlungsalternative verständlicherweise willkommen. (Von den Männern, die eine Strahlentherapie erhalten, bleiben durchschnittlich 60% potent, und auch die Inkontinenz stellt ein kleineres Problem dar.)

Das anatomiegerechte Vorgehen bei der Operation

Ende der siebziger Jahre wurden wichtige Modifikationen der retropubischen Methode eingeführt. Zum ersten Mal begriff man die Anatomie der die Prostata umgebenden Venengeflechte. Mit diesem Wissen entwickelte man neue chirurgische Methoden, um den massiven Blutverlust zu mindern. Die neue Technik hatte zwei Vorteile: Durch die verminderte Blutung wurde die Operation sicherer und in einem „unblutigen Operationsfeld", wie Chirurgen es nennen, war es ihnen möglich, wirklich das zu sehen, was sie taten – eine sehr große Verbesserung! Anhand dieser Technik konnten wichtige Strukturen identifiziert und bewahrt werden, die man bis dahin nicht erkannt und beschädigt hatte, als die Chirurgen sozusagen blind ihren Weg suchten. Gezielte Präparation und Rekonstruktion reduzierten die Wahrscheinlichkeit der Harninkontinenz von 15% auf 2%, und sogar diese 2% bleiben nicht dauerhaft inkontinent.

Was ist mit der Impotenz? Es wurde allgemein angenommen, daß die penilen Nerven durch die radikale Prostatektomie unausweichlich beschädigt werden. Viele waren der Meinung, daß die Nerven für die Schwellkörper des Penis durch die Prostata verlaufen und deshalb bei der Entfernung der Prostata notwendigerweise beschädigt werden. Es macht keinen Sinn, daß die Nerven eines Organs durch ein anderes verlaufen sollen, doch wurde dies immer angenommen – sogar in medizinischen Lehrbüchern. Ein sehr angesehenes Anatomiebuch beschrieb, daß die Nerven, die die Erektion herbeiführen, „bei einer erwachsenen Leiche extrem klein und schwer zu verfolgen seien" und ihr Sitz nur durch experimentelle Studien bekannt sei.

Unterdessen fand etwas Ungewöhnliches statt: Als ein Urologe die neuen Techniken anwandte, begannen seine Patienten nach und nach von der Rückkehr ihrer Potenz zu berichten. Was war geschehen? Die Antwort kam mit der Entdeckung, daß sich die Nerven, die die Corpora cavernosa, die schwammartigen, erektionsfähigen Penisschwellkörper, versorgen, außerhalb der Prostata befinden. Dies bedeutete, daß es möglich sein müßte, die sexuelle Funktion bei Männern, die sich dieser Operation unterziehen, zu bewahren. Bis zu diesem Zeitpunkt wurden diese winzigen Nerven fast immer unbeabsichtigt bei der Operation zerstört, da die Ärzte nicht einmal von ihrer Existenz wußten. Die Nerven wurden zwar niemals entfernt, aber verletzt belassen. Anfang der achtziger Jahre wurde dieses neue Wissen – daß diese winzig kleinen Nervenbündel an jeder Seite der Prostata geschont werden können – zuerst an der Johns Hopkins Universitätsklinik angewandt. Der Patient, ein 52 Jahre alter Psychologieprofessor, erlangte seine sexuelle Funktion ca. ein Jahr nach dieser modifizierten „nervenschonenden Operation" wieder. (Dieser Begriff gibt nur einen Teil des Ganzen wieder, doch diese Beschreibung ist hängengeblieben und viele Leute benutzen sie. Der korrekte Name für diese Operation lautet: „anatomiegerechte radikale retropubische Prostatektomie.)

Das bessere Verständnis der Anatomie hat auch noch zu einem weiteren wichtigen Vorteil geführt: Die Chirurgen wußten jetzt genau, wo sie schneiden durften und wo nicht. Unabhängig von dem Ausmaß des Krebses des Mannes waren sie jetzt imstande, gezielt diese Nerven zu bewahren oder mehr Gewebe zu entfernen, indem sie die Nervenbündel herausschnitten, um so die Resektion weiter auszudehnen als man es bisher für möglich gehalten hatte. Vor dieser Entdeckung machten Chirurgen einen großen Bogen um dieses Gebiet, da sie befürchteten, den Enddarm des Patienten zu verletzen. Das bedeutet, daß mit dieser anatomiegerechten Technik Chirurgen heute bessere Möglichkeiten haben, den Krebs vollständig zu entfernen.

Heute kann bei 75% der Männer in der Johns Hopkins Universitätsklinik zwischen 50 und 59 Jahren, die sich einer anatomiegerechten radikalen retropubischen Prostatektomie unterziehen, die Potenz erhalten werden. Diese Klinik wird hier aufgeführt, da die Ergebnisse weltweit variieren. Sie sind abhängig von einer Reihe von Faktoren, einschließlich des Geschicks des Chirurgen und der Selektionskriterien für die Patienten. (Insgesamt liegt die Tumorrezidivrate nach zehn Jahren oder mehr bei 4 %. Lediglich 7 % entwickelten Fernmetastasen; 70 % haben einen PSA-Wert unter der Nachweisgrenze.) Wichtige Determinanten für die Wiederkehr der sexuellen Funktion sind das Alter, das Krebsstadium und das Ausmaß der Nervenschädigung – ob nur eines oder beide Nervenbündel erhalten bleiben, oder ob sie während der Operation entfernt werden mußten.

Früher hieß es: „Falls wir die Diagnose stellen, und Sie eine Operation benötigen, können sie impotent und inkontinent werden." Und die Patienten antworteten: „Auf keinen Fall. Lieber habe ich Krebs." Wenn wir jetzt mit den Patienten sprechen, erklären wir ihnen, daß wir drei Ziele verfolgen: die Entfernung des gesamten Tumors, die Bewahrung ihrer Harnkontrolle sowie die ihrer sexuellen Funktion. Die sexuelle Funktion steht an dritter Stelle, da es im Falle eines Verlustes verschiedene Methoden gibt, sie wieder herzustellen.

Männer, die nach einer radikalen Prostatektomie impotent sind, haben normale Empfindungen, einen normalen sexuellen Trieb und können einen ganz normalen Orgasmus bekommen. Das einzige, was ihnen fehlt, ist die Fähigkeit, eine ausreichende Erektion für einen Geschlechtsverkehr zu bekommen. Doch kann dies auf verschiedene Art und Weise wieder hergestellt werden, nämlich durch eine Vakuum-Erektionsvorrichtung, Injektionen und sogar Penisprothesen. (Mehr über Impotenz in Kapitel H).

Bei Arzt A handelt es sich um einen sympathischen jungen Arzt, dessen Einfühlungsvermögen für Ihren Zustand Sie sofort anspricht.

Das ist großartig. Nun, was wissen Sie noch über ihn? Ist er ein Facharzt für Urologie? Welche Ausbildung hat er gehabt? Kennt und wendet er die nervenerhaltende Technik an, die anatomiegerechte radikale Prostatektomie? Wie viele dieser Operationen führt er jährlich durch? Welche Erfolgsquote hat er bei der Bewahrung von Potenz und Kontinenz? (Falls er Ihnen seine Erfolgsquote zum Vergleich mit Berichten anderer Chirurgen oder Ergebnissen, die in medizinischen Zeitschriften veröffentlicht sind, nicht mitteilen will oder kann, könnte dies ein schlechtes Zeichen sein, und vielleicht wäre es ratsam, wenn Sie einen anderen Arzt aufsuchen würden.) Sie sollten gut über seine Erfolge Bescheid wissen, sich über seine Erfolgsquoten aufklären lassen. Und falls er noch nicht so viele dieser Operationen durchgeführt hat – mindestens 150 –, sollten Sie sich um einen anderen Arzt bemühen. Betrachten Sie es so: Möchten Sie einer der Patienten sein, an denen er die Operation lernt?

Wenn Sie nach einem Chirurgen suchen, benötigen Sie nicht unbedingt einen berühmten Professor oder Spezialisten auf anderen Gebieten der urologischen Chirurgie. Sie brauchen einen Arzt, der diese spezielle Operation ausführt. Und zwar häufig. Vorzugsweise einen Arzt, der die Operation täglich oder an mehreren Tage pro Woche vornimmt.

Arzt B ist ein anderer netter Arzt, ein angesehener väterlicher Mann, der in dieser Stadt praktiziert hat, solange man zurückdenken kann. Allein schon sein Anblick erweckt Vertrauen.

Auch das ist alles wunderbar, aber hält er auch Schritt mit den neuesten Entwicklungen? Bildet er sich regelmäßig fort? Baut er seine alten chirurgischen Fähigkeiten aus und beherrscht er neue Techniken?

Operiert er fast jeden Mann, der zu ihm wegen Prostatakrebs kommt? (Dies ist keine wünschenswerte Eigenschaft bei einem Chirurgen.) Oder kontrolliert er seine Patienten sorgfältig und unternimmt jeglichen Versuch, einem Mann die Operation zu ersparen, dessen Prostatakrebs durch einen chirurgischen Eingriff nicht geheilt werden kann, und vermeidet er somit Belastung und Kosten einer Operation?

Denken Sie daran: Die radikale Prostatektomie ist eine komplizierte Operation, und Sie möchten keinen Chirurgen, der „ziemlich gut" operieren kann. Sie können nicht davon ausgehen, daß jeder Urologe ein guter Operateur ist. Es gibt auch keine zweite Chance – die Operation ist eine einmalige Angelegenheit. Sie suchen nach einem Urologen, der die einzige radikale Prostatektomie Ihres Lebens durchführt, die einzige Operation, die Ihren Krebs heilen kann. Sie möchten einen Chirurgen, der kein Tumorgewebe hinterläßt und der weiß, wie exzessive Blutungen und eine Impotenz oder Inkontinenz oder sogar beides zu verhindern ist. (Beachten Sie: Bei jeder Operation können unerwartete Schwierigkeiten auftreten, niemand ist dagegen gefeit. Doch unerwartete Probleme treten seltener bei einem erfahrenen Chirurgen auf.)

Stellen Sie Fragen. Finden Sie heraus, wie häufig die Patienten Ihres Arztes eine Strahlentherapie oder eine Hormonbehandlung nach der Operation benötigen. Sind dies mehr als 15%, heißt das, daß Ihr Arzt entweder nicht gut im Aussuchen von Operationskandidaten ist oder daß er nicht alle Krebsgeschwüre während der Operation beseitigt hat. Ebenso spricht dies dafür, daß Sie einen zweiten Rat einholen sollten. Aber Sie sollten in jedem Falle um eine zweite Meinung ersuchen. Holen Sie immer eine zweite Meinung ein!

E2   Der retropubische Zugangsweg

Vor der Operation

Sind Sie für eine Operation gewappnet? Ihr Arzt wird Sie vor der Operation gründlich untersuchen. Die Operation könnte verschoben werden, falls Sie sich zuvor wegen einer BPH haben operieren lassen (siehe unten); nach einer Nadelbiopsie der Prostata wird sie im allgemeinen sechs bis acht Wochen später stattfinden. Durch diese Verzögerungen hat Ihr Körper die Möglichkeit, sich von vorherigen Eingriffen zu erholen. Stellen Sie sich vor, wie schwierig es für den Chirurgen ist, am entzündlich veränderten Gewebe zu operieren. In solch einem Fall ist eine Wartezeit von einigen Wochen aus verschiedenen Gründen angebracht, auch wenn dies für den Mann, der den Krebs so schnell wie möglich beseitigt wissen möchte, belastend sein kann. Die Wartezeit erleichtert dem Operateur einerseits die Schonung der Nervenbündel, andererseits hilft sie ihm, eine Verletzung des Rektums zu vermeiden.

Wenn Sie dem Arzt vor der Operation über Ihre Vorgeschichte berichten, denken Sie unbedingt daran, ihm mitzuteilen, wenn Sie in der Vergangenheit irgendwelche ungewöhnlichen Blutungen hatten (z.B. nach Zahnoperationen). Auch Aspirin kann die Blutungsneigung verstärken. Wenn Sie regelmäßig Aspirin – auch in kleinen Dosen – nehmen, sollten Sie mindestens zehn Tage vor der Operation die Einnahme abbrechen. Ein weiterer Punkt, den Sie mit Ihrem Arzt besprechen sollten, ist folgender: Bei vielen Männern, die sich einer radikalen Prostatektomie unterziehen, muß während der Operation eine Bluttransfusion durchgeführt werden. Das beste Blut für Sie ist natürlich Ihr eigenes Blut. Es ist ratsam, vor der Operation eine Eigenblutspende durchzuführen. Dies ist ein weiterer Grund für den sechs- bis achtwöchigen Aufschub, denn jetzt haben Sie genügend Zeit, Ihre eigene Blutbank aufzubauen. Am Abend vor der Operation wird man Ihnen vermutlich ein Klistier und vielleicht auch ein Abführmittel verabreichen. Falls Sie erst am Tag der Operation ins Krankenhaus kommen, wird man Sie wahrscheinlich dazu auffordern, diese Mittel selbst am Abend zuvor einzunehmen. Weiterhin wird man Ihnen nahelegen, am Abend vor der Operation nichts mehr zu essen.

Ist es von Bedeutung, ob Sie bereits eine Prostataoperation wegen einer BPH hatten?

Bei einigen Männern wird auf diesem Wege entdeckt, daß sie Prostatakrebs haben, wenn das während einer transurethralen Resektion oder einer offenen Prostatektomie entnommene Gewebe von einem Pathologen untersucht wird. Für den Operateur ist es schwieriger, eine radikale Prostatektomie nach einer offenen Prostatektomie durchzuführen, doch heißt das nicht, daß dies unmöglich ist. Vermutlich wird man Ihnen jedoch raten, mit dem Eingriff noch ungefähr zwölf Wochen nach der Resektion zu warten, bis die Entzündung, die bei dieser Operation entstanden ist, abgeklungen ist.

Anästhesie

Die Narkose kann auf unterschiedliche Art und Weise durchgeführt werden. Sehr wahrscheinlich wird man Ihnen eine Spinal- oder Epiduralanästhesie empfehlen. In beiden Fällen bleiben Sie während des Verfahrens bei Bewußtsein, auch wenn Sie nichts spüren. Bei der Spinalanästhesie wird man Ihnen ein lokales Betäubungsmittel durch die Rückenmarkhaut, die Membran entlang des Rückenmarks, in die Rückenmarkflüssigkeit injizieren. Innerhalb weniger Minuten fühlen Sie sich etwas taub, entspannt und schwer von der Taille bis zu Ihren Zehen. Nach der Operation werden Sie aufgefordert, flach im Bett liegenzubleiben, bis das taube Gefühl verschwunden ist und Sie Ihre Beine bewegen können. Wichtig: zu frühes Aufsitzen kann zu starken Kopfschmerzen führen.

Bei der Epiduralanästhesie wird ein dünner Schlauch in die Nähe des Rückenmarks eingeführt. Ein lokales Betäubungsmittel wird durch einen dünnen Plastikschlauch verabreicht, der zwischen Ihren Wirbelkörpern eingeführt wird. Bei der Epiduralanästhesie (die oft bei Schwangeren während der Entbindung zur Schmerzlinderung angewandt wird) wird der Bereich außerhalb der Membran, die entlang des Rückenmarks verläuft, betäubt und damit vorübergehend die untere Körperhälfte. Im Gegensatz zu der Spinalästhesie, bei der eine einmalige Dosis gespritzt wird, kann die Epiduralanästhesie kontinuierlich fortgesetzt werden. Man kann die Ausdehnung der Betäubung festlegen, ebenso den Grad der Schmerzerleichterung. Auch nach der Operation kann der Zugang in den ersten Tagen noch zur Schmerzunterdrückung belassen werden. Noch ein Aspekt der Spinal- oder Epiduralanästhesie: Hierbei wird die Wahrscheinlichkeit, daß Blutgerinnsel in den Beinen entstehen, verringert, vermutlich, weil die Blutzirkulation in den Beinen während der Operation verstärkt wird.

Was passiert während der Operation?

Vergegenwärtigen wir uns zunächst einmal das Operationsgebiet (s. Abb. 5.1–5.8). Für den Chirurgen ist dies wirklich ein prekärer Bereich: Die Prostata (Abb. 5.1) liegt

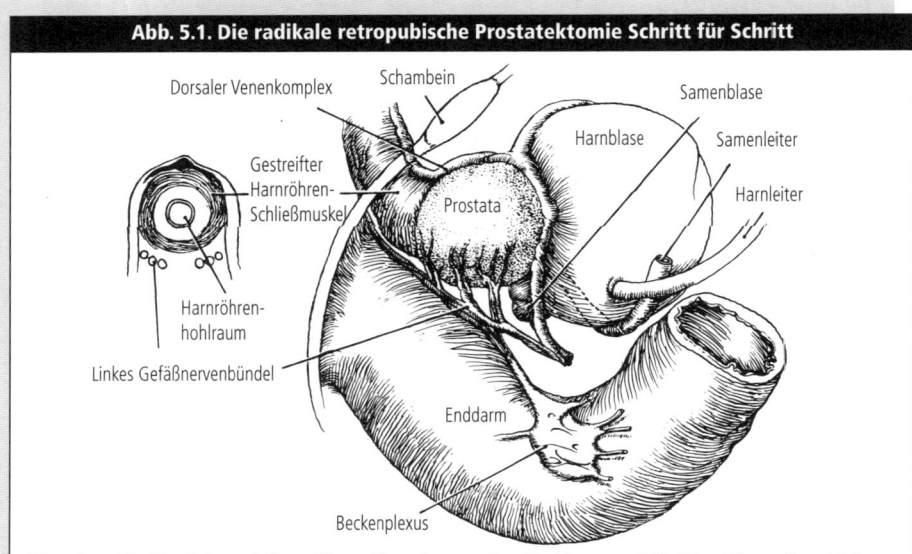

tief im Becken und ist von Strukturen umgeben, die sehr verletzlich sind – der Mastdarm, die Harnblase, der für die Urinkontrolle verantwortliche Schließmuskel, mehrere große Blutgefäße sowie die für die Erektion zuständigen Nervenbündel.

Die Operation beginnt mit einem Schnitt durch Haut und Muskulatur im Unterleib, vom Schambein bis zum Nabel (Abb. 5.2). Unmittelbar bevor der Chirurg die Prostata erreicht, entfernt er dreieckförmiges Gewebe an jeder Seite der Harnblase; diese Dreiecke enthalten wichtige Lymphknoten. Dieses Verfahren nennt man Staging-Lymphadenektomie – Entfernung der Lymphknoten, um sicherzustellen, daß sie krebsfrei sind. Diese Lymphknoten werden während des Eingriffs einem Pathologen vorgelegt, der einen sogenannten Gefrierschnitt vornimmt; das Gewebe wird eingefroren, dann in dünne Scheiben geschnitten und unter dem Mikroskop untersucht.

(Anmerkung: Einige Ärzte lassen die Gefrierschnittanalyse nur dann vornehmen, wenn der Gleason-Wert bei 8 oder höher liegt. Ein Grund dafür ist, daß bei gut bis mäßig differenzierten Tumoren und niedrigeren Werten – Gleason-Wert von 7 oder weniger – die langfristige Prognose für Patienten anders ist als bei Patienten mit hohen Werten und schlecht differenzierten Tumoren. Da die meisten Männer mit

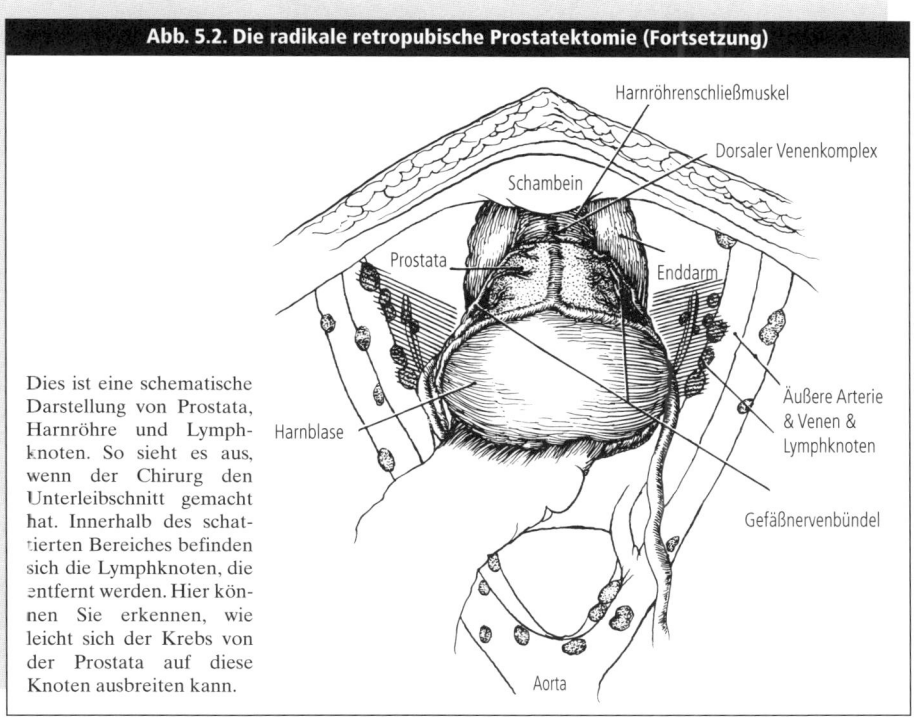

Harnröhrenschließmuskel

Dorsaler Venenkomplex

Schambein

Prostata

Enddarm

Harnblase

Äußere Arterie & Venen & Lymphknoten

Gefäßnervenbündel

Aorta

Dies ist eine schematische Darstellung von Prostata, Harnröhre und Lymphknoten. So sieht es aus, wenn der Chirurg den Unterleibschnitt gemacht hat. Innerhalb des schattierten Bereiches befinden sich die Lymphknoten, die entfernt werden. Hier können Sie erkennen, wie leicht sich der Krebs von der Prostata auf diese Knoten ausbreiten kann.

einem Gleason-Wert von 8 oder höher innerhalb der ersten vier Jahre nach der Operation Knochenmetastasen entwickeln, bringt die Entfernung der Prostata letztendlich diesen Männern nichts. Doch bei Gleason-Werten von 7 oder niedriger – selbst wenn die Lymphknoten zu einem geringen Teil von Krebs befallen sind – sind bei 60% der Männer nach zehn Jahren bei einem Knochenszintigramm keine Metastasen zu finden. Dies bedeutet nicht, daß der Krebs nie zurückkehren wird, doch kann es bei einem gut differenzierten Tumor mit niedrigen Werten erst Jahre später geschehen. Da diese Männer noch viele Jahre leben können, ist es bei ihnen angebracht, die Prostata zu entfernen. Außerdem können durch den Eingriff im Fall des Tumorrezidivs Probleme der Harnwegsobstruktion und Blutungen vermieden werden.)

Hat der Krebs die Lymphknoten ausgedehnt befallen, wird der Chirurg an dieser Stelle die Operation beenden, da dieser Eingriff nichts mehr ändern würde. Sind die Lymphknoten jedoch frei von Krebs – oder fast (siehe oben) – und die Krebszellen nicht schlecht differenziert, wird die Operation fortgesetzt.

Als nächstes werden große Venen, die oberhalb der Prostata und der Harnröhre liegen (der sogenannte dorsale Venenkomplex), durchtrennt (Abb. 5.3).

Abb. 5.3. Die radikale retropubische Prostatektomie (Fortsetzung)

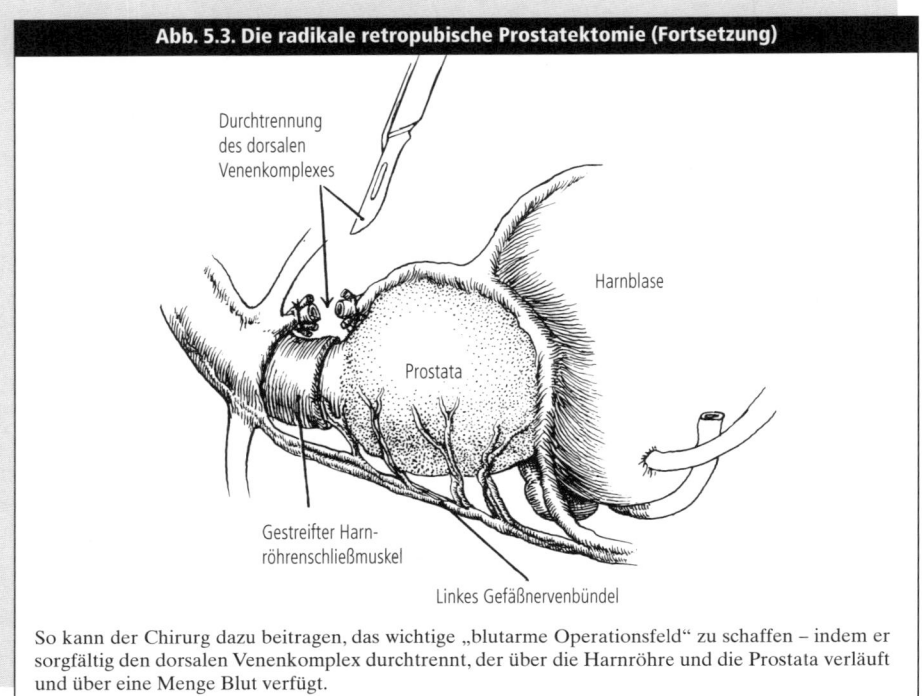

Durchtrennung
des dorsalen
Venenkomplexes

Harnblase

Prostata

Gestreifter Harn-
röhrenschließmuskel

Linkes Gefäßnervenbündel

So kann der Chirurg dazu beitragen, das wichtige „blutarme Operationsfeld" zu schaffen – indem er sorgfältig den dorsalen Venenkomplex durchtrennt, der über die Harnröhre und die Prostata verläuft und über eine Menge Blut verfügt.

Der Blutverlust muß so gering wie möglich gehalten werden, so daß die Operation in einem „unblutigen Operationsfeld" durchgeführt werden kann. Dies ist ein wesentlicher Punkt. Denn wenn der Chirurg die Blutung unter Kontrolle hält, kann er weitaus besser sehen, was passiert. Auch für den nächsten Schritt – den Schnitt durch die Harnröhre – ist die Kontrolle der Venen von wesentlicher Bedeutung (Abb. 5.4).

Wird die Harnröhre zu dicht an der Prostata eingeschnitten, kann das dazu führen, daß etwas Krebs zurückbleibt, wird sie zu weit entfernt von der Prostata eingeschnitten, könnte der Harnröhrenschließmuskel beschädigt werden, was möglicherweise Inkontinenz zur Folge hätte.

Je nach Ausdehnung des Krebses muß der Chirurg über Potenz oder Impotenz des Patienten entscheiden – nämlich ob die Gefäßnervenbündel, die hauchdünnen Nervenstränge beidseits der Prostata, intakt bleiben, oder ob eines oder beide zusammen mit der Prostata entfernt werden (Abb. 5.5). Diese Nervenbündel sind für die Erektion verantwortlich.

Wenn wir den Männern, die sich für diesen Eingriff entschieden haben, einen guten Rat geben dürften, würden wir Ihnen sagen: Bedenken Sie, was wirklich wichtig ist!

Abb. 5.4. Die radikale retropubische Prostatektomie (Fortsetzung)

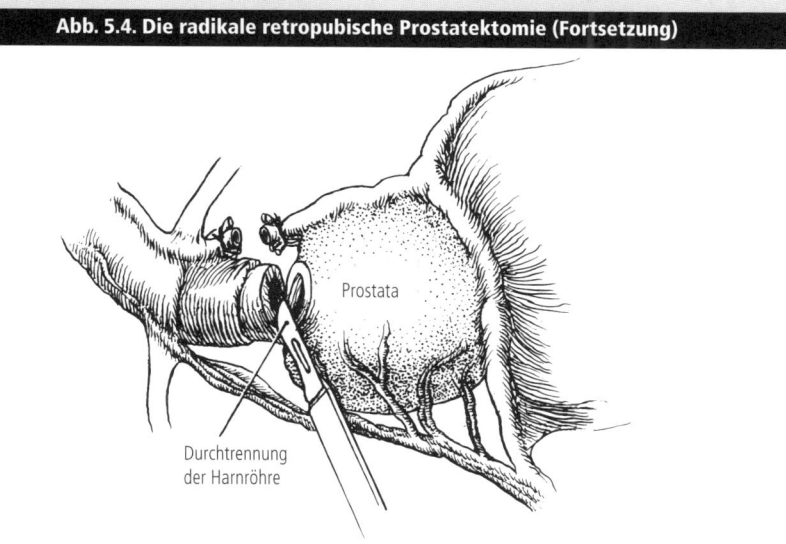

Prostata

Durchtrennung
der Harnröhre

Der Chirurg schneidet jetzt die Harnröhre ein, die durch die Prostata verläuft. Auch dies ist eine prekäre Angelegenheit – wird die Harnröhre zu dicht an der Prostata eingeschnitten, kann das bedeuten, daß etwas Krebs zurückbleibt, wird sie zu weit entfernt von der Prostata eingeschnitten, könnte der Harnröhrenschließmuskel beschädigt werden, der der Urinkontrolle dient. Stück für Stück wird die Prostata von sämtlichen mit ihr verbundenen Geweben und Blutgefäßen getrennt.

Hauptziel ist es nicht, die Potenz zu bewahren, sondern den Krebs möglichst vollständig zu beseitigen. Bitte denken Sie daran. Männer können potent bleiben, wenn nur ein Bündel entfernt wird; ebenso können sie noch normale Empfindungen, Libido und Orgasmus haben, selbst wenn beide Bündel entfernt worden sind.

Für den Chirurgen gibt es keine Möglichkeit, vorher mit Sicherheit zu sagen, ob man die Bündel schonen kann oder nicht. Erst während der Operation kann man richtig sehen, wie ausgedehnt der Krebs ist. Entscheidet sich der Chirurg dafür, die Nervenbündel zu erhalten, werden die feinen Äste, die die Nerven mit der Prostata verbinden, vorsichtig durchtrennt. Müssen jedoch eines oder beide Nervenbündel entfernt werden, so werden die Nervenbündel nahe der Harnröhre und seitlich des Enddarms herausgeschnitten.

Anschließend setzt der Chirurg die Präparation an der Prostata fort, wobei er am Blasenhals, der die Harnröhre mit der Prostata verbindet, einschneidet, um sie von der Blase abzutrennen (s. Abb. 5.7).

Die Samenbläschen und die Samenleiter auf beiden Seiten werden ebenfalls entfernt (zur Anatomie, siehe Kapitel A). Ziel hierbei ist es, zusammen mit der Prostata so viel

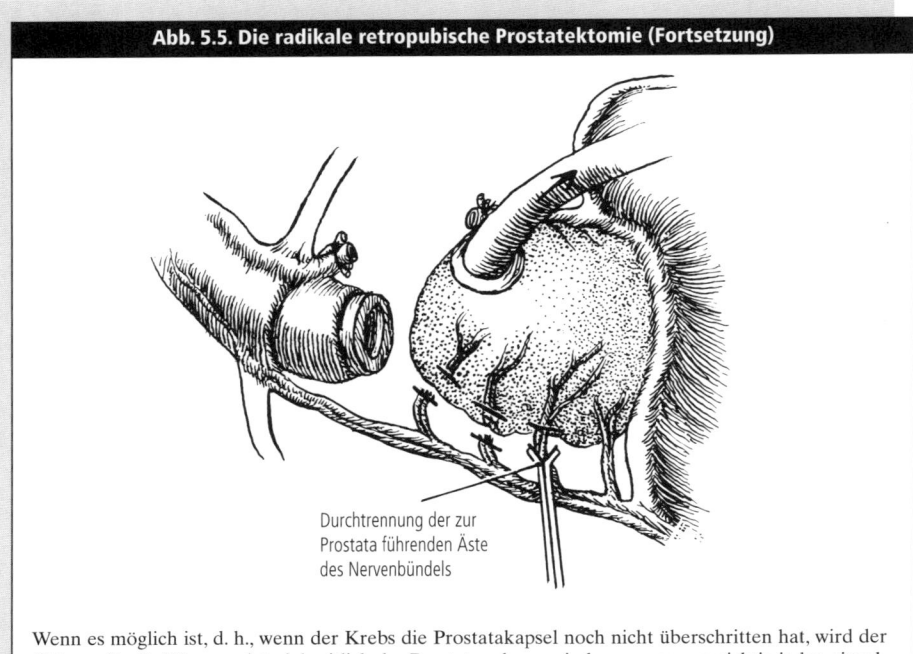

Abb. 5.5. Die radikale retropubische Prostatektomie (Fortsetzung)

Durchtrennung der zur
Prostata führenden Äste
des Nervenbündels

Wenn es möglich ist, d. h., wenn der Krebs die Prostatakapsel noch nicht überschritten hat, wird der Chirurg die Gefäßnervenbündel seitlich der Prostata schonen, indem er ganz vorsichtig jeden einzelnen Strang dieser Nerven und Blutgefäße von der Prostata trennt.

Gewebe wie möglich zu entfernen. Schließlich muß der Chirurg die Kontinuität des Harntraktes wiederherstellen, wobei er die Harnblase neu mit der Harnröhre und dem Harnröhrenschließmuskel (der für die Urinkontrolle zuständig ist) verbindet (diese Verbindung nennt man Anastomose). Um die Harnblasenöffnung entsprechend zu verkleinern, näht der Chirurg sie mit Raffnähten zusammen, so daß sie der Weite der Harnröhre entspricht (Abb. 5.8).

Nach der Operation

Drainagen, die aus dem Unterleib (oder dem Damm bei der radikalen perinealen Prostatektomie) herausgeleitet sind, bleiben drei bis fünf Tage an Ort und Stelle. Der Katheter, der durch den Penis eingeführt wurde und mit einem kleinen Ballon in der Blase gehalten wird, verbleibt mindestens zwei bis drei Wochen. Der Hauptgrund dafür ist, daß es so der Anastomose, der Wiederverbindung zwischen Harnröhre und Blase, ermöglicht wird, zu heilen. Die Drainagen dienen dazu, Urin, der während des Heilungsprozesses der Anastomose ausfließt, abzuleiten. Sie bleiben so lange liegen, bis nichts mehr aus ihnen abfließt. Es ist von entscheidender Bedeutung, daß der

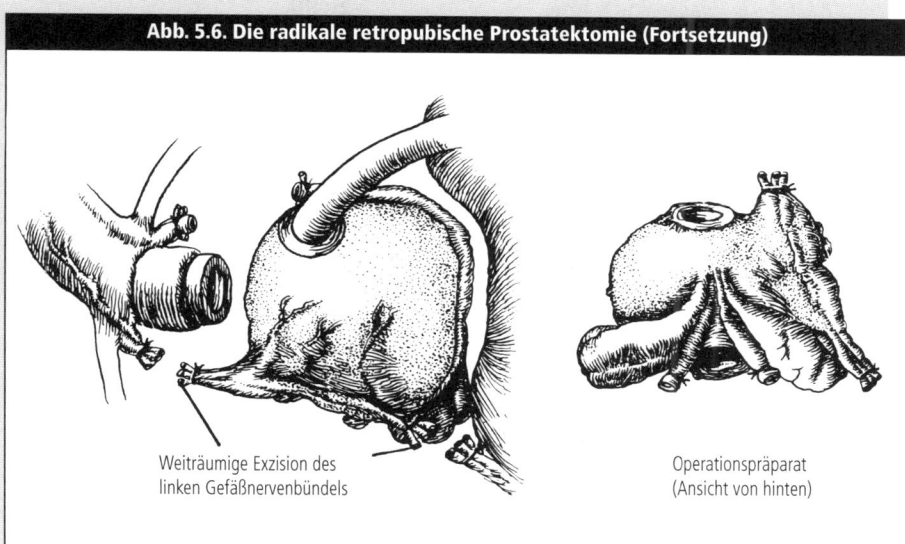

Abb. 5.6. Die radikale retropubische Prostatektomie (Fortsetzung)

Weiträumige Exzision des
linken Gefäßnervenbündels

Operationspräparat
(Ansicht von hinten)

Wenn es nicht möglich ist, die Nervenbündel zu erhalten – wenn sie bereits von Krebs befallen sind – entfernt der Chirurg sie zusammen mit der Prostata; dies nennt man „weiträumige Exzision". Der Chirurg schneidet um die Prostata herum so viel Gewebe wie möglich aus, um wirklich jedes krebsartige Gewebestück zu entfernen.

Katheter an Ort und Stelle bleibt. Wird er versehentlich oder zu früh nach der Operation gezogen, kann dies katastrophale Folgen haben und zu einer dauerhaften Inkontinenz führen. Ihr Katheter sollte fest an Ihrem Oberschenkel befestigt sein und Sie sollten dies oft kontrollieren. Man muß sich natürlich erst einmal an den Katheter gewöhnen, doch Sie haben ihn ja nur vorübergehend, außerdem trägt er zur Heilung bei. Nach Ihrer Entlassung verbinden Sie den Katheter sooft wie möglich mit dem großen Urinbeutel, und benutzen Sie den kleineren Beinbeutel nur, wenn Sie das Haus verlassen. Der Grund dafür ist, daß der Urin bei unbemerkter Überfüllung des Beutels in den Harntrakt zurückfließen und so die Anastomose gefährden kann.

Die meiste Zeit verbringen Sie mit dem Katheter zu Hause, da heute die Patienten aus Kostengründen das Krankenhaus so schnell wie möglich nach dem Eingriff verlassen; die Prostataoperationen bilden hier keine Ausnahme. Glücklicherweise sind die meisten Patienten nach einer radikalen Prostatektomie tatsächlich in der Lage, nach Hause zu gehen. In der Regel werden sie auch schnell wieder aktiv, was größtenteils auf moderne Schmerzmittel aus der Gruppe der sog. nicht-steroidalen Entzündungshemmer zurückzuführen ist. Wie sich herausstellte, war ein Grund, warum die prostatektomierten Patienten nicht entlassen werden konnten, ihre Unfähigkeit,

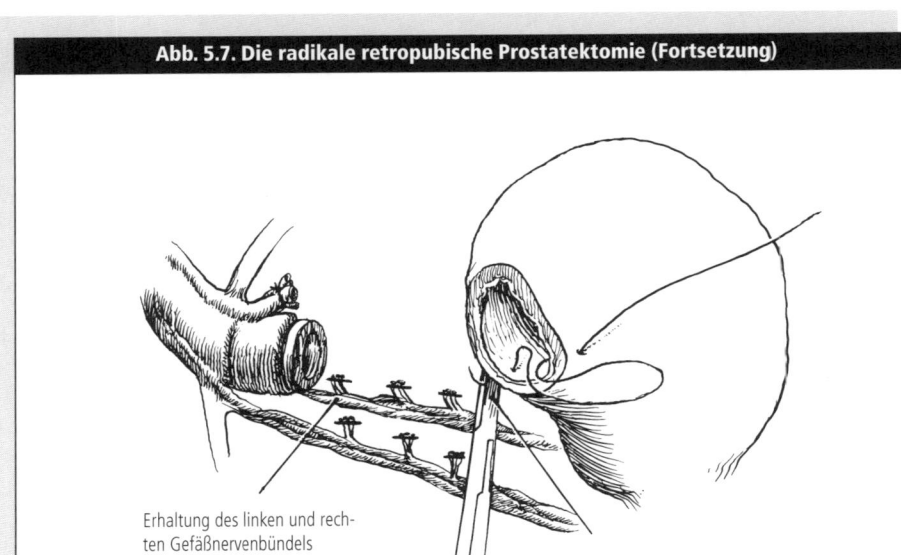

Abb. 5.7. Die radikale retropubische Prostatektomie (Fortsetzung)

Erhaltung des linken und rechten Gefäßnervenbündels

Raffnähte zur Verkleinerung der Blasenöffnung

Jetzt ist die Prostata entfernt. Beachten Sie, wie groß die Öffnung der Harnblase im Vergleich zu der der Harnröhre ist. Die Harnblasenöffnung muß nun verkleinert werden, so daß beide miteinander verbunden werden können, was mit Hilfe von Raffnähten geschieht.

nach der Operation zu essen und orale Schmerzmittel bei sich zu behalten. Wir hatten dies immer auf die Operation selbst geschoben, wissen jedoch heute, daß es die Schmerzmittel waren, die ihnen Übelkeit verursachten. Aus der Gruppe von Medikamenten, die man nicht-steroidale Antirheumatika (NSAR) nennt, sind rezeptfreie Präparate wie z. B. Ibuprofen zu nennen. Patienten unter dieser Medikation können gewöhnlich einen Tag nach der Operation wieder essen. Für viele Männer bedeutet dies den ersten Schritt zurück ins normale Leben, auch wenn es sich um relativ fades Krankenhausessen handelt.

Eine weitere oft gefürchtete Schwierigkeit ist die erste Darmentleerung nach der Operation. Sie gehört ebenfalls zu der Reihe von Unannehmlichkeiten, an die die Patienten lieber nicht denken, doch sie muß irgendwann geschehen – je eher, desto besser. Wie Sie sich erinnern können, befindet sich die Prostata vor dem Enddarm. Nach ihrer Entfernung ist dieser Teil des Enddarms während der ersten drei Monate nach dem Eingriff dünn, empfindlich und verletzlich. Aus diesem Grund ist es wichtig, daß in der ersten Zeit nach dem Eingriff kein Einlauf gemacht wird und die Temperatur nicht im Enddarm gemessen wird. Es ist unbedingt erforderlich, daß Sie täg-

Abb. 5.8. Die radikale retropubische Prostatektomie (Fortsetzung)

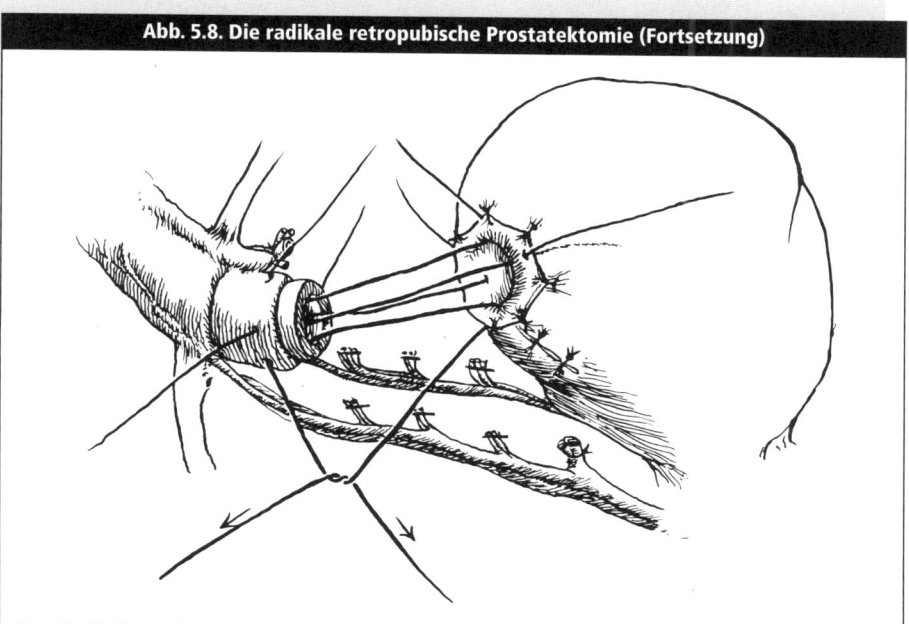

Jetzt ist die Operation fast vollendet. Der Chirurg überbrückt den Defekt, indem er den Harntrakt wiederherstellt – nämlich durch Rekonstruktion des sog. Blasenhalses und seiner Verbindung mit der Harnröhre.

lich Stuhlgang haben. Oft ist dies leichter gesagt als getan: Schmerzmittel, mangelnde Bewegung, leichter Flüssigkeitsmangel (der entstand, weil vor oder nach der Operation zu wenig Flüssigkeit zugeführt wurde) – all dies kann zu Verstopfung führen. Um Ihre Darmtätigkeit in Gang zu bringen, wird man Ihnen vermutlich über mehrere Tage stuhlerweichende Mittel oder Abführmittel geben. Einläufe jedoch sollten wegen der Verletzungsgefahr des Enddarms unterbleiben – es sei hier nochmals betont.

Was Sie noch tun bzw. lassen sollten: Vermeiden Sie es, die ersten sechs Wochen nach der Operation etwas zu heben, das schwerer als zehn Pfund ist – dazu gehören auch Ihre Enkelkinder und die Haustiere! Grund dafür ist, daß Ihr Schnitt in den ersten sechs Wochen nur von Nähten zusammengehalten wird. Danach wird der Schnitt durch körpereigenes Material, festes Narbengewebe, stabilisiert. Schweres Heben kann dazu führen, daß ein Bruch entsteht; schweres Heben oder anstrengende Aktivitäten können auch die Anastomose, die Harnblase und Harnröhre verbindet, beschädigen – und dies kann zu langwierigen Kontinenzproblemen führen. Sagen Sie sich immer wieder, daß der Zustand nicht ewig dauert, nach sechs Wochen können Sie wieder alles tun, was Sie möchten.

Auch während die Wunde heilt, können Sie nach Belieben essen und trinken, lange Spaziergänge machen und so oft Sie wollen, die Treppe rauf und runter gehen. Nach fünf Wochen können Sie auch wieder Auto fahren.

Sie müssen damit rechnen, daß Sie etwas inkontinent sind. Das ist normal und kein Dauerzustand. Die Inkontinenz wird bald verschwinden – lassen Sie sich nicht entmutigen. Sie müssen auch damit rechnen, daß Sie einige Schwierigkeiten mit der Erektion bekommen.

Schließlich wird man sie dazu anhalten, schon am ersten Tag nach der Operation aufzustehen. Dies gehört zu den wichtigen, das Thromboserisiko vermindernden Maßnahmen.

Ergebnisse

Krebskontrolle

Wesentliches Ergebnis der Untersuchungen von mehreren hundert Männern, die sich diesem Verfahren unterzogen haben, ist, daß durch die Prostatektomie die große Mehrheit der Männer, deren Krebs auf die Prostata begrenzt ist, geheilt wird. Ebenso heilt sie die meisten Männer auch dann, wenn der Krebs die Prostatawand erreicht oder gar durchdrungen hat, wenn – und dies ist wesentlich – zwei Bedingungen gegeben sind: der Tumor ist gut differenziert (ein Gleason-Wert von 6 oder niedriger), und die Chirurgen waren in der Lage, den Krebs vollständig zu entfernen. Die Chirurgen sprechen hier von einem „sauberen Schnittrand". Hat jedoch ein Tumor mit höheren Gleason-Werten die Prostatawand durchdrungen oder ist der Krebs bereits bis zu den Samenblasen vorgedrungen, sind die Chancen auf eine Heilung nicht so gut.

Eine langfristig angelegte Studie an der Johns Hopkins Universitätsklinik, bei der 955 Männer untersucht wurden, deren Krebs sich in den klinischen Stadien T1 und T2 (A und B) befand, kam zehn Jahre nach dem Eingriff zu folgendem Ergebnis: Nur bei 4% kam es zu einem lokalen Wiederauftreten des Krebses, 7% hatten Fernmetastasen. 70% der Patienten waren nach zehn Jahren immer noch krebsfrei, wie anhand des PSA-Tests, der äußerst sensibel für wiederauftretenden Krebs ist, festgestellt wurde.

Diese Studie macht die Bedeutung des pathologischen Stadiums (Ausdehnung des Krebses zur Zeit der Operation, siehe Kapitel C) deutlich. Die Chance, nach zehn Jahren krebsfrei zu sein, gemessen am fehlenden Nachweis von PSA, lag für Männer, deren Krankheit auf die Prostata beschränkt war oder die eine sehr begrenzte „Kapselpenetration" oder einen Tumor hatten, der die Prostatawand gerade eben überwunden hat, bei 85%.

Acht Jahre nach dem Eingriff war bei allen Patienten mit einer „Kapseldurchdringung", aber „negativen Resektionsrändern" – was bedeutet, daß es den Ärzten gelungen ist, den Krebs vollständig zu entfernen – und einem Gleason-Wert von 6 oder weniger kein PSA nachweisbar. Fünfzig Prozent der Männer mit einer Kapseldurchdringung und „positiven chirurgischen Rändern" – was bedeutet, daß es nicht ganz sicher ist, ob es den Ärzten gelungen war, den gesamten Krebs herauszuschneiden – sowie einem Gleason-Wert von 6 oder geringer hatten acht Jahre nach der Operation kein nachweisbares PSA. Das gleiche gilt für 50% der Männer mit einer Kapseldurchdringung, negativen chirurgischen Rändern und einem Gleason-Wert von 7 oder höher. Bei 25% der Männer mit einer Kapseldurchdringung, positiven chirurgischen Rändern und einem Gleason-Wert von 7 oder höher konnte acht Jahre nach dem Eingriff kein PSA nachgewiesen werden. (Mehr Informationen zu positiven chirurgischen Rändern finden Sie in Kapitel F unter „Bestrahlung nach der Prostatektomie".)

Warum heilt die radikale Prostatektomie nicht alle Männer? Weil der Krebs die Grenzen der Prostata vor der Operation verlassen hat, entweder lokal bis zu einem Punkt, an dem der Chirurg ihn nicht mehr entfernen kann, oder in Form von nicht feststellbaren Fernmetastasen. Aus diesem Grund untersuchen viele Urologen vor der Operation sorgfältig das exakte Krebsstadium. Sie sind der Meinung, daß es nur sinnvoll ist, Männer zu operieren, für die es sich wirklich lohnt, da für sie die Wahrscheinlichkeit, lange zu überleben, hoch ist.

Harnkontinenz

Die Inkontinenz ist vermutlich die am meisten gefürchtete unerwünschte Folgeerscheinung der radikalen Prostatektomie. Doch sie gehört, wenn die Operation von einem erfahrenen Arzt vorgenommen wird, auch zu den seltensten. Bei einer in der Johns Hopkins Universitätsklinik durchgeführten Untersuchung von 593 aufeinanderfolgenden Patienten waren 92% nach der Operation vollständig kontinent. Die restlichen 8% hatten eine leichte Streßinkontinenz (Urinleck bei bestimmten Aktivitäten, wie Laufen oder Golfspielen). 6% dieser Männer trugen eine Vorlage oder weniger pro Tag. Nur 2% der Männer hatten eine so hochgradige Streßinkontinenz, daß sie einen künstlichen Schließmuskel benötigten (siehe unten), und keiner von ihnen war total inkontinent. Bei der folgenden Untersuchung an der Johns Hopkins Universitätsklinik von 600 Männern war kein Patient so hochgradig inkontinent, daß er einen künstlichen Schließmuskel benötigte.

Von den Männern über 70 waren 86% nach der Operation vollständig kontinent, 94% der Männer, bei denen beide Gefäßnervenbündel (Gefäße und Nerven an beiden Seiten der Prostata) erhalten blieben, 92%, bei denen ein Nervenbündel, und 81%, bei denen beide entfernt wurden.

Auch schien es keinen Zusammenhang zwischen Potenz und Inkontinenz zu geben; 94% der potenten Männer und 90% der impotenten Männer blieben völlig kontinent.

Wovon hängt es ab, ob ein Mann kontinent bleibt oder nicht? Zunächst ist es wichtig, ob der Mann von vornherein einen starken Schließmuskel hat. Bei einigen Männern ist der Schließmuskelapparat schlecht entwickelt, und es ist nahezu unmöglich, dies vor der Operation festzustellen, da bei Männern die Urinkontrolle auch durch Blasenhals und Prostata erfolgt. Ein weiterer wichtiger Faktor ist die Fähigkeit des Chirurgen, den Schließmuskel zu erhalten und die Anatomie des Harntraktes wiederherzustellen. Doch auch andere Faktoren, wie das Alter des Patienten und ob eines oder beide Nervenbündel bei ihm entfernt wurden, spielen eine Rolle. Aus Studien geht ganz eindeutig hervor, daß Männer über 70, die eine Prostatektomie haben vornehmen lassen, mehr Probleme mit der Harnkontrolle haben als jüngere Männer. Es ist nicht vollständig geklärt, ob die Erhaltung beider Nervenbündel die Harnkontrolle verbessert: bei Männern, bei denen beide Nervenbündel entfernt wurden, ist die Inkontinenzquote etwas höher als bei Männern, deren Nervenbündel erhalten blieben. Möglicherweise wird aber auch der Schließmuskel eher bei einer großzügigen Resektion der Prostata und ihrer Umgebung einschließlich der Gefäßnervenbündel geschädigt.

Was kann man gegen Inkontinenz tun? Nach der Katheterentfernung verspüren die meisten Männer vorübergehend Drang- und Streßinkontinenz – in der Tat wäre es verwunderlich, wenn dem nicht so wäre. Denken Sie darüber nach: Die Harnröhre ist gestreckt worden und möglicherweise drei Wochen durch den Katheter gereizt; es kann Stunden oder Tage dauern, bis sie sich davon erholt.

Im allgemeinen kehrt die Harnkontrolle in drei Phasen zurück. Phase eins – Sie bleiben trocken, wenn Sie nachts liegen. Phase zwei – Sie bleiben trocken, wenn Sie umherlaufen. Und Phase drei – Sie bleiben trocknen, wenn Sie nach dem Sitzen aufstehen. Eine lang anhaltende Streßinkontinenz (Urinleck beim Aufstehen oder bei körperlicher Belastung) ist selten, und die totale Inkontinenz kommt noch seltener vor.

Sie können auch etwas dafür tun, um die Streßinkontinenz in den Griff zu bekommen – es gibt spezielle Übungen zur Stärkung des äußeren Schließmuskels, die man Kegel-Übungen nennt. Sie können selbst zur Genesung beitragen, indem Sie jedesmal, wenn Sie auf die Toilette gehen, üben, Ihren Urinfluß zu starten und stoppen. Dies gelingt am besten, wenn Sie im Stehen urinieren: Versuchen Sie, Ihren Harnfluß anzuhalten, indem Sie die Muskeln in Ihrem Gesäß fest zusammenziehen. (Es gibt noch andere Methoden, wie man diese Übung durchführen kann, doch wenn Sie die hier beschriebene anwenden, können Sie sicher sein, daß Sie die richtigen Muskeln trainieren.) Führen Sie diese Übungen nur durch, wenn Sie urinieren, sonst wird sich Ihr Schließmuskel völlig erschöpfen.

Tragen Sie Vorlagen, bis Sie wieder über die vollständige Harnkontrolle verfügen. Diese können Sie in der Apotheke oder einem Sanitätshaus erhalten. Ihr Arzt wird Ihnen Muster mitgeben bzw. entsprechende Empfehlungen aussprechen. Wofür immer Sie sich entscheiden, tragen Sie niemals ein Kondomurinal oder eine Penisklemme. Wenn Sie diese Geräte benutzen, können Sie nicht die Muskelkontrolle entwickeln, die sie brauchen, um kontinent zu werden. Trinken Sie nicht übermäßig viel und reduzieren Sie Ihren Alkohol- und Kaffeekonsum – beide Getränke machen die Sache nur noch schlimmer –, bis Sie Ihre Kontinenz wiedererlangt haben. Und denken Sie daran: Sie werden es überstehen.

In extremen Fällen, wenn die Inkontinenz nach einer bestimmten Zeitdauer nicht besser wird, nimmt der Arzt eine Blasendruckmessung vor, um Aufschluß über die Blasenfunktion zu erhalten. Bei Dranginkontinenz können anticholinerge Medikamente die unfreiwilligen Harnblasenkontraktionen reduzieren. Bei Streßinkontinenz können Medikamente hilfreich sein, die zur Kontraktion glatter Muskulatur führen, oder auch abschwellende Mittel und Antidepressiva (z.B. ist Imipramin ein Antidepressivum, das auch das Harnlassen hemmt). Dauert die Inkontinenz länger als ein Jahr oder ist sie sehr ausgeprägt, wird Ihr Arzt Ihnen möglicherweise zur Implantation eines künstlichen Schließmuskels raten. Bei diesem Verfahren wird eine Manschette um die Harnröhre gelegt und über einen dünnen Schlauch mit einem ins Abdomen eingesetzten Flüssigkeitsreservoir und einer kleinen im Hodensack installierten Pumpe verbunden. Mit der Pumpe wird die Flüssigkeit aus dem Reservoir in die Manschette gebracht und damit die Harnröhre blockiert. Über ein Ventil an der Pumpe wird die Flüssigkeit aus der Manschette dann wieder abgelassen, so daß der Urin durch die Harnröhre fließen kann.

Der künstliche Schließmuskel ist ein kompliziertes Gerät. Es gibt jedoch auch einfachere Möglichkeiten, wie z. B. die Injektion von Kollagen in die Harnröhre oder den Blasenhals. Möglicherweise können diese Techniken so weit verbessert werden, daß man durch sie die Inkontinenz bei fast allen Männern in den Griff bekommen kann.

Sexuelle Potenz

Nach der Inkontinenz rangiert die Impotenz an zweiter Stelle auf der Liste der „am meisten gefürchteten Komplikationen". Doch lassen Sie uns sicherstellen, daß wir über dasselbe sprechen. Da ist zunächst die Frage: „Was ist Potenz?". Die medizinische Definition ist einfach: „eine Erektion, die für das vaginale Eindringen und den Orgasmus ausreicht." Hier muß noch einmal wiederholt werden, daß Männer, die nach einer radikalen Prostatektomie impotent sind, normale Empfindungen und einen normalen Sextrieb haben und zu einem Orgasmus kommen können. Ihr einziges Problem besteht darin, eine ausreichende Erektion zu bekommen oder zu halten. (Ausführlichere Informationen zur Impotenz nach der Prostatektomie finden Sie in Kapitel H.)

Bei einer Untersuchung an der Johns Hopkins Universitätklinik von 503 primär potenten Männern zwischen 34 und 72 Jahren blieben 68% nach der radikalen Prostatektomie potent. Alter, Krebsstadium und chirurgische Technik – das Geschick des Operateurs und ob kein, ein oder zwei Nervenbündel während der Operation entfernt wurden –, all dies kann die Potenz beeinflussen. Die Aufgliederung gemäß Alter:

Die Potenz blieb bei 91% der Männer unter 50 Jahren erhalten, bei 75% der Männer zwischen 50 und 60 Jahren, bei 58% der Männer zwischen 60 und 70 Jahren und bei 25% der Männer über 70 Jahre.

Bei Männern unter 50 Jahren ist die Potenzquote in jedem Fall über 90%, unabhängig davon, ob beide Nervenbündel intakt blieben oder ob ein Nervenbündel entfernt wurde. Diese Tatsache läßt den Schluß zu, daß, um eine Erektion zu bekommen, die Erhaltung eines dieser beiden Nervenbündel ausreicht.

Bei Männern über 50 Jahren war die Potenz bei denen, deren beide Nervenbündel intakt geblieben waren, weitaus höher als bei denen, die ein Bündel einbüßten. Wenn die relative Wahrscheinlichkeit der Impotenz nach der Operation altersbereinigt beurteilt wird, ist das Risiko zweimal höher, wenn der Krebs die Prostatawand durchbrochen hat, auf die Samenblasen übergegriffen hat oder ein Nervenbündel entfernt wurde.

Zusammenfassend läßt sich folgendes sagen: Bei jüngeren Männern mit einem auf die Prostata beschränkten Krebs besteht die höchste Wahrscheinlichkeit, daß sie potent bleiben. Diese sind auch diejenigen, die den größten Nutzen von einer Operation haben.

Komplikationen

Wie alle Operationen, die in Narkosen durchgeführt werden, hat auch die radikale Prostatektomie ein wenn auch niedriges Todesrisiko. Bei einer Untersuchung von 1000 Patienten gab es zwei Todesfälle: ein Mann starb drei Wochen nach der Operation an einem Blutgerinnsel in der Lunge (wichtige Hinweise dazu finden Sie weiter unten). Der andere Mann hatte eine Herzattacke nach der Narkoseeinleitung noch vor Beginn der Operation.

Die am weitesten verbreitete Komplikation ist die exzessive Blutung während der Operation, die entsteht, wenn ein Blutgefäß verletzt wird. Aus diesem Grund ist es äußerst wichtig, daß Ihr Chirurg die Technik eines „unblutigen Operationsfeldes" beherrscht (siehe „Ein anatomiegerechtes Vorgehen bei der Operation" und „Sind Sie in guten Händen? Woran Sie einen guten Chirurgen erkennen", in diesem Kapitel).

Zu den weniger häufigen Komplikationen gehören Verletzungen des Enddarms oder der Harnleiter: diese können während der Operation wieder behoben werden. Durch zusätzliche Maßnahmen können dauerhafte Schäden verhindert werden.

Weitere Komplikationsmöglichkeiten sind Thrombosen und die Blasenhalskontraktur.

Thrombosen. Diese gehören zu den weitest verbreiteten und möglicherweise schwerstwiegenden Komplikationen der radikalen Prostatektomie. Blutgerinnsel, die sich in den tiefen Beinvenen bilden (sog. tiefe Venenthrombosen), sind im günstigsten Fall nur schmerzhaft, schlimmstenfalls sind sie tödlich. Das schlimmste Szenario besteht darin, daß sich ein Blutgerinnsel in den Beinvenen löst und in die Lunge schießt (man spricht dann von einer Lungenembolie).

Bei ca. 12% der Männer bilden sich nach der radikalen Prostatektomie Blutgerinnsel in den Beinen; ca. 2–5% dieser Männer bekommen eine Lungenembolie. (Eine Untersuchung an der Johns Hopkins Universitätsklinik ergab, daß von 1300 radikal operierten Patienten weniger als 2% Blutgerinnsel hatten und zwei Männer an den Folgen einer Lungenembolie starben.)

Natürlich ist der beste Weg, mit diesem Problem umzugehen, zu verhindern, daß es überhaupt passiert. Einige Ärzte verabreichen deshalb vor der Operation blutverdünnende Medikamente, wie niedrige Dosen Heparin. Andere Ärzte setzen spezielle Stützstrümpfe zur Kompression der Beinvenen ein. Sie dienen dazu, das Blut in die tiefen Venen zu drücken und damit die Fließgeschwindigkeit zu erhöhen. (Ein langsamer Blutfluß führt zur Gerinnselbildung.) Andere Strümpfe haben spezielle Kompressionskammern, die das Blut in den tiefen Beinvenen „hochmelken".

Wichtiger Hinweis: Haben Sie schon einmal eine Thrombose gehabt, teilen Sie dies bitte unbedingt Ihrem Arzt mit, denn dies könnte Einfluß darauf haben, wie die Narkose verabreicht wird. Männern, von denen angenommen wird, daß bei ihnen eher die Gefahr der Blutgerinnselbildung besteht, wird während ihres Krankenhausaufenthalts ein stärkeres Blutverdünnungsmedikament gegeben. Diese Maßnahmen sind äußerst erfolgreich zur Lungenembolieprophylaxe.

Bewegung ist ein weiterer wichtiger Faktor, der dazu beitragen kann, das Auftreten von Thrombosen zu verhindern. Herumlaufen ist gut, dabei wird das Blut zu Ihrem Herzen zurückgepumpt. Laufen Sie herum, sobald es Ihnen nach der Operation erlaubt ist. Vermutlich wird Ihr Arzt Sie auch dazu ermuntern, Fußgymnastik zu machen, um die Wadenmuskeln zu trainieren. Machen Sie diese Übung 100 Mal pro Stunde zwischen Ruhepausen. Versuchen Sie auch, während der ersten vier Wochen nicht länger als eine Stunde aufrecht mit herabhängenden Beinen auf einem Stuhl zu sitzen. Richten Sie es ein, daß Sie so oft wie möglich Ihre Beine hoch legen, auf ein Sofa oder eine Fußbank. Hier werden zwei Zwecke erfüllt: durch das Hochlegen der Beine wird der Blutfluß in den Venen verbessert, und Sie belasten den operierten Bereich nicht mit Ihrem vollen Gewicht.

Anmerkung: Da die Patienten heutzutage relativ schnell aus dem Krankenhaus entlassen werden, kann es durchaus sein, daß zu Hause postoperative Probleme auftreten. Deshalb ist es wichtig, daß Sie und Ihre Familie die Warnsignale einer Beinvenenthrombose oder einer Lungenembolie erkennen. Es kann Zeichen einer Thrombose sein, wenn Sie am Bein eine Schwellung oder einen Druck verspüren, insbeson-

Seien Sie Ihr eigener Anwalt. Das bedeutet nicht, daß Sie aggressiv oder unangenehm sein müssen, oder daß Sie Ihren Arzt mitten in der Nacht anrufen sollen, nur um mit ihm zu plaudern (bitte nicht!).

Es bedeutet jedoch, daß Sie bestimmte Rechte haben. Haben Sie eine Frage oder ein Problem und es ist Sprechstunde, rufen Sie auf jeden Fall Ihren Arzt an; auch wenn Sie nicht immer Ihren Arzt erreichen, wird Ihnen jemand anderes helfen.

Wenn Sie ein Problem haben, mit dem Sie Ihrer Meinung nach nicht mehr bis zum nächsten Morgen warten können, rufen Sie mitten in der Nacht an. Die meisten Ärzte und alle Kliniken haben einen 24-Stunden-Bereitschaftsdienst. Diese Bereitschaftsdienste sind eingeführt worden, da medizinische Notfälle eben nicht nur während der Sprechstunden passieren.

Dies ist nicht der erste und auch nicht der letzte Anruf, den Ihr Arzt in der Nacht bekommt. Was ist Ihnen lieber – aufgrund ernsthafter Komplikationen, die durch eine verspätete Behandlung eingetreten sind, im Krankenhaus zu landen oder „Ihren Arzt zu nerven"?

dere in der Wade. Eine Lungenembolie kann man an plötzlich auftretenden Brustschmerzen – besonders an Schmerzen, die sich verschlimmern, wenn Sie einen tiefen Atemzug machen – erkennen oder wenn Sie Blut husten. Tritt eines dieser Symptome auf, rufen Sie sofort Ihren Arzt an! Geschieht dies mitten in der Nacht, warten Sie nicht erst, bis Ihr Arzt Sprechzeit hat! Können Sie Ihren Arzt nicht erreichen, gehen Sie zu einer Notaufnahme und teilen Sie dem diensthabenden Arzt Ihre Verdachtsmomente mit. Eine frühzeitige Behandlung mit gerinnungshemmenden Medikamenten führt in der Regel zu ausgezeichneten Ergebnissen. Wird jedoch die Diagnose und zufolgedessen auch die Behandlung hinausgeschoben, kann ein großes Gerinnsel in die Lunge gelangen und fatale Auswirkungen haben.

Blasenhalsverengung. Bei ca. 3–12% der Männer tritt nach der Operation eine narbige Einengung des Blasenhalses auf. Die Symptomatik eines tröpfelnden Harnabgangs kann nur schwer von einer vorübergehenden Inkontinenz, wie sie häufig nach einer radikalen Prostatektomie auftritt, unterschieden werden. Die Kontraktur kann meist ambulant von einem Urologen behoben werden, wobei er ein Zystoskop verwendet, mit dem er den festen Narbenring einschneidet und damit den Blasenhals wieder eröffnet.

E3   Die perineale Zugangsweg

Das radikale perineale Verfahren, das bezüglich Operationsvorbereitung und Heilverlauf dem retropubischen Verfahren ähnelt, bietet einige Vorteile: Es ist weniger blutig, da das große Venensystem, das die Prostata überlagert (der dorsale Venenkomplex), nicht mitentfernt wird. Jedoch bedeutet dies auch, daß es dem Operateur nicht möglich ist, so viel Gewebe zu entfernen wie bei dem retropubischen Verfahren – d.h. wenn der Krebs die Prostatawand durchbrochen hat, kommt es hier wahrscheinlich eher zu „positiven chirurgischen Rändern" als bei der retropubischen Methode.

Ist die Wahrscheinlichkeit, daß der Krebs die Beckenlymphknoten befallen hat, niedrig (siehe Tabelle 3.3), besteht keine Notwendigkeit für einen Bauchschnitt. Bei vielen Männern wird jedoch vorher eine laparoskopische Lymphknotenentfernung vorgenommen, bevor sie sich dem perinealen Verfahren unterziehen, um sicherzugehen, daß der Krebs die Lymphknoten noch nicht erreicht hat (siehe Kapitel C).

Ein weiterer Nachteil der perinealen Methode ist, daß es hierbei schwieriger ist, die Gefäßnervenbündel, die dünnen Nervenstränge, die an beiden Seiten der Prostata sitzen und wichtig für die Erektion sind, zu orten und somit zu erhalten. Deshalb ist die Erhaltung der Potenz weniger gesichert.

Was geschieht während der Operation?

Sie erhalten eine Allgemeinnarkose, so daß Sie während des Verfahrens bewußtlos sind. Um an die Prostata heranzukommen, machen die Ärzte unmittelbar oberhalb des Enddarms einen Schnitt. Die Prostata wird nach und nach vom Enddarm, der Harnblase, der Harnröhre und den Samenleitern abgetrennt. Die Samenblasen werden zusammen mit der Prostata entfernt, und die Harnblase wird wieder mit der Harnröhre verbunden.

E4 Was passiert, wenn meine PSA-Werte nach der Operation ansteigen?

Wenn die PSA-Werte nach einer radikalen Prostatektomie ansteigen, ist dies ein Zeichen dafür, daß irgendwo noch Prostatakrebs ist. Vielleicht ist es ein lokales Wiederauftreten dort, wo zuvor die Prostata war, oder es ist eine Metastase – ein winzig kleiner Krebsherd, der lange, bevor der Krebs überhaupt diagnostiziert worden ist, gestreut wurde.

Wie kann man dies nun feststellen? Kürzlich untersuchte man an der Johns Hopkins Universitätsklinik die nach der Prostatektomie ansteigenden PSA-Werte bei 51 Männern. Bei 30% dieser Männer lag ein lokales Rezidiv vor, bei 70% handelte es sich um Fernmetastasen. Aufgrund der Daten dieser Studie stellte man fest, daß anhand des Gleason-Wertes und des pathologischen Stadiums des bei der Operation entfernten Prostatatumors sowie des Zeitpunktes, an dem die PSA-Werte ansteigen, der Verlauf der Erkrankung eingeschätzt werden kann.

Auf Männer, bei denen das Auftreten von Metastasen wahrscheinlich ist, treffen ein oder mehrere der folgenden Faktoren zu: Gleason-Werte von 8 oder höher, während der Operation entdeckter Krebs in den Samenblasen und Lymphknoten oder ein Anstieg der PSA-Werte innerhalb des ersten Jahres nach der Operation. Umgekehrt besteht bei Männern mit Gleason-Werten von 7 oder weniger, einem niedrigen pathologischen Stadium und/oder einem Anstieg der PSA-Werte mehrere Jahre nach der Operation eher die Wahrscheinlichkeit eines lokalen Tumorrezidivs. Für diese Männer gibt es die gute Nachricht, daß der Krebs noch mit einer Strahlenbehandlung des Prostatabetts (des Bereichs, wo die Prostata zuvor saß) geheilt werden kann. (Informationen zu nach der Strahlenbehandlung angestiegenen PSA-Werten finden Sie in Kapitel F.)

Auch wenn es sich noch im Versuchsstadium befindet, werden Sie womöglich schon bald von einem neuen vielversprechenden bildgebenden Verfahren hören, das auf der Grundlage des sogenannten prostataspezifischen Membranantigens (PSMA) entwickelt wurde. (Wie beim PSA handelt es sich beim PSMA um ein von der Prostata produziertes Enzym, nur daß dieses auf der Membran der Prostatazelle angesiedelt ist.) Die Firma Cytogen hat einen Antikörper gegen das PSMA entwickelt und diesen an einen unschädlichen radioaktiven Markierungsstoff (111-Indium-markiertes CYT-356) gekoppelt. In groben Zügen nimmt hierbei der Antikörper das PSMA ins Visier und der Indiumfarbstoff läßt es in einem Ganzkörper-Scanner aufleuchten. Die dem Ganzen zugrundeliegende Idee besteht darin, herauszufinden, ob und wo sich Prostatakrebszellen außerhalb der Prostata verstecken. Nehmen wir beispielsweise einen Mann, dessen PSA-Wert nach Durchführung einer radikalen Prostatektomie ansteigt. Eine Knochenszintigraphie und Computertomographie erweisen sich als negativ. Lauern an abgelegenen Orten noch irgendwelche anderen Prostatakrebszellen, die anhand dieser Untersuchungsmethoden bislang nicht zu entdecken sind? Oder ist der Krebs noch immer auf das Prostatabett begrenzt, wo er erfolgreich mit einer Strahlentherapie behandelt werden kann? Dieses neue Verfahren namens ProstaScint könnte viel zur Beantwortung dieser Fragen und anschließenden Festlegung der besten Behandlungsform beitragen.

5 Radikale Prostatektomie: Die Geschichte eines Mannes

Es war lediglich eine Routineuntersuchung, bei der der Arzt einen Knoten in der Prostata von Peter Weaver* entdeckte.

„Ich ging ganz selbstsicher in die Arztpraxis," erinnert sich Weaver, der zu dem Zeitpunkt 63 Jahre alt war. „Ich fühlte mich gut in Form, da ich jeden Tag joggte, Kraftübungen machte, gut aß und eine gute Ehe führte." Er war fassungslos, als der Arzt den Knoten bei ihm entdeckte. „Irgendwie war ich beleidigt, ich dachte: Wie kann mir das passieren? Ich habe absolut keine Symptome gehabt, ich hatte keine Probleme mit dem Urinieren, hatte keine Schmerzen, nichts. Es war wie eine versteckte Zeitbombe." Die Geschwulst war winzig klein, doch eine Nadelbiopsie und ein transrektaler Ultraschall ergaben, daß sie krebsartig war – und „gut operabel."
Weaver, der Artikel für den Wirtschaftsteil einer Nachrichtenagentur in Washington D.C. schreibt, ist Reporter und erkundete seine Behandlungsmöglichkeiten, als würde er für eine Story recherchieren – er spürte Fallbeispiele auf, sprach mit Experten und setzte sich mit den Fakten auseinander. Nachdem er jede Option untersucht hatte, entschloß er sich, eine Operation vornehmen zu lassen. Sein nächster Schritt war, sich nach einem guten Operateur umzuhören, bis er sicher war, daß er den richtigen gefunden hatte.

„Es handelte sich um eine größere Operation," sagt Weaver. „Ich war neun oder zehn Tage im Krankenhaus.** (Heute bleiben die meisten Patienten nur vier oder fünf Tage im Krankenhaus.) Ich ging mit einem Urinkatheter nach Hause, den ich für die nächsten zwei bis drei Wochen tragen mußte." Mehrere Monate hatte er Schwierigkeiten mit der Inkontinenz, und sein Sexualleben war für einige Wochen unterbrochen. Nach ca. einem Jahr war alles wieder normal.

Das ist jetzt fünf Jahre her. Jetzt, sagt er, seien seine PSA-Werte „absolut normal". Mehrmals die Woche läuft er fünf Kilometer und hebt Gewichte. Er ist Mitglied in einem Sportverein. „Mein Cholesterinwert beträgt 155. Der HDL- (Lipoprotein mit hoher Dichte) Cholesterinspiegel bewegt sich zwischen 45 und 50. Mein Arzt meint, daß diese Kombination einfach perfekt sei. Ich habe einen Puls von 60 bis 64, einen Blutdruck von 120 zu 80. Ich fühle mich einfach großartig."

---

* Weaver gab seine Erlaubnis für die Benutzung seines Namens in diesem Buch.
** In Deutschland meist noch länger, auch wenn der Trend zu kürzeren Verbleibzeiten besteht.

In den letzten Jahren war Weaver Mitglied einer Selbsthilfegruppe für Prostata-krebskranke. Er hat über seine Erfahrungen gesprochen und geschrieben und kann Männern in dieser Situation einige Ratschläge geben.

Als erstes, meint er, ist es wichtig, daß Sie eine zweite Meinung einholen, vielleicht sogar eine dritte. Wenn Ihnen das, was Sie von Ihrem Arzt erfahren, mißfällt – bei-spielsweise seine Erfolgsquote bezüglich Impotenz und Inkontinenz – „streichen Sie seinen Namen von Ihrer Liste."

Stellen Sie Ihrem Arzt so viele Fragen, wie Sie möchten, so daß Sie auf die Kompli-kationen, die eine Operation garantiert mit sich bringt, vorbereitet sind. Denn wenn Sie nicht mit diesen Schwierigkeiten nach der Operation rechnen, sind Sie überwäl-tigt davon. „Sie können keine Erektion bekommen, Ihnen läuft Urin in die Unterho-se. Sie haben seit Ihrer Jugend nie mehr so ein beschämendes Gefühl gehabt. Diese Erfahrung ist eine der schlimmsten, die ein Mann machen kann," meint Weaver. Obwohl Weaver nur vorübergehend impotent und inkontinent war, war seine Lebensqualität für mehrere Monate beeinträchtigt.

Es ist gut zu wissen, daß es, im Fall bleibender Impotenz und Inkontinenz Hilfe gibt. „Heutzutage gibt es Medikamente, Spritzen und Geräte; es ist unglaublich – da könn-te sogar eine Schaufensterpuppe eine Erektion bekommen!" sagt Weaver.

Weavers letzter Ratschlag lautet: „Lassen Sie sich jedes Jahr von dem erfahrensten Urologen, den Sie finden können, untersuchen. Lassen Sie einen PSA-Test machen und unterziehen Sie sich einer digitalen rektalen Untersuchung. Übernehmen Sie die Verantwortung für Ihre Gesundheit. Schließlich ist es Ihr Körper. Sie müssen auf ihn aufpassen."

Die radikale Prostatektomie ist sicherlich keine neue Heilmethode gegen Prostatakrebs; es gibt sie bereits seit 1904. Es gibt zwei Operationsmethoden – die perineale Methode und die retropubische Methode. Die radikale retropubische Prostatektomie war wegen der damit verbundenen starken Blutungen immer sehr unbeliebt bei den Chirurgen, und beide Methoden hatten einen verheerenden Nebeneffekt – Impotenz und Inkontinenz.

Das Bild hat sich geändert. Aufgrund des neuen Verständnisses der Anatomie der Prostata hat es enorme Verbesserungen bei der retropubischen Methode gegeben. Neue Techniken haben zu einem geringeren Blutverlust geführt, und die Operation ist für die Patienten weitaus sicherer geworden. Und was dem von den Chirurgen so bezeichneten „unblutigen Operationsfeld" können die Operateure jetzt tatsächlich sehen, was sie tun – eine starke Verbesserung. Jetzt können bei der Operation wichtige Strukturen erkannt und bewahrt werden, die man vorher nicht gesehen und zerstört hat. Präzisere Technik hat die Wahrscheinlichkeit einer problematischen Inkontinenz auf 2% (und selbst diese 2% sind nicht die ganze Zeit inkontinent) reduziert. Neue anatomische Erkenntnisse ermöglichen es den Chirurgen, bei vielen Männern die Potenz zu erhalten.

Und was noch wichtiger ist: durch das verbesserte anatomische Verständnis können die Chirurgen jetzt so viel Gewebe zusammen mit der Prostata entfernen, wie niemand für möglich gehalten hat – wodurch die Chancen, daß der Krebs vollständig entfernt wird, erhöht sind.

Mit der Operation verfolgt man drei Ziele: die Entfernung des ganzen Tumors, die Erhaltung der Urinkontrolle und die Bewahrung der sexuellen Funktion. Die sexuelle Funktion steht zunächst entsprechend ihrer Bedeutung an dritter Stelle, außerdem gibt es es viele Methoden, sie wiederherzustellen. Männer, die nach der radikalen Prostatektomie impotent sind, haben normale Empfindungen, einen normalen Sextrieb und können einen normalen Orgasmus bekommen. Das einzige, was ihnen fehlt, ist, eine Erektion zu bekommen, die für den Geschlechtsverkehr ausreicht. Dies ist ein Problem, das behoben werden kann.

Aufgrund der geringeren Komplikationsrate und der besseren Früherkennungstechniken, anhand derer lokalisierter Prostatakrebs festgestellt werden kann, wird die radikale Prostatektomie heute öfter als jemals zuvor durchgeführt.

Natürlich gibt es jetzt eine Fülle von Informationen über die langfristigen Ergebnisse, und die Neuigkeiten sind gut: Zehn Jahre nach dem Eingriff haben 70% der Patienten keine nachweisbaren PSA-Werte; bei nur 4% ist ein lokales Rezidiv des Krebses zu verzeichnen, und nur 7% haben entfernte Metastasen. 92% haben vollständige Urinkontrolle, nur 2% haben über längere Zeit Probleme (sie tragen mehr als eine Vorlage pro Tag). Totale Inkontinenz ist selten (und, wie auch bei der Impotenz, gibt es mehrere Möglichkeiten zu helfen).

Die Wiedererlangung der sexuellen Funktion hängt vom Alter und der chirurgischen Technik ab. 90% der Männer unter 50 Jahren, 75% der Männer in den Fünfzigern, 60% der Männer in den Sechzigern und 25% der Männer in den Siebzigern bleiben potent.

Es gibt zwei kleine Nervenbündel an jeder Seite der Prostata, die für die Erektion verantwortlich sind. In einigen Fällen, je nach dem, wie weit sich der Krebs ausgebreitet hat, müssen ein oder beide Nervenbündel entfernt werden. Männer können auch potent bleiben, wenn eins dieser Nervenbündel herausgenommen wird, jedoch nicht, wenn beide entfernt wurden. Sind die Männer älter als 50 Jahre, ist die Potenz bei denen, deren beide Nervenbündel erhalten wurden, besser als bei denen, die während der Operation ein Nervenbündel eingebüßt haben.

Die Männer mit der besten Chance des Potenzerhaltes sind jünger, und der Krebs ist auf ihre Prostata beschränkt. Diese sind es auch, denen eine Operation den größten Nutzen bringt.

Sowohl die retropubische als auch die perineale Methode sind in diesem Kapitel erläutert worden, ebenso die damit verbundenen Komplikationen und Nachwirkungen. Ebenso werden Hinweise gegeben, wie Sie damit umgehen können.

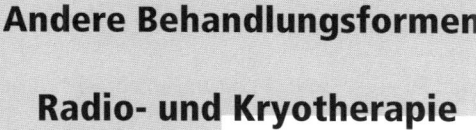

Andere Behandlungsformen:

Radio- und Kryotherapie

F 1 Strahlentherapie bei Prostatakrebs: Ein kurzer geschichtlicher Abriß

Wie die radikale Prostatektomie (operative Prostataentfernung) ist die Strahlentherapie bei Prostatakrebs keine neue Behandlungsform. Es war der Urologe Hugh Hampton Young, kurz nachdem er die erste radikale Prostatektomie durchgeführt hatte (siehe Kapitel E), der gemeinsam mit einem weiteren Kollegen am Johns Hopkins Universitätsklinikum die erste Strahlentherapie in Amerika praktizierte (diese war einige Jahre zuvor in Europa entwickelt worden). Nach heutigen Maßstäben handelte es sich um eine primitive Behandlungsform, bei der spezielle Radiumapplikatoren in das die Prostata umgebende Gewebe – die Harnröhre, die Blase und den Enddarm – eingeführt wurden.

Im Laufe der folgenden Jahrzehnte wurden dann die Grundlagen für einige der heutigen Strahlentherapie-Formen entwickelt: die externe Röntgenbehandlung und die „Spickung" des Prostatatumors mit radioaktiven Kapseln.

Diese ersten Behandlungsversuche waren jedoch nicht sehr erfolgreich. Im Vergleich zur heutigen Hochleistungstechnologie waren die Röntgenstrahlen der 30er Jahre ziemlich energiearm. Ihre Eindringtiefe in die Prostata war vergleichsweise gering und nicht sehr präzise. Die Röntgenbehandlung konnte folglich nur Schmerzen und Symptome lindern, den Krebs jedoch nicht vernichten.

Nachdem in den 40er Jahren die Auswirkung von Hormonen auf die Prostata entdeckt worden war, wurde die Strahlentherapie zugunsten von Kastration und der Verabreichung von Hormonen so gut wie aufgegeben. Es dauerte jedoch nicht lange, bis die Strahlentherapie zurückkehrte. Wir verdanken dies hauptsächlich Wissenschaftlern, die dieses Gebiet durch Entwicklung des sogenannten Linearbeschleunigers revolutionierten. Mit diesem Gerät ließen sich leistungsstarke, durchdringende Strahlen erzeugen und auf ein bestimmtes Zielgebiet fokussieren, so daß das angrenzende Gewebe weitgehend verschont wurde. Damit wurde die Strahlentherapie auf einen Schlag wieder aktuell und erhielt einen neuen Stellenwert: man hatte eine Behandlungsform gefunden, die nicht nur die Symptome einer Krankheit in fortgeschrittenem Stadium zu lindern imstande war, sondern lokalisierten Krebs tatsächlich heilen konnte.

Seit dieser Zeit wurde die Strahlentherapie fortlaufend verbessert und noch leistungsfähiger gemacht. Heute gibt es zwei Standard-Methoden: die Bestrahlung des

Tumors von außen, die „externe Bestrahlungstherapie", und die direkte Implantation von radioaktiven Kapseln („Seeds") in den Tumor, die „interstitielle Brachytherapie". Innerhalb der letzten Jahre ist mit einer neuen Technik, der sogenannten „dreidimensionalen konformierten Therapie" eine weitere Behandlungsform hinzugekommen. Durch eine Maximierung der Strahlendosis auf den Prostatatumor bei gleichzeitiger Minimierung der Gefahr, das umgebende Gewebe zu schädigen, erhöht sie das Potential der externen Bestrahlungstherapie.

Externe Bestrahlungstherapie

Wie funktioniert ein Bestrahlungsgerät? Am einfachsten ist es, sich vorzustellen, wie man in der Sonne liegt und bräunt. Der Unterschied besteht darin, daß man die Energie der Röntgenstrahlen weder fühlt noch sieht und daß das „Bräunen" im Körperinneren stattfindet. Hierbei töten die Strahlenquanten die ins Visier genommenen Zellen durch Zerstörung ihrer Kernsubstanz (DNA) ab. Eine gute, gleichmäßige Sonnenbräune erzielt man am besten stufenweise und nicht durch einmaliges, übertriebenes Sonnenbaden. Analog hierzu ist es am effektivsten, die Strahlendosis über mehrere Wochen zu verteilen: die einzelne Behandlung dauert dann jeweils nur ein paar Minuten. Entscheidend ist es, den Prostatakrebs zu vernichten, aber das umgebende Gewebe – Enddarm, Blase, Knochen und Haut – dabei so wenig wie möglich zu schädigen.

Damit Ihr Radioonkologe sich ein gutes Bild vom Zielgebiet der Prostata und den sie umgebenden Organen machen kann, wird zur Behandlungsplanung eine Computertomographie durchgeführt. Manche Ärzte bedienen sich einer Computersimulation der Strahlendosis auf das Zielgebiet: je nach Stadium und Malignitätsgrad des Tumors, Beckenanatomie und Körpergröße können Variationen notwendig werden. Bei Tumoren mit hohem Malignitätsgrad (Gleason-Wert 7 und höher) oder einer Ausdehung über das klinische Stadium T2b hinaus, muß der Bestrahlungsbereich die Prostata, die Samenbläschen und das umgebende Gewebe einschließlich der nahegelegenen Lymphknoten abdecken, da der Krebs nach einem Überschreiten der Prostatakapsel dorthin gestreut haben kann. Der Patient wird dabei von vorne, hinten und beiden Seiten bestrahlt. (Die individuellen Behandlungsbereiche können variieren). Ein wichtiges Ziel ist es, die tumorfreien Organe und Gewebe möglichst zu schützen. Insbesondere muß Knochengewebe vor der Strahlung geschützt sein, um die im Knochenmark angesiedelte Blutbildung nicht zu schädigen. Ein Strahlenschutz tumorfreier Bereiche kann durch Blei-Abdeckungen, durch die die Strahlung nicht hindurchdringen kann, gewährleistet werden. Auch andere Maßnahmen sind möglich. So kann der Darm z. B. dadurch geschützt werden, daß der Patient während der Behandlung eine volle Blase hat. Hierdurch wird die Distanz des Darmes zum Zielgebiet vergrößert. Eine weitere Technik besteht darin, den Patienten auf ein hartes Kissen zu legen und somit das Darmkonvolut zu verlagern.

Abb. 6.1. Externe Bestrahlungsbehandlung

Zielgebiete

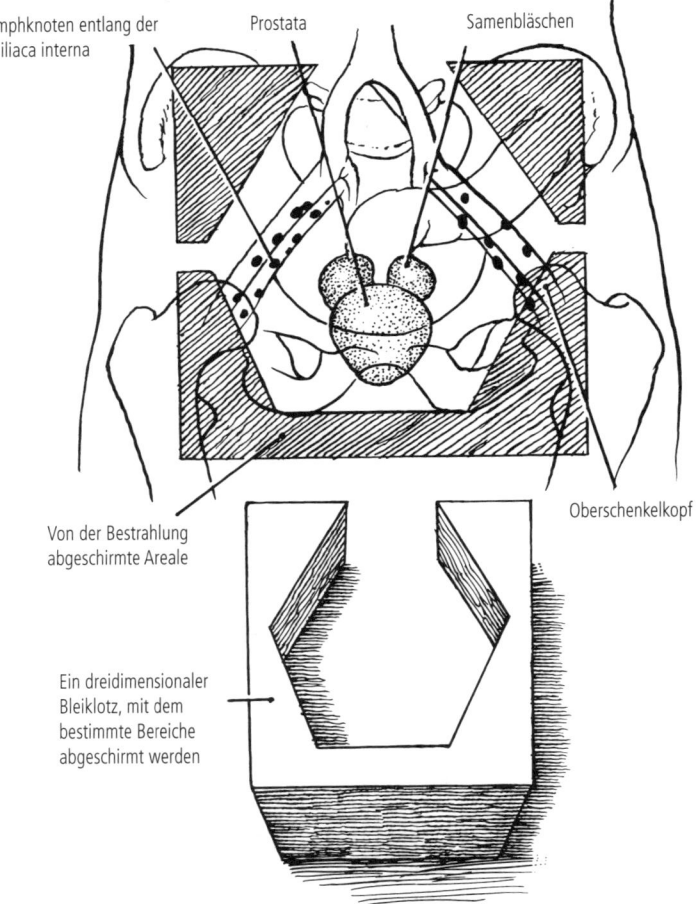

Lymphknoten entlang der
A. iliaca interna

Prostata

Samenbläschen

Von der Bestrahlung
abgeschirmte Areale

Oberschenkelkopf

Ein dreidimensionaler
Bleiklotz, mit dem
bestimmte Bereiche
abgeschirmt werden

Hier sehen wir die Zielgebiete der externen Bestrahlungstherapie: die Prostata, die Samenbläschen und die Lymphknoten. Hierbei gilt es, zwei gleich wichtige Ziele zu erreichen: den Krebs zu vernichten und die Schädigung des umgebenden Gewebes so gering wie möglich zu halten. (Unvermeidbar im Strahlenbereich befinden sich z.B. der an die Prostata unmittelbar angrenzende Teil des Enddarms und die Samenbläschen.) Um zu vermeiden, daß die blutbildenden Zellen im Knochenmark geschädigt werden, wird versucht, insbesondere die Knochen vor Strahlung zu schützen. Eine Methode, tumorfreie Bereiche zu schützen, besteht in der Abschirmung mit speziell konfigurierten Bleiabdeckungen, durch die die Strahlung nicht hindurchdringen kann.

Ein weiteres Verfahren zur Erhöhung der Bestrahlungsverträglichkeit ist die „Sandwich-Technik". Hierbei wird nach Applikation der Hälfte der Gesamtdosis eine Pause eingelegt, um die Nebenwirkungen so gering wie möglich zu halten. Dem Darm und Teilen der Harnblase wird dadurch eine „Verschnaufpause" verschafft, in der sie sich von den Auswirkungen der Therapie etwas erholen können. Bei Patienten mit kleinen Tumoren (Stadien T1, T2) mit niedrigem Malignitätsgrad – bei denen das Risiko einer Ausbreitung außerhalb der Prostata äußerst gering ist – beschränkt sich die Bestrahlung streng auf die Prostata.

Praktischer Ablauf der Strahlentherapie

Zur Strahlentherapie geht der Patient täglich oder nahezu täglich ins Krankenhaus und liegt jeweils einige Minuten flach (auf dem Rücken oder Bauch) auf einem Tisch, während sich die Strahlenquelle bogen- oder kreisförmig über dem Zielbereich bewegt. Das ist alles. Anschließend gehen Sie nach Hause. Die meisten Strahlenbehandlungen dauern 7 bis 8 Wochen und werden an den Werktagen durchgeführt, so daß die Wochenenden frei bleiben.

Wenn eine transurethrale Resektion einer gutartigen Prostatavergrößerung vorausgegangen ist

In diesem Falle befinden Sie sich in der gleichen mißlichen Lage wie jene Männer, die eine radikale Prostatektomie hinter sich haben – Sie müssen abwarten, bis Schwellung und Entzündung zurückgegangen sind, im allgemeinen 8–12 Wochen, bevor Sie sich einer weiterführenden Behandlung unterziehen können.

Diese Wartezeit, auch wenn Sie Ihnen unendlich lang vorkommen kann, ist von entscheidender Bedeutung: sie verringert das Risiko der Inkontinenz und einer Harnröhreneinengung durch Narbenbildung als Folge der Strahleneinwirkung auf noch nicht vollständig abgeheiltes Gewebe.

Komplikationsmöglichkeiten

Es kann sein, daß Sie während der ersten Tage, vielleicht sogar während der ersten Wochen der externen Bestrahlungstherapie nichts Außergewöhnliches bemerken: es dauert eine Weile, bis die Kumulation der Strahlendosis Wirkung zeigt.

In der 3.–5. Bestrahlungswoche reagieren viele Patienten jedoch mit leichten bis schwereren Symptomen, die meist binnen Tagen oder Wochen nach Abschluß der Behandlung wieder zurückgehen. In einigen Fällen tritt die Symptomatik aber auch erst sechs Wochen oder noch später nach der Behandlung auf.

Abb. 6.2. Externe Bestrahlungsbehandlung

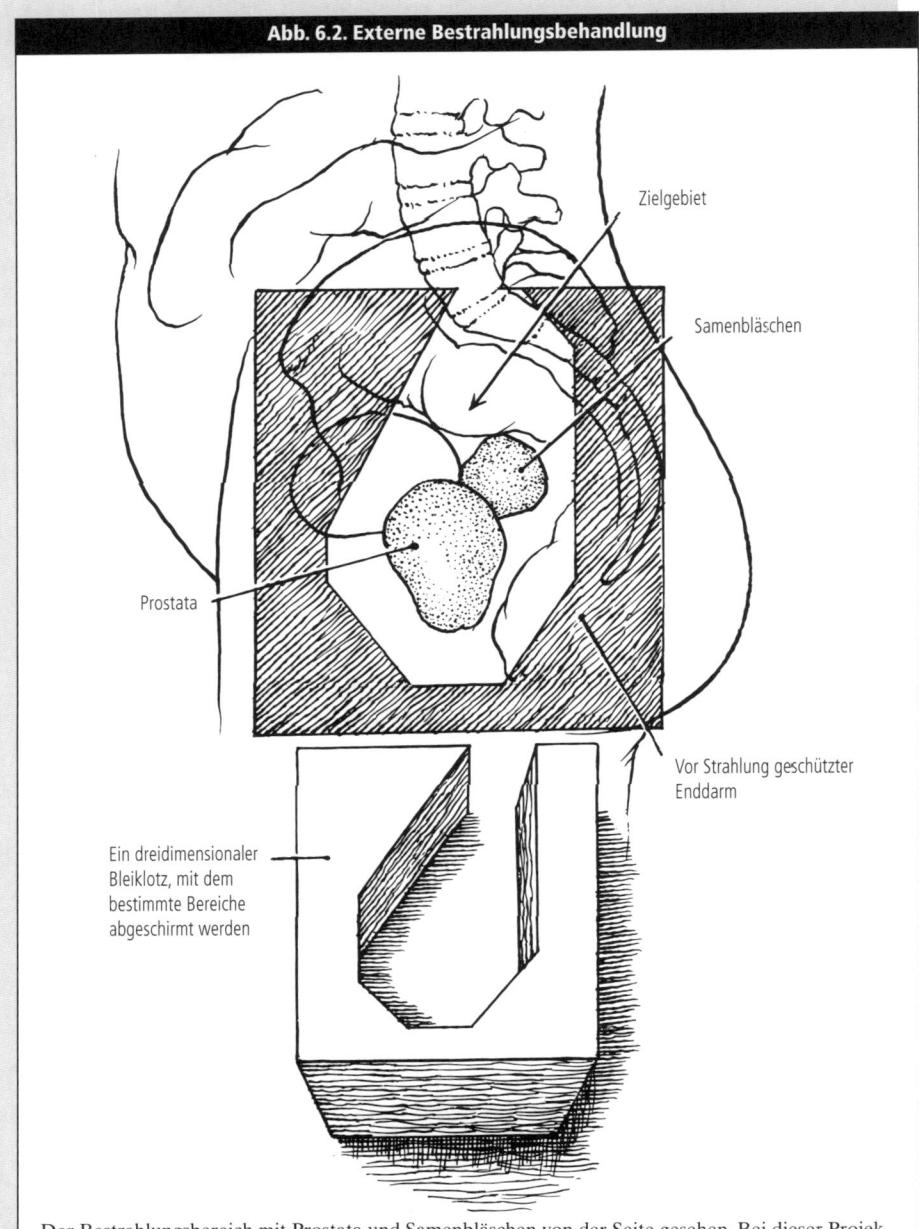

Zielgebiet

Samenbläschen

Prostata

Vor Strahlung geschützter
Enddarm

Ein dreidimensionaler
Bleiklotz, mit dem
bestimmte Bereiche
abgeschirmt werden

Der Bestrahlungsbereich mit Prostata und Samenbläschen von der Seite gesehen. Bei dieser Projektion ist ein großer Teil des Enddarms von der Strahlung abgeschirmt.

124

Die häufigsten Komplikationen sind darmbezogene Probleme (Durchfall, Juckreiz oder Brennen im Enddarm, Drang zur Darmentleerung, schmerzhafte Krämpfe) oder Blasenbeschwerden (schmerzhaft verstärkter und gehäufter Harndrang insbesondere nachts, erschwertes Wasserlassen). Bei etwa 85% der Betroffenen sind diese Symptome so schwerwiegend, daß sie einer medikamentösen Therapie bedürfen. Eine Auswertung von zwei großen Studien, an denen 1020 Männer teilnahmen, ergab, daß 7% von ihnen aufgrund schwerwiegender urologischer Probleme stationär behandelt werden mußten. Hierbei handelte es sich um blutigen Urin, Blasenentzündungen, Harnröhrenstrikturen und Blasenhalsstenosen. Zu den beiden letztgenannten Problemen kommt es, wenn sich Narbengewebe entwickelt und dadurch die Urinpassage behindert wird. Harnröhrenstrikturen machten über die Hälfte der Komplikationen aus. Sie scheinen hauptsächlich bei den Männern aufzutreten, bei denen eine transurethrale Prostataresektion vorausgegangen war. Bei weniger als 1% dieser Männer war jedoch ein chirurgischer Eingriff nötig. Bei einer Blasenhalsstenose wird über ein Zystoskop das Narbengewebe inzidiert. Die meisten Harnröhrenstrikturen sprechen gut auf eine Dilatation an, bei der in ein bis zwei Sitzungen die Harnröhre gedehnt wird.

Hartnäckige Strikturen können auch endoskopisch in ähnlicher Art und Weise wie die Blasenhalsstenose behandelt werden.

Bei etwas über 3% der an dieser Studie beteiligten Männer kam es zu langwierigen Darmproblemen, darunter Enddarmentzündungen, Durchfall, Blutungen aus dem Enddarm, Darmgeschwüren, und zur Entwicklung von narbigen Analstrikturen (mit Behinderung der Darmentleerung). Bei weniger als 1% kam es zu Darmverschluß oder -perforation. Komplikationen mit tödlichem Ausgang waren extrem selten: 0,2%.

Sexualfunktion

Berichten zufolge bleibt bei 54–86% der Männer die Potenz nach einer externen Strahlenbehandlung erhalten. Die große Schwankungsbreite ist darauf zurückzuführen, daß es gar nicht so einfach ist, Potenz zu messen: Lebensalter, Stadium der Krankheit und die sexuelle Aktivität vor der Behandlung sind für die Wiedererlangung der Erektionsfähigkeit von Bedeutung. Bei Männern unter 60, die sexuell aktiv sind und bei denen sich der (auf die Prostata beschränkte) Krebs noch in einem früheren Stadium befindet, ist die Wahrscheinlichkeit am höchsten, daß die Potenz nach einer Strahlenbehandlung erhalten bleibt. Viele der Männer, die sich einer Strahlentherapie unterziehen müssen, sind jedoch älter und die Wahrscheinlichkeit des Auftretens von Potenzproblemen ist damit ohnehin höher – sei es aufgrund der Einnahme von Medikamenten mit negativen Auswirkungen auf die Sexualfunktion oder allein aufgrund ihres Alters.

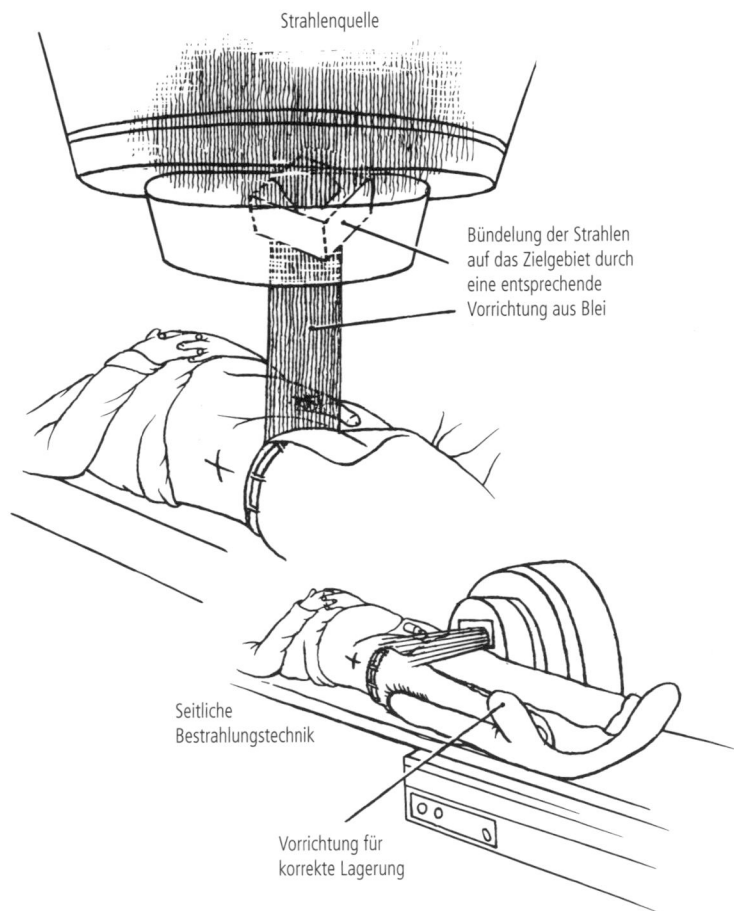

Abb. 6.3. Externe Bestrahlungsbehandlung

Strahlenquelle

Bündelung der Strahlen auf das Zielgebiet durch eine entsprechende Vorrichtung aus Blei

Seitliche Bestrahlungstechnik

Vorrichtung für korrekte Lagerung

Eine Strahlenbehandlung kann man sich am einfachsten vorstellen, wenn man ans Sonnenbaden denkt. Der Unterschied besteht darin, daß man bei der Strahlentherapie die auf den Körper treffende Strahlenenergie nicht fühlen oder sehen kann und daß die „Bräunung" im Inneren stattfindet. (Hierbei zerstören die Strahlenquanten die Zellkernsubstanz (DNA)und töten so die ins Visier genommenen Zellen ab). Eine gute, gleichmäßige Sonnenbräune erreicht man am besten stufenweise und nicht durch einmaliges, übertriebenes Sonnenbaden. Analog dazu wird die Strahlendosis über mehrere Wochen verteilt, wobei jede Behandlung nur jeweils einige Minuten dauert.

Durch eine entsprechende Vorrichtung aus Blei werden die Strahlen gebündelt auf das Zielgebiet gerichtet. Beachten Sie die Markierungen auf der Haut des Patienten, die zur Justierung der Bestrahlung bei jeder Sitzung dienen. Eine Lagerungsform stellt sicher, daß die Strahlung immer auf denselben Bereich trifft.

Man muß sich aber vor Augen halten, daß die Beeinträchtigung der Potenz durch die Strahlenbehandlung wesentlich langsamer eintritt als der eher unmittelbare Effekt der radikalen Prostatektomie. Eine Bestrahlung scheint die Fähigkeit zur Erektion über einen längeren Zeitraum hinweg (Monate bis Jahre) zu verringern; so sind über die Hälfte der Männer sieben Jahre nach einer Strahlenbehandlung impotent (weiteres über Impotenz findet sich in Kapitel H). Dies ist wahrscheinlich darauf zurückzuführen, daß die Bestrahlung sich auf die Blutgefäße auswirkt und dadurch die Blutzufuhr zum Penis verringert wird.

Ergebnisse

Betrachtet man insgesamt die Überlebenschancen von Männern mit Prostatakrebs 15 Jahre nach der Behandlung, so ist es schwierig, wirklich Unterschiede zwischen einer Strahlentherapie und der radikalen Prostatektomie auszumachen. Eine große in Stanford durchgeführte Untersuchung kam zu dem Ergebnis, daß insgesamt 50% der Männer mit Tumoren im Stadium T1a und T1b (A1 und A2) 15 Jahre nach der Behandlung noch am Leben waren. Legt man diese Statistik zugrunde, scheint die Strahlentherapie äußerst vielversprechend zu sein. Da jedoch die meisten Patienten, bei denen ursprünglich ein lokalisierter Prostatakrebs diagnostiziert wurde, unabhängig von der Art der Behandlung im Laufe der ersten 15 Jahre an anderen Ursachen sterben, ist die „Gesamtüberlebenszeit" nicht immer die richtige Beurteilungsgrundlage beim Therapievergleich.

Bei anderen Studien zur Strahlentherapie werden andere Kriterien angewandt – Prostatabiopsien und PSA-Tests. Je nachdem, wie viele Biopsien durchgeführt wurden, fallen bei 30–90% der Männer zwei Jahre nach externer Strahlenbehandlung oder später Biopsien positiv aus. Dies bedeutet nicht, daß bei allen diesen Männern die Behandlung fehlgeschlagen ist und ihr Krebs wieder auftreten wird. Untersuchungen nach längeren Zeiträumen haben jedoch ergeben, daß dies bei vielen Patienten der Fall ist. Fünf Jahre nach der Behandlung ist bei nur 25% der Patienten der PSA-Wert niedrig oder nicht mehr meßbar. Nach zehn Jahren ist dies nur noch bei 10% der Fall. Aber selbst bei nachweisbaren PSA-Konzentrationen zeigen viele dieser Männer keine klinischen Anzeichen für einen Fehlschlag der Behandlung (z. B. eine tumorbedingte Blasenentleerungsstörung). Diese Ergebnisse legen nahe, daß es bei vielen Patienten durch die Strahlentherapie möglich ist, lokale Symptome des Prostatakrebses unter Kontrolle zu halten. Ehrlich gesagt, spielt es auch für viele ältere Männer – z.B. für einen 75jährigen, bei dem heute mit einer Strahlenbehandlung begonnen wird – keine große Rolle, wenn sich im Laufe der nächsten zehn Jahre der PSA-Wert leicht erhöht, der Krebs jedoch unter Kontrolle bleibt.

Insgesamt läßt sich also sagen, daß die in den letzten zehn Jahren übliche Standardstrahlenbehandlung den Prostatakrebs nicht immer vollständig vernichten kann und daß bei vielen Männern mit der Zeit der PSA-Wert ansteigt. Die Konsequenz daraus ist ein fortlaufendes Bemühen, die Bestrahlungsverfahren zu verbessern.

U. a. ist ein wichtiges Ziel, eine möglichst hohe Strahlendosis auf die Prostata zu applizieren und die Auswirkungen auf das umliegende Gewebe so gering wie möglich zu halten. Zunehmend weniger allerdings wird die Strahlentherapie als kurative Behandlungsform bei jungen Männern eingesetzt, wenn diese noch viele Jahre zu leben haben und der Krebs durch eine Operation beseitigt werden könnte.

Studien zur Strahlentherapie bei lokal fortgeschrittenen Tumorstadien (T3 und T4 bzw. C) kamen zu weniger guten Ergebnissen. Das Problem besteht darin, daß es bereits bei Stellung der Krebsdiagnose in diesen Stadien oftmals zu spät ist, da der Tumor bereits mikroskopisch in die Beckenlymphknoten gestreut hat. In diesen Fällen scheint auch eine Bestrahlung des Beckens nicht verhindern zu können, daß sich Fernmetastasen bilden. Auch eine weitere Ausbreitung des lokal fortgeschrittenen Tumors läßt sich durch eine Bestrahlung nicht bei allen diesen Patienten verhindern. Immerhin bei 40% dieser Männer tritt zehn Jahre nach der Bestrahlung der Krebs wieder in der Prostata oder/und im umliegenden Gewebe auf. (Mit der später in diesem Kapitel dargestellten dreidimensionalen Bestrahlungstechnik läßt sich jedoch eventuell die örtliche Kontrolle des Prostatakrebses verbessern.)

Um die Überlebenschancen für diese Männer zu erhöhen, entscheiden sich manche Ärzte für eine kombinierte Verfahrensweise und verabreichen den Patienten zwei Monate vor und während der Strahlentherapie eine Hormonbehandlung. Die ersten Ergebnisse dieser Versuche geben zwar Anlaß zur Hoffnung. Eine Beurteilung der potentiellen Vorteile dieser Kombinationstherapie ist aber erst aufgrund der Ergebnisse langfristiger Studien möglich.

Eine Anmerkung zur Beurteilung der Strahlentherapie (oder auch jeglicher anderer Behandlungsform): Es sind viele Studien über Bestrahlung und Prostatakrebs in der medizinischen Literatur veröffentlicht worden. Da jedoch standardisierte Beurteilungskriterien weithin fehlen, variieren die Definitionen des Behandlungserfolges stark. So gilt beispielsweise in manchen Studien eine unauffällige digitale Rektaluntersuchung als Kriterium für eine örtliche Kontrolle des Prostatakrebses, bei anderen jedoch ein normaler PSA-Wert oder eine negative Prostatabiopsie 18–24 Monate nach der Bestrahlung (wobei letztere Verfahrensweise die genauesten Ergebnisse zu bringen scheint). Folglich müssen bei der Beurteilung von Untersuchungen immer die seitens der Untersucher zugrunde gelegten Kriterien, der zeitliche Rahmen (so hat beispielsweise eine sechsmonatige Studie keinen großen Nutzen) und v. a. die Definition des Behandlungserfolges kritisch betrachtet werden. So ist z. B. eine unauffällige digitale Rektaluntersuchung nicht immer aussagekräftig – eine Krebserkrankung ist durchaus auch bei negativem Tastbefund möglich.

Was geschieht, wenn nach einer Strahlenbehandlung Ihr PSA-Wert ansteigt?

Zweck einer Strahlenbehandlung ist es, den in der Prostata wachsenden Krebs vollständig auszuschalten und eine weitere Verbreitung zu verhindern. Da die Prostata die Quelle für PSA ist, ist es ziemlich offensichtlich, daß etwas nicht stimmt, wenn weiterhin PSA produziert wird. Dies kann zwei Gründe haben: entweder ist der Tumor in der Prostata nachgewachsen oder eine entfernte Metastase – ein winziger Teil der Geschwulst, der wahrscheinlich bereits vor Beginn der Behandlung aus der Prostata entwischt ist – ist für das Problem verantwortlich.

Einige Ärzte sind in dieser Situation für „Rettungsmaßnahmen", d.h. zusätzliche Behandlungsformen wie die radikale Prostatektomie oder Kryotherapie. Eine radikale Prostatektomie ist im allgemeinen nicht angezeigt, da das Risiko von Komplikationen nach einer Bestrahlung der Prostata so hoch ist, daß diese Vorgehensweise kaum zu rechtfertigen ist. Außerdem ist es bei den meisten Männern, bei denen es nach der Bestrahlung zum PSA-Anstieg gekommen ist, zu spät für eine chirurgische Heilung des Krebses, da dieser sich bereits außerhalb der Prostata ausgebreitet hat. Dies gilt auch für Männer, die ursprünglich einen Tumor im klinischen Stadium T3 (oder C) hatten. Man bedenke, daß bei Männern mit einem die Prostata überschreitenden Tumor von vornherein nicht die idealen Voraussetzungen für eine operative Behandlung gegeben sind. Eine bereits erfolgte Strahlenbehandlung verringert die Heilungschancen durch eine Operation noch zusätzlich. Chirurgische Eingriffe sind auch bei Männern mit lokal fortgeschrittenem, tastbarem Krebs nach einer Strahlentherapie, bei Männern, deren PSA-Werte über 10–20 liegen oder bei Männern mit niedrig differenziertem Tumor (Gleason-Wert über 8) nicht ratsam.

Eine radikale Prostatektomie ist allenfalls dann bei einem kleinen Teil dieser Patientengruppe in Erwägung zu ziehen, wenn der Krebs sowohl vor als auch nach der Bestrahlung auf die Prostata beschränkt erscheint und er eine gute bis mittlere Differenzierung aufweist (Gleason-Wert 7 oder darunter). Außerdem sollte der PSA-Wert in diesen Fällen unter 10 liegen. Aber selbst bei diesen, noch relativ am besten für eine Prostata-Operation nach erfolgter Bestrahlung geeigneten Patienten ist das Komplikationsrisiko viel höher als bei denen, die primär chirurgisch behandelt werden. Die Gefahr, postoperativ inkontinent zu werden, beträgt immerhin 25%, und auch das Risiko einer Verletzung des durch die Bestrahlung vorgeschädigten Mastdarms ist hoch.

In jüngster Zeit wird die Kryotherapie – das Einfrieren der Prostata – als eine Therapieoption bei nach Bestrahlung ansteigendem PSA-Wert angesehen. Bis heute gibt es nur vorläufige Daten über die Wirkung der Kyrotherapie auf einen vorbestrahlten Tumor und über die damit möglicherweise einhergehenden Komplikationen. (Die Kryotherapie wird am Ende dieses Kapitels behandelt.)

Zusammenfassend läßt sich also sagen, daß bei den meisten Patienten mit einem progressiven PSA-Anstieg nach erfolgter Strahlentherapie weitere Behandlungsformen die Heilungschancen nicht wesentlich erhöhen. Eine Möglichkeit besteht darin, eine Hormontherapie zu beginnen, mit dem Ziel, den Tumor zu verkleinern (Näheres zur Hormontherapie in Kapitel G). Eine weitere Möglichkeit ist es, abzuwarten, den Pati-

enten sorgfältig zu beobachten und erst beim Auftreten von symptomatischen Fernmetastasen zu behandeln (der richtige Zeitpunkt für den Behandlungsbeginn wird in
Kapitel G diskutiert).

Bestrahlung nach Prostatektomie

Der PSA-Wert ist ein gutes Erfolgskriterium bei der Behandlung des Prostatakrebses: schon bald nach einer radikalen Prostatektomie sollte der PSA-Wert absinken – im Optimalfall unter die Grenze der Meßbarkeit. Wenn er nicht so weit abfällt
oder nach anfänglichem Absinken wieder ansteigt, kommt für manche Patienten eine
„sekundäre" externe Bestrahlung in Frage.

Die Bestrahlung nach einer Prostatektomie wird auch bei manchen Männern mit
„positiven Operationsrändern" angewandt – d.h. im Falle des Nachweises von Tumorzellen im Randbereich des operativ entfernten Gewebes. Hier spielen jedoch mehrere Überlegungen eine Rolle: eine davon ist, daß „positive Operationsränder" nicht
automatisch bedeuten, daß im Körper Krebszellen verblieben sind. Wie ist dies möglich? Wenn der Tumor die Organgrenzen der Prostata überschreitet und in benachbarte Gewebestrukturen vordringt, entsteht ein dichtes Narbengewebe, an dem die
Krebszellen festhaften. Bei der operativen Entfernung der Prostata wird mit diesem
Narbengewebe oft auch das über die Prostatakapsel vorgedrungene Tumorgewebe
vollständig beseitigt, obwohl der Pathologe an den Rändern des Operationspräparats
noch Tumorzellen findet und zur Beurteilung „positive Operationsränder" kommt.
Im Rahmen einer Studie am Johns Hopkins Universitätsklinikum wurde bei Patienten, bei denen nach Prostatektomie vom Pathologen „positive Operationsränder"
gefunden wurden, weiteres umliegendes Gewebe entfernt. Bei 40% dieser Patienten
war dann trotz des primär positiven Pathologiebefundes im umliegenden Gewebe
kein Tumorgewebe mehr nachweisbar.

Des weiteren ist zu bedenken, daß bei Patienten mit einem operativ nicht mehr vollständig zu entfernenden Tumor die Wahrscheinlichkeit hoch ist, daß sich Krebszellen
auch schon in entfernten Körperregionen befinden. Der Tumor hat – mit anderen
Worten – bereits Metastasen gebildet. Versuche, den Krebszellen mit lokaler Behandlung (z. B. einer Bestrahlung) beizukommen, sind somit zum Scheitern verurteilt.
Schließlich muß auch bedacht werden, daß eine Bestrahlung nach radikaler Prostatektomie vermehrt mit Nebenwirkungen einhergeht (Dranginkontinenz, Potenz-
störungen), da die Strahlenempfindlichkeit des voroperierten Gewebes erhöht sein
kann.

Allgemein läßt sich sagen, daß bei folgenden Gruppen eine Strahlentherapie nach
radikaler Prostatektomie nicht angezeigt ist: Männer, deren Krebs auf die Prostata
beschränkt ist, solche, bei denen der Tumor zwar die Prostatakapsel durchwachsen
hat, jedoch vollständig entfernt wurde („negative Operationsränder"), und solche mit
einem Gleason-Wert von 6 oder weniger.

Die besten Kandidaten für eine Bestrahlung nach radikaler Prostatektomie sind die Patienten mit „positiven Operationsrändern", wo der Krebs jedoch noch nicht die Lymphknoten des Beckens oder die Samenbläschen befallen hat. Aber selbst diese Feststellung ist nicht absolut zutreffend. Nicht bei allen Männern dieser Gruppe ist eine Strahlentherapie erforderlich, da bei vielen die radikale Prostatektomie allein ausreicht, um den Krebs unter Kontrolle zu halten. Hier besteht eine Option darin, regelmäßig das PSA zu kontrollieren und nur im Falle steigender Werte eine Strahlentherapie zu beginnen.

Bei dieser Konstellation muß außerdem bedacht werden, daß nicht alle Männer mit steigenden PSA-Werten von einer Bestrahlung profitieren, da ja – wie schon erwähnt – auch Fernmetastasen einem PSA-Anstieg zugrunde liegen können. Daher muß man zunächst herausfinden, weshalb der PSA-Wert steigt. Liegt es an einem lokalen Rezidiv oder dem Auftreten entfernter Metastasen?

Erst kürzlich wurde am Johns Hopkins Universitätsklinikum eine Studie an 51 Patienten mit radikaler Prostatektomie durchgeführt, bei denen nach dem chirurgischen Eingriff der PSA-Wert anstieg. Die Männer wurden so lange nachuntersucht, bis man das Tumorrezidiv lokalisieren konnte. Bei 30% war es zu einem tastbaren örtlichen Wiederauftreten des Krebses gekommen, was durch Biopsie bestätigt werden konnte. Bei 70% war die Knochenszintigraphie als Zeichen von Fernmetastasen positiv. Bei dieser Untersuchung waren Fernmetastasen bei nahezu all den Männern nachweisbar, deren PSA-Wert bereits früh im ersten Jahr nach der radikalen Prostatektomie angestiegen war, deren Tumor einen hohen Gleason-Wert von 8 oder mehr hatte und bei denen Samenbläschen oder Lymphknoten von Tumor befallen waren. Daraus folgt, daß bei diesen Patienten eine auf das Prostatabett (auf den Bereich, wo sich die Prostata ehemals befand) ausgerichtete Stahlentherapie den Krebs wahrscheinlich nicht völlig vernichten würde.

Die Männer dagegen, deren PSA-Wert erst spät anstieg, die mit einem Gleason-Wert von 7 oder weniger einen weniger aggressiven Tumor hatten, sowie jene, deren Samenbläschen und Beckenlymphknoten tumorfrei waren, hatten eher ein lokales Rezidiv ohne Fernmetastasen. Diese Gruppe hätte folglich von einer Bestrahlung des Prostatabettes sehr wahrscheinlich einen Vorteil.

Sollte man unmittelbar nach einem chirurgischem Eingriff eine Strahlentherapie durchführen? Nein. Man sollte mindestens drei Monate warten, damit die Heilungsvorgänge, insbesondere im Bereich der Harnwege, abgeschlossen sind.

Interstitielle Brachytherapie (Implantation radioaktiver Seeds)

Diese Vorgehensweise könnte man im Gegensatz zur konventionellen Bestrahlung von einer entfernten Energiequelle aus als „Nahkampf" bezeichnen. Sie wurde aus der Vorstellung heraus entwickelt, daß, je weiter sich Energie von ihrer Quelle entfernt (je mehr Gewebe die Strahlen durchdringen müssen, um an ihr Ziel zu gelangen), sie desto ineffektiver im Kampf gegen den Krebs ist. Durch die direkte Implantation kleiner Strahlenquellen in das krebsbefallene Gewebe („brachy" stammt aus dem Griechischen und bedeutet „kurz", d.h. auf kurze Entfernung von dem Malignom) versucht man, den Tumor zu vernichten und, als günstigen Nebeneffekt, das Risiko für die „unschuldige Zivilbevölkerung", die nahegelegenen krebsfreien Zellen, so gering wie möglich zu halten.

Dieses Konzept ist nicht neu. Pierre Curie kam bereits vor nahezu 100 Jahren auf den Gedanken – sogar noch vor der Einführung der externen Strahlentherapie – und einige Jahre später probierten Ärzte in New York diese Vorgehensweise aus. Sie führten dünne Glasröhrchen mit einer radioaktiven Substanz namens Radon direkt in den Tumor ein. Und obwohl es bei dieser Behandlung zur Abtötung von Gewebe kam, waren die Ergebnisse nicht einheitlich: ein Teil des ins Visier genommenen Gewebes wurde vernichtet, während ein anderer Teil unversehrt blieb. Im Laufe der nächsten Jahrzehnte verfeinerten Wissenschaftler die Technik; durch die Entwicklung der Hormonbehandlung und die Steigerung der Effektivität der externen Strahlentherapie (siehe oben) trat sie jedoch in den Hintergrund.

Als dann in den 50er und 60er Jahren Dosierungen und Auswahl radioaktiver Stoffe verbessert wurden, kam es zu einem Comeback der interstitiellen Therapie: die Ärzte implantierten bei Männern mit Prostatakrebs radioaktive Goldseeds (d. h. winzige Partikel radioaktiven Materials) und kombinierten die Behandlung mit der externen Strahlentherapie. Wenige Jahre später wurden radioaktive Jodseeds eingesetzt.

Im Laufe der Jahre wurden weitere radioaktive Substanzen, so z. B. Palladium, getestet. Die Technik hat sich von der offen chirurgischen Einbringung der Seeds in die Prostata zur aktuellen Ultraschall- und CT-gesteuerten Implantation weiterentwickelt, bei der ein operativer Eingriff nicht immer mehr erforderlich ist. Allerdings wird häufig mittels einer Bauchspiegelung („laparoskopisch") überprüft, ob die Lymphknoten des Beckens von Krebs befallen sind (siehe Kapitel C).

Es stehen also heute den Ärzten raffinierte Methoden zur Verfügung, um derartige Seeds zu implantieren. Aber schlägt die Behandlung an? Im Endeffekt nicht so gut wie die radikale Prostatektomie oder die externe Strahlentherapie. Und für wen eignet sich diese Behandlung? Sie ist nicht ideal für Männer mit großen Tumoren, mit Tumoren hoher Malignität (mit einem Gleason-Score von 7 oder mehr) oder mit Metastasen in den Lymphknoten. Bei den meisten Implantationstechniken werden weder die Samenbläschen noch das Gewebe außerhalb der Prostata erreicht. Wenn also auch nur ein minimales Risiko besteht, daß der Krebs in diese Bereiche gestreut hat, würde die Implantation von radioaktiven Seeds in das Innere der Prostata nichts gegen den Krebs außerhalb der Prostata ausrichten. Außerdem kann die Einpflanzung körperfremder Partikel – ganz gleich, wie winzig diese auch sein mögen – im Rahmen der Abwehrreaktion des Organismus gegen das Fremdkörpermaterial zu einer Entzündung oder auch Infektion führen. Um dieses Risiko zu vermeiden, werden manche Implantate nach einigen Tagen wieder entfernt.

Männern, deren Prostata bereits reseziert wurde, ist eine Behandlung mit radioaktiven Seeds nicht zu empfehlen. Dies liegt u.a. daran, daß bei ihnen zur Linderung der BPH-Symptome beachtliche Gewebemengen um die Harnröhre herum entfernt wurden und folglich nicht mehr viel Substanz da ist, um die Seeds zu halten. Dies ist vielleicht auch der Grund dafür, daß an der Prostata resezierte Männer nach der Behandlung öfter Probleme mit dem Wasserlassen bekommen.

Der ideal für radioaktive Seeds geeignete Patient eignet sich auch ideal für eine externe Strahlentherapie und eine radikale Prostatektomie – und beide dieser Behandlungsformen können bei Männern mit lokalisierter Erkrankung den Prostatakrebs kurieren. Folglich ist die Frage zu stellen, ob die interstitielle Brachytherapie genau so gut oder besser als die beiden anderen Therapieformen ist. Obwohl die Behandlungstechniken ständig verbessert werden, muß die Antwort vorläufig lauten: wahrscheinlich nicht. Vor der Entwicklung raffinierter Steuersysteme bestanden schwerwiegende Probleme darin, daß die Seeds entweder zu weit voneinander entfernt oder zu nah aneinander lagen und es damit zu einer ungleichmäßigen Strahlenverteilung in der Prostata kam: manche Krebszellen wurden abgetötet, andere jedoch nicht. In vielen Fällen gelang es somit nicht, den Krebs vollständig zu vernichten und es kam zu einem Nachwachsen des Tumors. Es ist aber durchaus möglich, daß sich durch genauere Plazierung der Seeds dieses Bild in Zukunft ändern wird.

Zugangswege

Auch wenn es viele Varianten gibt, so wird meist der transperineale Zugang gewählt. Hier wird die Prostata durch den Damm, d.h. den Bereich zwischen Hodensack und Enddarm, erreicht. Vor einer interstitiellen Brachytherapie sollte eine ausführliche körperliche Untersuchung und eine Blasenspiegelung („Zystoskopie") durchgeführt werden, um die individuellen anatomischen Verhältnisse beurteilen zu können und um sicherzustellen, daß der Krebs auf die Prostata beschränkt ist. Auch sollte zur Planung der technischen Durchführung der Behandlung eine Computertomographie gemacht werden.

Die transperineale Implantationstechnik geht mit einem offenen chirurgischen Eingriff einher, der wie eine radikale Prostatektomie beginnt: von einem Bauchdeckenschnitt aus werden zunächst die Beckenlymphknoten biopsiert, um einen Tumorbefall auszuschließen (s. Kapitel C). Wenn die Lymphknoten tumorfrei sind, wird der Eingriff fortgesetzt. Sobald die Prostata erreicht und der Tumor sicht- und tastbar ist, werden die Konturen der Drüse durch Implantation winziger Teilchen, die anschließend auf Röntgenaufnahmen zu sehen sind, markiert.

Dann wird eine lange Nadel durch den Damm soweit in die Prostata eingeführt, bis ihre Spitze aus dem Blasenhals herausragt. Diese „Stabilisationsnadel" fungiert als Achse, mit der eine Schablone fixiert werden kann, anhand derer dann die anderen

Nadeln genau plaziert werden können. Ein in den Enddarm des Patienten einge-
führter Finger erleichtert dem Operateur die genaue Plazierung der Nadeln und die
Wahl der richtigen Einstichtiefe. Mit dieser Methode können auch Seeds in die
Samenbläschen implantiert werden, was jedoch zu ernsthaften Problemen mit dem
Enddarm führen kann (siehe weiter unten).

Anstatt nun einfach die radioaktiven Seeds einzuführen, besteht der nächste Schritt
darin, den Patienten aus dem Operationssaal in die strahlentherapeutische Abteilung
des Krankenhauses zu bringen. Es werden nicht-radioaktive Attrappen implantiert
und anschließend Röntgenaufnahmen gemacht. Diese „Pseudo-Seeds" ermöglichen
eine sehr exakte, dreidimensionale Plazierung jedes einzelnen der dann anschließend
implantierten echten radioaktiven Seeds. Des weiteren läßt sich mit dieser Technik
die Menge des radioaktiven Materials besser dosieren und somit eine gleichmäßigere Strahlenverteilung sicherstellen. Beim nächsten Schritt bedient man sich zusätzlich
der externen Strahlentherapie. Die Bestrahlung wird auf die Implantate fokussiert
und verwandelt sie in kleine „Antennen", die dazu beitragen, die Strahlen weiter zu
bündeln und verstärken. Die Seeds werden dann entfernt, um das Infektionsrisiko zu
reduzieren. 2 bis 4 Wochen später wird dann mit einem Behandlungszyklus der externen Strahlentherapie begonnen.

Implantation ohne chirurgischen Eingriff

Bei neueren transperinealen Verfahren sind offene chirurgische Eingriffe nicht mehr
notwendig. Bei einem bedient man sich der Röntgen-Durchleuchtung (das Röntgen-
bild erscheint hier live auf einem Bildschirm). Bei einem weiteren werden mittels
einer Schablone vom Damm aus die Nadeln computertomographisch gesteuert
implantiert. Durch mehrfaches CT-Scanning kann ein dreidimensionales Bild der
Prostata erstellt werden. Mit Hilfe eines computergestützten Führungssystems können Implantationsort und -tiefe sowie die Strahlungsstärke festgelegt werden.
In der letzten Zeit wurden neue Implantationstechniken entwickelt, die sich zur Einbringung der Seeds auf die Anwendung des transrektalen Ultraschalls sowie ausge-
klügelter elektronischer Gitternetze stützen. Wie die Computertomographie ermöglicht es auch eine transrektale Ultraschallsonde dem Arzt, eine dreidimensionale
Abbildung der Prostata zu erstellen. Hierdurch wird eine wesentlich gleichmäßigere
Verteilung der Strahlung in der Drüse sichergestellt. Bei dieser Verfahrensweise werden ein Katheter durch die Harnröhre in die Blase sowie eine Ultraschallsonde in den
Enddarm eingeführt. Die Nadeln werden dann in Übereinstimmung mit dem auf die
Prostata projizierten elektronischen Gitternetz eingebracht. Die bei diesem Verfahren verwendeten langen Stabilisationsnadeln haben primär nichts mit der Plazierung
der Seeds zu tun. Da hier kein Bauchschnitt vorgenommen wird und die Prostata folglich nicht von allen Seiten zugänglich ist, werden sie hauptsächlich dazu verwendet,
die Prostata zu halten und zu bewegen, um so die Seeds an die richtigen Stellen zu
bringen. Eine Überprüfung der Position der Seeds erfolgt dann zusätzlich noch mit

Röntgen-Durchleuchtung und Ultraschall. Studien haben ergeben, daß hierdurch eine genauere und gleichmäßigere Verteilung der Seeds erreicht wird.

Komplikationen

Der Versuch, die Komplikationen der interstitiellen Brachytherapie zu beurteilen, stiftet sowohl bei Ärzten als auch bei Patienten etwas Verwirrung. Dies liegt hauptsächlich an der Vielzahl der Studien, deren Ergebnisse und Kriterien weit voneinander abweichen, aber auch an den unterschiedlichen Techniken und – ehrlich gesagt – auch an Unterschieden im ärztlichen Sachverstand. Manche Ärzte implantieren Seeds bei Patienten, die andere Ärzte für diese Behandlungsform ausschließen würden. Des weiteren sind in manchen Studien die verschiedenen Tumorstadien nicht genau spezifiziert und auch nicht immer alle Komplikationen erfaßt. Immer wenn bei Prozentangaben beachtliche Lücken auffallen (z.B. „Bei in 5 – 85% der Männer ..."), ist mit ziemlicher Wahrscheinlichkeit anzunehmen, daß die Ergebnisse nicht sehr verläßlich sind.

Nach dieser Klarstellung sollen im folgenden die Komplikationsmöglichkeiten bei der Implantation radioaktiver Seeds dargestellt werden.

Bei sämtlichen Implantationstechniken ist die Todesrate äußerst gering. Die Angaben über Spätfolgen (Komplikationen, die nicht unmittelbar nach dem chirurgischen Eingriff auftreten) sind sehr unterschiedlich: zwischen 0 und 72%, je nachdem, auf welche Studie man sich beruft. Meist wird die Komplikationsrate mit 10–20% angegeben.

Probleme im Bereich des Enddarms. Mehrere Studien ergaben, daß bei 20–25% der Männer Komplikationen im Enddarm, wie beispielsweise Durchfall, Krämpfe oder Blutungen auftraten, wobei diese Probleme meist nicht ernsthafter Natur waren. Beim Einsatz aggressiverer Behandlungsmethoden (z. B. bei größeren Tumoren im Stadium T3, T4 bzw. C, und einer Kombination von Jodseeds mit externer Strahlentherapie) oder bei Patienten mit größeren Tumoren (die daher mehr Seeds und eine höhere Strahlendosis erhielten) kam es eher zu ernsteren Komplikationen, wie Geschwüren. Leichtere Geschwüre können gut mit Steroideinläufen („Cortison") und entzündungshemmenden Medikamenten behandelt werden, während bei tiefen Gewebsdefekten rekonstruktive chirurgische Eingriffe erforderlich werden können.

Prostatitis. Bei einer Untersuchung von 115 Patienten, denen radioaktive Jodseeds implantiert worden waren, entwickelten fünf Männer eine Prostataentzündung, die mit schweren irritativen Blasensymptomen einherging. „Drei dieser Patienten waren im Grunde genommen ‚Prostata-Krüppel', die durch ihre häufige und schmerzhafte Blasenentleerung völlig invalidisiert waren", schrieben zwei der Untersucher. Nach einer transurethrale Resektion (wodurch viele der radioaktiven Seeds entfernt wurden) und einer Langzeit-Antibiotikatherapie besserten sich die Symptome der anderen beiden Männer. Die Untersucher postulierten, daß bei es diesen Patienten zu einer Infektion der radioaktiven Seeds gekommen war.

Harnwegsprobleme. Mehrere Studien berichten von Harnwegsproblemen bei 10–37% der Männer im Sinne von Harnröhrenstrikturen, Blasenhalskontrakturen und Schäden an der Harnröhre mit der entsprechenden irritativen Symptomatik. Derartige Komplikationen traten meist bei Männern mit einer gutartigen Prostatavergrößerung oder einem Zustand nach transurethraler Prostataresektion auf. So kam es zur in 5% der Fälle auftretenden Inkontinenz nur bei bereits an der Prostata resezierten Männern. Ein weiterer Faktor für die Entwicklung von Harnwegsproblemen scheint die Lokalisation der Seeds zu sein: zu nahe an der Harnröhre implantierte Seeds erhöhen die Komplikationsrate. Einige Therapeuten versuchen dieses Problem dadurch zu vermeiden, daß in das unmittelbar die Harnröhre umgebende Gewebe keine Seeds plaziert werden. Die Frage bleibt jedoch offen, ob durch diese Technik nicht auch harnröhrennahe Krebszellen verschont werden.

Sexuelle Probleme. Hierunter fallen Impotenz, Schmerzen bei der Ejakulation, Hodenschmerzen sowie Blutbeimengung zum Ejakulat. Das Auftreten von Impotenz scheint in engem Zusammenhang mit der Potenz des jeweiligen Mannes vor der Behandlung zu stehen. Eine Studie ergab beispielsweise, daß nur 7% der Männer über Impotenz klagten, während in anderen Studien Impotenz viel häufiger vorkommt. Wichtig zu wissen ist, daß nach Implantation radioaktiver Seeds die Erektionsfähigkeit allmählich abzunehmen scheint, wie dies auch nach externer Strahlentherapie zu beobachten ist.

Ergebnisse

Die Behandlungsergebnisse fallen je nach Stadium und Malignitätsgrad des Tumors, Zeitspanne der Nachuntersuchungen und Definition der Erfolgskriterien sehr unterschiedlich aus. Viele Studien legen einfach die Ergebnisse von Prostatabiopsien zugrunde und vernachlässigen dabei andere wichtige Anzeichen für Prostataprobleme, wie z. B. bei einer digitalen Rektaluntersuchung zu tastende Knoten, Symptome für eine Harnwegsobstruktion (durch einen Tumor, der groß genug ist, den Urinfluß zu behindern) oder Veränderungen der PSA- oder saure Phosphatase-Werte.

Bezeichnenderweise sind es immer die Studien mit dem kürzesten Nachsorgeintervall, die die besten „Heilungsraten" aufwiesen – in manchen Fällen bis zu 100%. Wie können die Ergebnisse einer nur 18monatigen Studie ebenso ernst genommen werden, wie die einer Untersuchung, die über 10 Jahre gelaufen ist?

In einer langfristigen Studie wurde eine Lokalrezidiv-Rate (d. h. Wiederauftreten des Tumors in der Prostata oder im angrenzenden Gewebe) von 52% nach 15 Jahren vorausgesagt. Die durchschnittliche Zeit bis zur Diagnosestellung des Lokalrezidivs betrug neun Jahre.

Bei der externen Strahlentherapie treten die Tumorrezidive meist vor dem 5. Jahr nach der Behandlung auf. Bei der interstitiellen Brachytherapie jedoch ist dies bei einem signifikanten Prozentsatz der Patienten erst nach diesem Zeitpunkt der Fall. Bei einer einschlägigen Studie wurde z. B. nur bei 57% der Männer, bei denen letztlich ein Tumorrezidiv auftrat, diese Diagnose innerhalb der ersten 5 Jahre gestellt. Bei einer anderen Studie dauerte es mindestens 6 bis 8 Jahre, bevor es bei der Hälfte der Patienten zu einem lokalen Rezidiv kam.

Weitere Untersuchungen ergaben, daß bei Männern mit höheren Tumorstadien und Malignitätsgraden die Wahrscheinlichkeit, durch Implantation radioaktiver Seeds geheilt zu werden, geringer ist (was durchaus plausibel ist, wenn man in Betracht zieht, daß die meisten Implantationsverfahren nur den Krebs in der Prostata bekämpfen, außerhalb liegende Bereiche jedoch vernachlässigen). Des weiteren kamen einige Studien zu dem Ergebnis, daß bei einer beachtlichen Anzahl von Männern – in einer Studie 20% –, die mit radioaktiven Jodimplantaten behandelt wurden, eine radikale Prostatektomie erforderlich wurde, um den rezidivierten Tumor zu beseitigen. Bei der externen Strahlentherapie ist diese Zahl mit ca. 8% weitaus geringer. (Man beachte dabei aber, daß viele Urologen der Ansicht sind, daß eine radikale Prostatektomie nach einer Strahlenbehandlung, ganz gleich welcher Art, nicht besonders erfolgsversprechend ist und daher den Eingriff bei dieser Konstellation nicht durchführen).

Bei Untersuchungen, die die Ergebnisse der Implantation von Seeds mit denen anderer Therapieformen vergleichen, belegen die Seeds bezüglich ihrer Effizienz, den Krebs unter Kontrolle halten zu können, erst den dritten Platz nach der radikalen Prostatektomie und der externen Strahlentherapie. In keiner größeren Studie kam man zu dem Ergebnis, daß die interstitielle Brachytherapie eine bessere Methode sei als die anderen beiden Hauptverfahren zur Behandlung von Prostatakrebs. Andererseits kamen viele Studien, die die „rezidivfreie Überlebensrate" zehn Jahre nach einer Implantation von Seeds zum Gegenstand hatten, zu dem Ergebnis, daß 58% der Männer oder mehr zu diesem Zeitpunkt immer noch am Leben und krebsfrei sind. Eine Untersuchung konnte zeigen, daß 53% der Männer ohne Lymphknotenmetastasen nach 15 Jahren noch am Leben und krebsfrei waren. Das Fazit einer Vielzahl von Studien scheint letztendlich zu sein, daß durch die Implantation von Seeds der Prostatakrebs zwar nicht endgültig kuriert, ein ungünstiger Verlauf jedoch über viele Jahre hinweg verzögert werden kann.

Die Salvage („Rettungs")-Therapie

In zahlreichen medizinischen Einrichtungen werden in einem verzweifelten Bemühen, einen nach erfolgter Behandlung rezidivierten Prostatatumor zu heilen oder zumindest die Überlebenszeit zu verlängern, alle möglichen Verfahrensweisen ausprobiert. So versucht man auch bei Männern, deren Prostatakrebs nach einer Behandlung mit radioaktiven Seeds wiederaufgetreten ist, sogenannte Salvage

(„Rettungs")-Therapien: Hierbei kann es sich um eine radikale Prostatektomie, eine Orchiektomie (= Kastration durch Entfernung der Hoden), eine Strahlentherapie durch Implantation weiterer Seeds oder auch auch um eine externe Strahlentherapie handeln.

Bei solchen Therapieversuchen ist die Wahrscheinlichkeit des Auftretens von Komplikationen sehr hoch. Es ist offensichtlich, daß ein operativer Eingriff an einer Prostata, deren Gewebe durch Strahlen-Seeds geschädigt wurde, schwieriger ist als die Operation einer, abgesehen vom Tumor, gesunden Prostata. So finden sich auch in der medizinischen Literatur kaum Belege für Heilungen durch eine radikale „Salvage"-Prostatektomie.

Die dreidimensionale konformierte Strahlentherapie

Diese Technik der externen Strahlentherapie bietet große Möglichkeiten, den Tumor besser zu bekämpfen und gleichzeitig die Schädigung des umliegenden Gewebes zu verringern. Einige Ärzte gehen bereits davon aus, daß die dreidimensionale konformierte Bestrahlung noch vor Ablauf dieses Jahrhunderts sämtliche andere Bestrahlungstechniken beim Prostatakrebs ersetzen wird.

Noch vor etwas mehr als über einem Jahrzehnt wäre die dieser Behandlungsform zugrunde liegende Idee – eine exakte Fokussierung der Strahlenenergie auf die Prostata, wobei das umliegende Gewebe so gut wie gar nicht in Mitleidenschaft gezogen wird – den meisten Radioonkologen wie ein Luftschloß vorgekommen. Doch durch die großen technologischen Fortschritte der letzten Jahre wurde die dreidimensionale konformierte Therapie nicht nur durchführbar, sondern erwies sich auch als vielversprechende Behandlungsform.

Ihre Entwicklung geht darauf zurück, daß Wissenschaftler untersuchten, was bei der Strahlentherapie nicht funktionierte: So ergaben Studien, daß die herkömmlichen Bestrahlungstechniken nicht präzise genug waren. Zunächst einmal wurde das Zielvolumen nicht genau genug eingeschätzt und infolgedessen oftmals eine für die Abtötung des ganzen Tumors nicht ausreichende Strahlendosis verabreicht. So stellte sich heraus, daß es bei manchen Patienten zu einer ähnlichen Situation kam wie bei einem Redner, der über ein unzulängliches Mikrophon in einem riesigen Stadion hunderttausend Menschen zu erreichen versucht: einige, vielleicht sogar der größte Teil der Menge kann ihn verstehen, es sind aber immer noch Hunderte oder gar Tausende, die die Botschaft nicht hören. Diese inadäquate Erfassung des Zielvolumens bedeutet – übertragen auf die herkömmliche Strahlentherapie des Prostatakrebses – eine Unterdosierung, in der bei vielen Patienten die Ursache für ein lokales Tumorrezidiv gesehen werden muß.

Andere Studien führten zu einer weiteren Erkenntnis: Die verabreichte Strahlendosis ist direkt mit dem Erfolg, der Heilung, korreliert. Mit anderen Worten: die Rückfallrate ist bei Männern mit höheren Strahlendosen geringer als bei jenen mit niedrigeren Strahlendosen. Bei der traditionellen Strahlenbehandlung war eine höhere Dosierung jedoch fast immer gleichbedeutend mit häufigeren und schwereren Nebenwirkungen im Bereich von Blase und Enddarm.

Dreidimensionale konformierte Strahlentherapie bedeutet „High-Tech-Medizin": komplizierte Software und Simulationssysteme, anhand derer die Bestrahlung dreidimensional geplant und computergestützt durchgeführt werden kann, sowie ausgeklügelte Computerprogramme, die extrem schnell die komplexen mathematischen Berechnungen zur Bestimmung des Prostatavolumens und der Strahlendosis pro Millimeter Gewebe (oder sogar kleineren Einheiten) ausführen können. Insgesamt also faszinierende technologische Fortschritte, die es den Ärzten ermöglichen, auf der Basis eines für jeden Patienten individuell angepaßten 3-D-Modells einen Behandlungsplan zu entwerfen.

Die Behandlungsplanung beginnt mit einer Reihe von CT-Bildern, die Querschnittsansichten von Prostata, Samenbläschen und den benachbarten Strukturen (Blase, Rektum, Dünndarm, Knochen und Haut) für eine dreidimensionale Rekonstruktion liefern. Die Strahlendosis und das zu bestrahlende Feld können damit Ebene für Ebene, Millimeter für Millimeter berechnet werden. Jedes Strahlenbündel wird vom Rechner so konfiguriert, daß sich die Energie ausschließlich auf den Tumor konzentriert (ob er nur innerhalb der Prostata oder auch außerhalb der Drüse entwickelt ist), anstatt den gesamten angrenzenden Bereich mit einzuschließen. Jeder Patient wird während der Bestrahlung in einer seinem Körper individuell angepaßten Form gelagert, um die Bewegungen während der Behandlung zu minimieren und die exakte Positionierung zur Strahlenquelle immer wieder reproduzieren zu können. Dieser Ansatz bedeutet zugleich eine Kontrolle zur Sicherstellung der höchstmöglichen Behandlungsqualität: es kann sofort oder später überprüft werden, ob die Bestrahlung am richtigen Ort und über die richtige Zeitspanne verabreicht wurde.

Zum jetzigen Zeitpunkt ist es noch nicht möglich vorherzusagen, wie gut diese neuen Techniken funktionieren werden. Für vernünftige Aussagen gibt es noch nicht genügend Daten zum Verlauf der PSA-Spiegel und zu langfristigen Überlebensraten. Diese Informationen werden uns jedoch in wenigen Jahren zur Verfügung stehen. In einer Studie kam es eineinhalb Jahre nach der Behandlung bei nur 3% der Männer zu einem lokalen Rezidiv (bei zwei dieser Männer handelte es sich um Patienten mit Krebs im Stadium T2c bzw. B2, bei fünf mit Krebs im Stadium T3, T4 bzw. C). Es kann heute jedoch schon aufgrund der bisher vorliegenden Ergebnisse gesagt werden, daß die dreidimensionale konformierte Strahlentherapie hervorragende Möglichkeiten bietet.

Strahlenbehandlung: die Geschichte eines Mannes

Craig, ein Internist im Ruhestand, war 78 Jahre alt, als man bei ihm Prostatakrebs diagnostizierte. Kurz zuvor war wegen Blasenentleerungsstörungen eine Prostataresektion durchgeführt worden. Die histologische Untersuchung der Gewebeproben aus der Prostata hatte keinen Anhaltspunkt für einen Tumor ergeben. Doch weniger als ein Jahr später entdeckte sein Urologe bei einer digitalen Routineuntersuchung des Enddarms ein Knötchen, das sich als ein auf die Prostata beschränkter Krebs mit einem Gleason-Wert von 6 entpuppte.

Aufgrund seines Alters kam Craig mit seinen Ärzten überein, daß eine externe Strahlentherapie die für ihn beste Behandlungsform sei. Sein Alter war auch mit ausschlaggebend für die Entscheidung, die Bestrahlung auf Prostata und Samenbläschen zu beschränken. Zunächst wurde Craig täglich bestrahlt. Nach einigen Tagen traten jedoch starke Darmbeschwerden, vor allem profuse Durchfälle auf. Die Symptomatik ging zurück, als der Radioonkologe die Sitzungen auf vier pro Woche reduzierte und damit dem Darmtrakt die Möglichkeit zur Erholung gegeben wurde. Craig erinnert sich heute, daß der neue Behandlungsplan eine beachtliche Verbesserung darstellte: „die Probleme legten sich ziemlich".

Dies war vor zwölf Jahren. Die Strahlentherapie hatte funktioniert und es konnte seither kein Krebs bei ihm festgestellt werden. „Als ich letztes Jahr meinen Urologen aufsuchte, scherzte dieser: ‚Ich weiß überhaupt nicht, warum sie noch vorbeikommen. Ihre 10-Jahres-Frist ist doch schon abgelaufen.'" Seit seiner Behandlung ist Craig ausgiebig mit seiner Familie auf Reisen gewesen. So sind sie unter anderem in London, Kopenhagen, Prag und Wien gewesen, haben Kreuzfahrten gemacht und sind nach Südamerika geflogen.

Dies ist um so bemerkenswerter, als Craig ein paar Jahre nach seiner Behandlung begann, immer wieder unter Durchfall, Infektionen und Darmproblemen zu leiden, auf die sich die Ärzte keinen Reim machen konnten. „Es wurden Stuhlkulturen angelegt, nach Parasiten geforscht, alles, was Sie sich nur vorstellen können, und trotzdem konnte man keine Erklärung dafür finden." (Die Ursache eines Teils der Probleme, darunter des Auftretens von Blut im Stuhl, sah man zunächst in einigen größeren Darmpolypen. Doch selbst nachdem diese einige Jahre später entfernt worden waren, kam es immer wieder zu Durchfällen).

Eine Reihe von Ärzten, hierunter ein Urologe, ein Onkologe, ein Internist sowie ein Gastroenterologe, kamen schließlich zu dem Ergebnis, daß bei Craig ein sogenannter „Reizdarm" vorliegt (ein spastisches, übermäßig reaktives Kolon, das zu Durchfall neigt) und daß dieser als eine Spätfolge der Strahlenbehandlung anzusehen ist.

Dies ist nicht unüblich. Bei vielen Männern kommt es nach einer Strahlenbehandlung zu Spätfolgen, nur daß diese für gewöhnlich einige Monate nach der Behandlung einsetzen. Im Falle von Craig ist es möglich, daß sich die Darmprobleme durch die Antibiotika, die jahrelang zur Bekämpfung von Infektionen verabreicht wurden, verschlimmerten. Und welche Diagnose stellt sich Craig selbst? „Ich denke, daß die Bestrahlung höchstwahrscheinlich den Reizzustand des Kolons verursacht und die darauffolgende Antibiotikabehandlung noch zusätzlich dazu beigetragen hat".

Trotz der jahrelangen Darmprobleme scheint Craig's Vitalität in den letzten zehn Jahren nicht abgenommen zu haben. Zwischen ihren weltweiten Reisen restaurieren er und seine Frau ihr altes Familienanwesen auf Maryland's Eastern Shore. Für Craig brachte die Strahlenbehandlung einen Gewinn an Zeit und – abgesehen von den Darmproblemen – Gesundheit. Er hat aus beiden das Beste gemacht.

F2 Kryotherapie (Vereisung der Prostata)

Diese Behandlungstechnik erscheint außerordentlich attraktiv: Zunächst einmal kommt sie ohne chirurgischen Eingriff aus. Statt dessen wird extrem kalter, flüssiger Stickstoff verwendet, um die gesamte Prostata einzufrieren. Beim Auftauen werden die in der Drüse befindlichen Krebszellen dann zerstört.

Die Idee selbst ist nicht neu. Bei Einführung dieser Technik vor vielen Jahren wurde die Vereisung noch durch die Harnröhre vorgenommen. Heute jedoch wird der Flüssigstickstoff vom Damm aus über fünf ultraschallgesteuerte in die Prostata eingebrachte Metallsonden appliziert. Man fährt so lange mit der Vereisung fort, bis sich die Prostata im Ultraschallbild als „Eisball" darstellt. Die Prozedur kann über eine Stunde dauern und ist meist mit einem Krankenhausaufenthalt von 1 bis 2 Tagen verbunden.

Ärzte, die eine Kryotherapie durchführen (auch Kyroablatio genannt), müssen Erfahrung mit dem transrektalen Ultraschall haben, um sicherstellen zu können, daß die Prostata auch vollständig vereist ist. Während der Vereisung wird das die Harnröhre umgebende Gewebe erwärmt, um es vor Zerstörung zu bewahren.

Zu den Vorteilen der Kryotherapie zählen der kurze Krankenhausaufenthalt und das Fehlen von Kontinenzproblemen. Die Anhänger dieses Verfahrens betonen die relativ einfache Behandlungstechnik und die geringe Frühkomplikationsrate.

Und doch sind anscheinend nur ein Drittel der Männer nach der Behandlung noch potent. Dies ist wahrscheinlich darauf zurückzuführen, daß beim Versuch, den Tumor völlig zu zerstören, auch die Nervenbündel mitvereist werden, die für eine Erektion von entscheidender Bedeutung sind.

Noch nicht abgeschätzt werden kann, ob Prostatakrebs durch eine Kyrotherapie wirklich geheilt werden kann. Prostatakrebs beginnt meist „multifokal", d. h. es entwickeln sich kleine Krebsherde an vielen verschiedenen Orten in der Prostata. Um den Krebs zu heilen, muß folglich die gesamte Prostata eliminiert werden. Genau dies geschieht aber bei einer Kryotherapie nicht. Das Gewebe um die Harnröhre wird während des Verfahrens durch Wärme geschützt. Es ist bislang ungeklärt, ob dadurch nicht auch Krebszellnester am Leben bleiben.

Weitere Bedenken bestehen dahingehend, daß die Kryotherapie im Gegensatz zu den meisten Behandlungsformen bei Prostatakrebs – und letztlich allen Erkrankungen – nicht durch jahrelange solide und gründliche Forschungsarbeit im Labor untermauert ist. In den USA (und natürlich auch in Europa) werden praktisch alle Behandlungsmethoden im Labor und im Tierversuch gründlich, manchmal sogar über Jahrzehnte getestet, um Wirksamkeit und Sicherheit zu garantieren, bevor sie beim Menschen eingesetzt werden. Bei der Kyrotherapie gab es vor der Anwendung am Menschen jedoch nur wenige Laborversuche. Der Beweis, daß die Prostata durch Vereisung vollständig zerstört werden kann, ist nicht erbracht, weder beim Hund, noch viel weniger beim Menschen.

Es gibt noch keine langfristigen Studien zur Effektivität der Kryotherapie. Wir wissen jedoch, daß zwei Jahre nach der Behandlung 20% der Männer positive Biopsien haben und daß bei einem hohen Prozentsatz die PSA-Werte erhöht sind.

Gegenwärtig wird die Kryotherapie bei örtlich begrenztem Prostatakrebs und nach Versagen einer Strahlenbehandlung eingesetzt. Und abermals stellt sich die entscheidende Frage nach der Wirksamkeit dieses Behandlungskonzeptes, eine Frage, die an Bedeutung gewinnt, da sich immer mehr Männer für diese Therapieform entscheiden. Um sie beantworten zu können, bedarf es wohlüberlegter Studien zur Häufigkeit von Spätkomplikationen und zum Nachweis einer langfristig erfolgreichen Tumorkontrolle.

Für viele Männer mit Prostatakrebs stellt die externe Strahlentherapie eine ausgezeichnete Behandlungsoption dar. Ein entscheidender Vorteil vor allem für ältere Männer und Männer mit weiteren gesundheitlichen Problemen besteht darin, daß ein chirurgischer Eingriff vermieden werden kann. Des weiteren kann diese Behandlungsform bei Männern eingesetzt werden, deren Prostatatumor bereits so weit fortgeschritten ist, daß er durch eine Operation nicht mehr zu heilen ist.

Es gibt zwei Standardmethoden bei der Strahlenbehandlung des Prostatakrebses: die externe Strahlentherapie, bei der die Strahlung von außen an den Tumor herangebracht wird, und die sogenannte interstitielle Brachytherapie, bei der radioaktive Seeds direkt in den Tumor implantiert werden.

Zum gegenwärtigen Zeitpunkt ist der „Goldstandard" die externe Strahlentherapie. Während diese Therapie früher nur ein Instrument zur Linderung von Krankheitssymptomen war, ist es dank großer technischer Fortschritte heute möglich, auf die Prostata beschränkte Tumoren zu heilen.

Die Funktionsweise eines Röntgenapparates ist am einfachsten in Analogie zur Entstehung von Sonnenbräune zu verstehen. Der Unterschied liegt darin, daß die Auswirkung der Röntgenstrahlung weder fühl- noch sichtbar ist und daß die „Bräunung" im Inneren stattfindet, wenn die Strahlen Kernsubstanz der ins Visier genommenen Zellen zerstören und sie damit abtöten. Eine gute, gleichmäßige Sonnenbräune erreicht man am besten durch etappenweise Exposition und nicht durch einmaliges, übertriebenes Sonnenbaden. So werden auch die Strahlendosen über mehrere Wochen verteilt, wobei jede Behandlungssitzung nur wenige Minuten dauert. Neben der Vernichtung des Prostatakrebses besteht das wesentliche Ziel darin, das umgebende Gewebe – Enddarm, Darm, Blase, Knochen und Haut – so wenig wie möglich zu schädigen.

Über längere Zeiträume ist die Effektivität der externen Strahlentherapie nicht immer so hoch wie die der radikalen Prostatektomie: oftmals sind Biopsien nach der Bestrahlung positiv und es kommt zum Anstieg der PSA-Werte. Aus diesem Grunde stellt die externe Strahlentherapie eine gute Option besonders für ältere Patienten dar. In den letzten Jahren ist jedoch ein wesentlicher Fortschritt zu verzeichnen, die sogenannte dreidimensionale konformierte Strahlentherapie. Mit dieser Technik wird die Strahlendosis für den Prostatatumor maximiert, bei Reduktion des Schädigungsrisikos für das umliegende Gewebe auf ein Minimum.

Es eröffnen sich somit Möglichkeiten zur Verbesserung der Langzeitergebnisse. Das Prinzip der interstitiellen Brachytherapie könnte man im Vergleich zur konventionellen Bestrahlung von einer entfernten Energiequelle aus als „Nahkampf" bezeichnen. Der Brachytherapie liegt die Idee zugrunde, daß, je weiter sich die Energie von ihrer Quelle entfernt – d.h. je mehr Gewebe die Strahlung durchdringen muß, um an ihr Ziel zu gelangen –, sie desto ineffektiver im Kampf gegen den Krebs ist. So soll mit der direkten Implantation winziger Strahlenquellen („Seeds") in das krebsbefallene Gewebe („brachy" stammt aus dem Griechischen und bedeutet „kurz", d. h. auf kurze Entfernung von der Geschwulst) der Tumor vollständig vernichtet und gleichzeitig das Risiko für „die unschuldige Zivilbevölkerung", d. h. die nahebei gelegenen Zellen, die nicht von Krebs befallen sind, möglichst gering gehalten werden.

Bislang war die interstitielle Brachytherapie bei der Tumorkontrolle nicht so erfolgreich wie die externe Strahlentherapie, jedoch könnte die Fortentwicklung der Ultraschallsysteme zur Steuerung der Implantation der Seeds und zur dreidimensionalen Behandlungsplanung und damit die Sicherstellung einer gleichmäßigen Verteilung der Strahlung in der Prostata zu besseren Ergebnissen führen.

In jüngster Zeit erfreut sich die Kryotherapie – das Abtöten von Prostatazellen durch Vereisung – als eine weniger invasive Behandlungsform beim lokalisierten Prostatakrebs zunehmender Popularität. Auch wenn sie gut verträglich zu sein scheint und nur einen kurzen Krankenhausaufenthalt erfordert, ist doch noch nicht geklärt, ob damit der Prostatakrebs genau so effektiv behandelt werden kann wie durch die externe Strahlentherapie oder die radikale Prostatektomie.

Die Behandlung von Prostatakrebs im fortgeschrittenen Stadium

G1   Einige wichtige Informationen vorab

Wenn es eines Tages neue und bessere Medikamente geben wird, kann man Prostatakrebs vielleicht in jedem Stadium heilen – oder ihn zumindest so weit eindämmen, daß er sich nicht über die Prostata hinaus verbreitet oder gut abgegrenzt bleibt und langsam wächst, anstatt sich zu einem aggressiven, tödlichen Eindringling in Gewebe und Knochen zu entwickeln.

Aber so weit sind wir noch nicht.

Wir kommen nun zu dem Teil des Buches, von dem wir wünschten, daß es weder geschrieben noch gelesen werden müßte. Bei Prostatakrebs im fortgeschrittenen Stadium, wenn er von der Prostata auf die Lymphknoten oder Knochen übergegriffen hat, sind die Möglichkeiten einer Behandlung begrenzt. Eine Heilung ist nunmehr ausgeschlossen. Das Ziel Ihres Arztes besteht stattdessen darin, den Krebs einzudämmen – Zeit zu gewinnen, die Symptome und schließlich die lähmenden Schmerzen zu lindern.

Es gibt viele verschiedene Lehrmeinungen zur Behandlung von Prostatakrebs, der bereits über die Prostata hinaus in Lymphknoten oder Knochen gestreut hat (Stadium N+, M+, D1 oder D2). Alle beinhalten eine Hormontherapie – das Ausschalten der Hormone, die die Prostata versorgen und den Krebs nähren. (Man spricht auch von „Hormon-Entzugs-Therapie".) Und doch gehen die Meinungen der Ärzte weit auseinander: Sollte man mit der Hormonbehandlung einsetzen, wenn der Betroffene sich noch gut fühlt oder sollte man lieber warten, bis die ersten Symptome auftreten? Sollte man auf die Hormone abzielen, die direkt die Prostata betreffen oder sollte man lieber den Versuch machen, sämtliche Aktivitäten der Androgene (der männlichen Geschlechtshormone) zu unterdrücken? Diesen Ansatz, sämtliche männlichen Geschlechtshormone auszuschalten, nennt man die totale Androgenblockade oder die totale Androgenablatio. Viele Ärzte sind von dieser Herangehensweise überzeugt, aber ist solch eine komplette Blockade auch notwendig?

Und wie lassen sich diese Hormone am besten blockieren? Stellen Sie sich ein Auto vor, das beim Überqueren einer Grenze zu einem anderen Land durch eine Reihe von Kontrollpunkten fährt, Punkt A, B, C und D. Sie möchten dieses Auto daran hindern, auf die andere Seite zu gelangen. An welchem Punkt halten Sie es auf? Errichten Sie eine Straßensperre an Punkt A, also an der ersten Haltestelle entlang des Weges? Oder bauen Sie einfach eine Mauer an Punkt D, so daß es dem Auto unmöglich ist, die Grenze zu überqueren? Oder leiten Sie das Auto irgendwo zwischen diesen Punkten um?

Die Androgene mit Wirkung auf die Prostata erreichen ihr Ziel durch einen aus mehreren Etappen bestehenden Prozeß, der im Gehirn seinen Anfang nimmt. Es ist nun möglich, diesen Prozeß medikamentös an Punkt A (dem Gehirn), Punkt D (der Prostata) oder an mehreren Orten dazwischen zu blockieren oder umzuleiten. Mit manchen Medikamenten sind diese Ziele besser zu erreichen als mit anderen, auch die Kosten unterscheiden sich. Aber letztendlich läßt sich mit keinem dieser Eingriffe ins Hormonsystem der Krebs unter Kontrolle halten. Wenn man Glück hat und der Tumor besonders gut auf eine Hormontherapie anspricht, so zeigt sich dieses letztendliche Therapieversagen erst nach Jahren. Hat man Pech, dauert es vielleicht nur Monate – falls man einen Tumor vor sich hat, der nicht gut auf die Hormontherapie anspricht, weil viele seiner Zellen sich von ihr nicht beeinflussen lassen.

Was letztendlich Männer mit Prostatakrebs im fortgeschrittenen Stadium umbringt, sind die bösartigen hormonunempfindlichen oder auch androgenunempfindlichen Zellen. Zum gegenwärtigen Zeitpunkt verfügen wir über keine Mittel, diese aufzuhalten. Die Standard-Chemotherapie – eine Vielzahl von Medikamenten, die bei der Behandlung anderer Krebsformen so gute Ergebnisse erzielt – hilft nicht, was hauptsächlich daran liegt, daß sie auf Zellen gerichtet ist, die sich viel schneller als Prostatakrebszellen teilen. (Neuere Medikamente, die Wachstumsfaktoren hemmen, könnten zu besseren Ergebnissen führen.)

So bleibt uns leider schlußendlich nur die Palliativbehandlung: Das Lindern von Symptomen und Schmerzen sowie die Sicherstellung einer richtigen Ernährung bei jenen, die keinen Appetit haben. In diesem Behandlungsstadium gibt es zum Glück viel, was man tun kann und Sie sollten es einfordern, um Ihre Lage zu verbessern: Medikamente oder andere Maßnahmen zur Linderung von Schmerzen oder der Beschwerden beim Wasserlassen.

Eine abschließende Bemerkung noch, bevor wir uns den genannten Themen ausführlicher widmen: Es gibt verschiedene Behandlungsoptionen und wir werden Ihnen mitteilen, was wir jeweils davon halten. Den hier geäußerten Meinungen liegen jahrzehntelange klinische Erfahrungen und Forschungsergebnisse zugrunde. Sie spiegeln sowohl die Sicht der Ärzte als auch die der Patienten wider. Ihr Arzt ist vielleicht jedoch anderer Ansicht oder verschreibt Ihnen eventuell ein Medikament, das wir für weniger wirksam erachten.

Einer der Gründe für solche Meinungsverschiedenheiten ist darin zu sehen, daß Ärzte, die Menschen mit Krebs im Endstadium behandeln, verzweifelt und oftmals zum äußersten entschlossen sind. Viele von ihnen – die besten – sorgen sich zutiefst um ihre Patienten und sind bereit, alles Menschenmögliche zu unternehmen, um ihnen zu helfen. Wenn beispielsweise eine Studie die Vorteile eines völlig neuen Medikamentes hinausposaunt, so übernehmen viele Ärzte gerne die Rolle des Vorreiters und verschreiben ein solches Medikament, dessen Nutzen noch ungeklärt ist. Sie sehen sich in einem Wettlauf mit der Zeit, den sie verlieren werden, und halten somit jegliche Bemühung für besser, als gar nichts zu unternehmen.

Letztendlich liegt der Entschluß, was unternommen werden soll, welche Medikamente und Behandlungsformen eingesetzt werden, bei Ihnen – und so soll es auch sein. Lesen Sie das hier dargestellte Informationsmaterial sowie sämtliche anderen Informationen, die Sie sich beschaffen können. Sprechen Sie mit ihrem Arzt und holen Sie eine zweite Meinung ein. Unterhalten Sie sich mit Ihrer Familie und jedem anderen Patienten mit Prostatakrebs, den Sie treffen, um sich so gut wie möglich zu informieren und die für Sie beste Entscheidung treffen zu können.

G2 Hormone und Prostatakrebs: Eine Übersicht

Die Ärzte wissen schon lange, daß Hormone im Leben der Prostata eine große Rolle spielen. Im Jahre 1786 demonstrierte ein englischer Chirurg namens John Hunter als erster an Tieren, daß durch eine radikale Operation, eine Kastration, die Geschlechtsorgane, einschließlich der Prostata, zu schrumpfen beginnen.

Erst in den 30er Jahren dieses Jahrhunderts fand man jedoch heraus, woran dies lag. An der Universität von Chicago entdeckten drei Forscher, daß durch Entfernung der Hoden die Produktion von Testosteron zum Versiegen gebracht wurde. Des weiteren stellte sich heraus, daß wenn man den kastrierten Tieren nachträglich Testosteron spritzte, die Organe wieder ihre normale Größe und Funktion annahmen. Diese Forschungsarbeiten, die später mit dem Nobelpreis belohnt werden sollten, führten zu einer weiteren wertvollen Entdeckung: daß durch Kastration auch Prostatakrebs zurückgehen kann.

Die Forscher waren in der Lage, den gleichen Effekt auch auf chemischem Wege hervorzurufen: Sie fanden heraus, daß sich auch mit einem weiblichen Geschlechtshormon namens Östrogen die Produktion von Testosteron hemmen ließ. Die Östrogene blockierten ein von der Hirnanhangdrüse übertragenes Signal, das sogenannte luteinisierende Hormon (LH), das die Produktion von Testosteron stimuliert. Das orale Östrogen, das sogenannte DES (Diäthylstilböstrol), gilt als chemisches Kastrationsmittel, das dementsprechend auch zu Impotenz führt.

Die Hormonausschaltung läßt sich heute auf zwei Wegen erreichen: Über die chirurgische Kastration als einmaligem Eingriff oder die chemische Kastration, durch lebenslange Einnahme von Medikamenten. Bei fast jeder Art von Hormontherapie ist mit Impotenz zu rechnen: 90% aller Männer, die eine Hormontherapie erhalten, verlieren ihren sexuellen Antrieb und die Fähigkeit, eine Erektion zu haben. Für die Zukunft besteht jedoch die Möglichkeit, daß neue Hormontherapien (die später in diesem Kapitel behandelt werden) sich als wirksam erweisen könnten, ohne zu Impotenz zu führen.

Für eine gewisse Zeit läßt sich mit einer Hormontherapie der Prostatakrebs unter Kontrolle halten. Aber die frühere Auffassung der Ärzte – daß es mittels Hormonausschaltung möglich wäre, den Krebs daran zu hindern, sich auszubreiten – ist leider nicht zutreffend. Letztendlich kann eine Hormontherapie den Verlauf der Krankheit nicht aufhalten.

Warum Hormone nicht zur Heilung führen

Ja, warum nicht? Weil Prostatakrebs, wie die Wissenschaftler herausfanden, „heterogen", eine Art zellulärer „Schmelztiegel" ist. Es handelt sich um einen Haufen sehr unterschiedlicher Zellen. Folglich hat ein Medikament oder eine Hormonbehandlung, die eine bestimmte Zellart ins Visier nimmt, keine Auswirkungen auf die anderen Arten. Der Krebs besteht aus vielen verschiedenen Zellarten, von denen einige resistent geworden sind und auch ohne Androgene (männliche Geschlechtshormone) wachsen. Diese nennt man die androgenunabhängigen oder unempfindlichen Zellen.

Seit Jahren arbeiten Wissenschaftler an der Frage, warum die Hormontherapie letztendlich doch scheitert, warum manche Krebszellen anscheinend noch einen Gang zulegen und so ungehemmt wachsen. „Es gibt wahrscheinlich keinen Bereich in der Krebstherapie, wo wir so viele gute Möglichkeiten zur Verfügung haben, wie bei der Behandlung der Anteile des Prostatakrebses, der auf Hormone anspricht", sagt ein Krebsforscher der Johns Hopkins Universität. „Im Gegensatz dazu haben wir so gut wie nichts Effektives zur Behandlung des hormonunabhängigen Prostatakrebses".

Zu Beginn ist eine Hormonbehandlung erfolgreich und sehr vielversprechend: Der Tumor schrumpft, die PSA-Werte im Blut fallen und der Patient fühlt sich besser. Aber die Behandlung hat sich in der Prostata nur auf die hormonabhängigen Krebszellen ausgewirkt. Die übrigen Krebszellen, die von den Hormonen unbeeinflußt bleiben, wuchern vor sich hin, unbeeindruckt davon, daß nur wenige Zellen entfernt ein „hormoneller Krieg" stattfindet.

Wissenschaftler sind der Ansicht, daß diese androgenunabhängigen Zellen wahrscheinlich schon seit Jahren in der Prostata vorhanden sind und nicht erst am Tage nach der Diagnose Krebs auftauchen. Man nimmt an, daß, um sie zu bekämpfen, zukünftig die Hormonbehandlung mit etwas anderem kombiniert werden muß – mit einer Chemotherapie, mit Medikamenten, die spezifisch auf diese androgenunabhängigen Zellen einwirken. Heutzutage ist eine derartige Behandlung noch nicht möglich, sie befindet sich noch im Versuchsstadium.

Zellvermehrung und -untergang

Es gibt viele Wege, Krebs zu behandeln. „Einer besteht darin", so ein Krebsforscher der Johns Hopkins Universität „das Wachstum zu verlangsamen oder vollständig zu blockieren. Der Krebs verursacht hauptsächlich durch sein kontinuierliches Wachstum Probleme". Bei Krebs können die Zellen einfach nicht aufhören, sich zu teilen – am laufenden Band werden neue Zellen produziert, bis sie letztendlich, da ihr ursprünglicher Standort überfüllt ist, auf anderes Gewebe überwuchern.

Bei Prostatakrebs ist die Zellteilungsrate, d. h. die Entstehung neuer Zellen, relativ niedrig. Die Vermehrung der Krebszellen ist letztlich deshalb erst möglich, weil etwas geschieht, das den normalen Prozeß des Zelltods außer Kraft setzt. Wenn es den Wissenschaftlern also nicht möglich ist, zu verhindern, daß neue Zellen entstehen, so können sie vielleicht eines Tages bewirken, daß sie schneller absterben. Dieser Behandlungsansatz wird zur Zeit mit Hochdruck verfolgt.

Programmierter Zelltod?

Die Wissenschaftler wissen, daß der Weg sämtlicher Zellen, sowohl der Tumorzellen als auch der normalen, genetisch vorgezeichnet ist in Richtung auf den sogenannten programmierten Zelltod. Das Problem besteht darin, daß Zellen oftmals diesen Weg nicht einschlagen. In einer normalen Prostata halten die männlichen Geschlechtshormone die androgenabhängigen Zellen am Leben. Diese Zellen werden relativ unsterblich (es verhält sich wie bei einem Tiefseetaucher, der über eine Pumpe mit Luft versorgt wird). Wenn jedoch diese lebenserhaltende Hormonzufuhr durch eine chirurgische oder chemische Kastration gestoppt wird, verändert sich das Bild. Durch die veränderte Hormonzufuhr kommt es zur Expression bestimmter Gene und zur Synthese neuer Proteine. Es gibt Anhaltspunkte dafür, daß diese Proteine die Konzentration von freiem Kalzium in den Zellen erhöhen und dadurch ein „Selbstmord-Enzym" aktiviert wird. Dieses „Selbstmord"-Enzym – eine Kalzium/Magnesium-abhängige Endonuklease – verhält sich wie eine Abrißbirne. Es zerstört die DNA im Zellkern und löscht die genetische Datenbank der Zelle, woraufhin diese aufhört, sich zu teilen und abstirbt. Nach und nach löst sie sich auf, wobei winzige Teilchen von anderen Zellen später als Bauelemente wiederverwertet werden. Es handelt sich um einen aktiven Prozeß, bei dem die Zelle, deren Schicksal es ist, zu sterben, aktiv an ihrem eigenen Tod beteiligt ist.

Es ist ein ganz gewöhnlicher Vorgang, wie er insbesondere auch bei der Entwicklung des Fötus im Mutterleib stattfindet, sonst wären wir gar nicht imstande, uns zu Menschen mit Armen und Beinen zu entwickeln. Während der Entwicklung haben wir Gliedmaßenanlagen. Um Finger und Zehen entwickeln zu können, müssen beispielsweise die Zellen zwischen den Fingern buchstäblich absterben. Dies ist ein besonders schwieriger, fein abgestimmter Prozeß: Bestimmte Zellen müssen sterben, während andere, die sich in unmittelbarer Nähe befinden, am Leben bleiben müssen.

In den androgenunabhängigen Zellen findet keine derartige Zunahme an Kalzium statt. Obwohl sie über einen vergleichbaren „Selbstmord-Mechanismus" verfügen, wird dieser nicht aktiviert.

Für die Forscher, die sich mit Prostatakrebs beschäftigen, ist dies ein Bereich intensiver Bemühungen. Sie versuchen herauszufinden, wie man diese Zellen töten oder, noch besser, veranlassen kann, sich selbst zu töten.

Die Wissenschaftler sind schon seit Jahren imstande, diese Zellen im Labor abzutöten. Es konnte experimentell nachgewiesen werden, daß androgenunabhängige, schnell wachsende und schlecht differenzierte Zellen durch Erhöhung des intrazellulären Kalziums wieder dem programmierten Zelltod unterliegen und absterben. Diese androgenunabhängigen Zellen nehmen dann denselben Weg, wie er durch eine Kastration bei hormonell abhängigen Prostatazellen aktiviert wird. Dies legt den Schluß nahe, daß dieser Mechanismus auch grundsätzlich in den androgenunabhängigen Zellen angelegt ist. Vielleicht wird es eines Tages möglich sein, mit chemotherapeutischen Mitteln diesen schwer definierbaren Selbstmordmechanismus auch bei den hartnäckigen androgenunabhängigen Zellen auszulösen.

Bei der Chemotherapie besteht das große Problem darin, die Krebszellen abzutöten, ohne gleichzeitig die normalen Zellen zu schädigen. Zur Standardausrüstung im Kampf gegen den Krebs gehören Chemotherapeutika, die den Zelltod herbeiführen können, Medikamente wie z. B. Cyclophosphamid. Leider sind diese Substanzen am wirksamsten in der Behandlung der Leukämie und anderer Krebsarten, bei denen eine schnelle Zellteilung stattfindet. Prostatakrebszellen dagegen sind träge und haben so oft ausreichend Zeit, vor ihrer nächsten Zellteilung den durch die Chemotherapie angerichteten Schaden zu reparieren – ganz als ob der Schaden niemals eingetreten wäre.

Folglich versucht man herauszufinden, wie diese Zellen unabhängig von ihrer Teilung abgetötet werden können. Für den programmierten Zelltod – ausgelöst durch den schon angesprochenen Selbstmordmechanismus – bedarf es keiner Zellteilung.

„Wir müssen also dafür sorgen", so faßt es ein Wissenschaftler zusammen, „daß die Zellteilungsrate niedriger ist als die Rate der absterbenden Zellen". Das Krebswachstum lediglich zu verlangsamen, ist für einen Mann mit einem metastasierenden Tumor, der an Gewicht verliert und unter Knochenschmerzen leidet, nicht von Nutzen. Es würde zu keiner Verkleinerung des Tumors oder zur Linderung der Symptome, sondern nur zu einem langsameren Fortschreiten des Tumors kommen.

Was jedoch dringend gebraucht wird, ist eine Methode, den Tumor zu verkleinern – mit anderen Worten eine Behandlungsform, die den programmierten Zelltod stimulieren kann.

G3 Mögliche Ansatzpunkte: Kontrolle von Hormonproduktion und -wirkungen

Erinnern Sie sich an den Vergleich mit dem Auto, das versucht, die Grenze zu überqueren, und an die verschiedenen Straßenblockaden, die an mehreren Stellen entlang der Strecke errichtet wurden, um es daran zu hindern? Hier liegt der Schlüssel für das Verständnis der Wirkung der Hormontherapie. Jede Therapieform zielt auf ein anderes Glied in der Kette der hormonellen Interaktionen, die auf die Prostata einwirken.

Es handelt sich um eine lange und komplizierte Kette, die die meisten Menschen verwirrt. Aber wenn man den Code in seine wesentliche Abschnitte zerlegt, ist es gar nicht so schwer, ihn zu knacken. Nicht nur, um zu verstehen, wovon ihr Arzt spricht, sondern auch, um sich an der Entscheidung der für Sie am besten geeigneten Behandlungsmethode beteiligen zu können, ist es von Bedeutung, daß Sie die folgenden Informationen verarbeiten.

Lassen Sie uns also, um diese hormonelle Kette zu verstehen, dort beginnen, wo alles anfängt, mit dem Gehirn, wo der Hypothalamus unter anderem eine Substanz namens LHRH (luteotropes Releasinghormon) herstellt, die wir ein chemisches Signal wirkt. Wie beim Morsecode oder bei Lichtsignalen werden Impulse an die nahegelegene Hirnanhangdrüse, Hypophyse genannt, gesandt. Die Botschaft an die Hypophyse lautet: „Produziere LH und FSH".

LH (luteinisierendes Hormon) und FSH (follikelstimulierendes Hormon) sind weitere chemische Signale, die uns zu den männlichen Geschlechtsdrüsen, den Hoden, führen, wo das LH bestimmte Zellen (die sogenannten Leydig-Zellen) dazu veranlaßt, Testosteron herzustellen. FSH wirkt sich hauptsächlich auf die Produktion von Spermien aus.

Das Testosteron wiederum führt uns zur Prostata. Testosteron zirkuliert im Blut und dringt mittels Diffusion in die Prostata ein, so wie Wasser in einen Teebeutel. Doch schon bald durchläuft es eine Metamorphose: Mittels eines Enzyms namens 5-alpha-Reduktase wird das Testosteron in ein Hormon namens DHT (Dihydrotestosteron) umgewandelt, welches mehr als doppelt so wirksam ist wie das Testosteron. In etlichen Studien wurde nachgewiesen, daß eine krebsbefallene Prostata weniger 5-alpha-Reduktase enthält. Daher nimmt man an, daß das DHT bei Prostatakrebs keine so große Rolle spielt wie bei einer normalen Prostata oder einer gutartigen Prostatavergrößerung (BPH). Sowohl das Testosteron als auch DHT können sich an den Rezeptor in einer Prostatazelle binden – wie zwei verschiedene Schlüssel, die in das

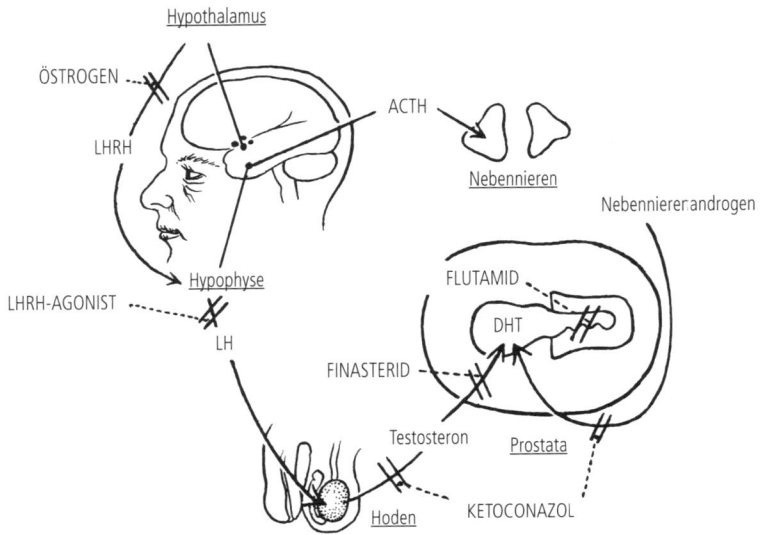

Die hier mit Großbuchstaben angeführten Medikamente blockieren entweder die Auswirkungen von Testosteron und anderen Androgenen (Flutamid und Finasterid) oder die eigentliche Produktion von Testosteron (LHRH-Agonisten, Östrogene, Ketoconazol).

gleiche Schloß passen. (Das DHT bindet sich mit hoher Affinität an den Rezeptor, während die Testosteron-Bindung weniger ausgeprägt ist.) Nachdem Testosteron und DHT sich an den Rezeptor angekoppelt haben, bindet sich dieser an die DNA, die ihrerseits bestimmte Gene aktiviert.

Das Testosteron zirkuliert mit dem Blut zurück zum ersten Schauplatz, dem Hypothalamus, der sich wie ein Thermostat verhält. Er mißt den Gehalt an Testosteron und entscheidet, ob die LHRH-Produktion angekurbelt oder gedrosselt werden soll, woraufhin der Zyklus von neuem beginnt (die Wissenschaftler nennen dies einen „Regelkreis").

Des weiteren produzieren die über den Nieren gelegenen Nebennieren schwache männliche Geschlechtshormone, die sogenannten „Nebennierenandrogene", hierunter Androstendion, Dehydroepiandrosteron (DHEA) und Dehydroepiandrosteronsulfat (DHEAS) sowie kleinere Mengen von Testosteron. Diese Hormone machen insgesamt nur höchstens 5% der gesamten androgenen Stimulierung der Prostata aus. Ihre Auswirkungen auf die Prostata jedoch werden viel diskutiert (und auch in diesem Kapitel behandelt werden).

Es gibt also etliche potentielle Kontrollpunkte in der hormonellen „Befehlskette". Zum gegenwärtigen Zeitpunkt kann man mit einer Hormontherapie auf der Ebene des Hypothalamus (LHRH), der Hypophyse (LH, FSH), der Nebennieren (Nebennierenandrogene), der Hoden (Testosteron) sowie der Prostata (DHT) eingreifen. Dies kann mit Einzelsubstanzen oder Substanzkombinationen bewerkstelligt werden.

Männer, die hormonell behandelt werden, sollten alle drei bis sechs Monate ihren Arzt aufsuchen und eine digitale rektale Untersuchung, einen PSA-Test sowie eine Kreatinin-Bestimmung, bei der untersucht wird, ob die Funktion der Nieren beeinträchtigt ist, vornehmen lassen. Im Falle von steigenden PSA-Werten sollte zusätzlich ein- bis zweimal im Jahr eine Knochenszintigraphie durchgeführt werden.

G4 Die chirurgische Kastration

Die chirurgische Entfernung der Hoden (auch Orchiektomie genannt) ist die einfachste und kostengünstigste Methode, das im Hoden gebildete Testosteron auszuschalten. Es handelt sich um einen einfachen operativen Eingriff, der in Spinalanästhesie oder unter besonderen Umständen sogar in örtlicher Betäubung ausgeführt werden kann. Im einzelnen geschieht folgendes: Der Urologe macht einen (oder zwei) kleine(n) Schnitt(e) am Hodensack und gelangt dadurch zu den Hoden. Dann durchtrennt er den Samenleiter und die zu jedem Hoden führenden Blutgefäße, woraufhin die Hoden entfernt werden. Manche Operateure führen eine sogenannte subkapsuläre oder „plastische" Orchiektomie durch, bei der die Außenhülle des jeweiligen Hodens geöffnet und der Inhalt ausgeschält wird. Die leere Hülle wird verschlossen und in den Hodensack zurückverlagert, so daß alles aussieht wie vorher und man von außen nicht mehr erkennen kann, daß der Hodensack „leer" ist. Die Unterschiede zwischen den beiden Techniken sind hauptsächlich kosmetischer – und folglich psychologischer – Art. So wird es denn für manche Männer einfacher, sich mit einer Kastration abzufinden. Es gibt jedoch auch Urologen, die aus Angst, einige testosteronproduzierende Zellen zu übersehen, diese Operationstechnik nicht gerne anwenden.

In der Regel können die Patienten am Tage nach der Operation oder ein bis zwei Tage später das Krankenhaus wieder verlassen. Die einzige größere Komplikation, die bei einer chirurgischen Kastration auftreten könnte, ist eine Nachblutung. Dies ist jedoch bei sorgfältiger intraoperativer Blutstillung nur sehr selten ein Problem, zumal wenn ein Druckverband für die kleineren Gefäße, die nicht so leicht zu sehen sind, angelegt worden war.

Die Kastration wirkt schnell: Fast unverzüglich verringert sich der Testosteronwert im Körper auf 95% des Ausgangswertes, und das auf Dauer. Nach der Operation beginnt der Testosteronwert innerhalb von drei Stunden abzusacken, bis er im sogenannten „Kastrationsbereich" ist. Dieser Bereich gilt als „Goldstandard" und wichtiger Maßstab im Vergleich zu anderen Hormontherapien, die, je nachdem, um welches Medikament es sich handelt, danach beurteilt werden, ob sie imstande sind, das Testosteron auf dieses Niveau abzusenken.

Früher glaubten einige Ärzte, daß mehrere Monate nach einer Kastration an anderen Orten im Körper eine erhöhte Testosteronproduktion einsetze – und daß dies der Grund für das Weiterwachsen des Prostatakrebses sei. Dies ist aber nicht der Fall. Es gibt kein Wiederansteigen des Testosteronspiegels. Daß der Prostatatumor sich wei-

Worauf kommt es wirklich an?

Der Gedanke an eine – chemische oder chirurgische – Kastration ist schrecklich und läßt die meisten Männer erschaudern. Der Verlust des Geschlechtstriebes oder möglicherweise des männlichen Selbstwertgefühls ist eine unangenehme Vorstellung, die besonders schlimm ist, da sie mit Angst und Ungewißheit verbunden ist, die mit der Diagnose Krebs einhergehen. Auch wenn dies eine Zeit voller Sorgen für Sie ist – Sie sind nicht alleine. Es hilft Ihnen vielleicht, sich mit Ihrem Arzt, Ihrer Familie oder anderen Männern, die das gleiche durchmachen, zu unterhalten (z. B. über die am Ende des Buches aufgeführten Selbsthilfegruppen).

Wenn Sie sich letztendlich zwischen Potenz und Tod entscheiden müssen, erscheint vielen Männern mit Prostatakrebs im Vergleich zum Überleben ihr Sexualleben dann doch eher zweitrangig. Wenn eine Hormontherapie wirklich zwischen Tod und Überleben entscheidet, und Sie Ihre Potenz in den Vordergrund stellen, machen Sie einen entscheidenden Fehler.

Im Klartext gesagt: Bringen Sie es hinter sich! Jetzt ist der Moment gekommen, sich dem Leben hinzugeben und jede zusätzliche wertvolle Spanne Zeit, die man mit seinen Lieben verbringen kann, hochzuschätzen. Machen Sie das Beste aus jedem einzelnen Tag. Jetzt sollten Sie, solange Sie noch dazu in der Lage sind, alles das tun, was Sie schon immer wollten – z. B. die Reise machen, von der Sie schon immer geträumt haben. Gehen Sie mit Ihrer Frau tanzen. Machen Sie einen Segellehrgang. Bringen Sie Ihrem Enkelkind das Angeln bei. Machen Sie sich bewußt, daß es unendlich viel mehr gibt im Leben als nur die Potenz.

ter ausbreitet, liegt an den Krebszellen selbst, auf die die Hormontherapie keine Wirkung hat.

Was geschieht mit dem Prostatatumor nach der Kastration? Er beginnt zu schrumpfen und Männer mit Blasenentleerungsstörungen oder durch den Krebs hervorgerufenen Schmerzen fühlen sich unmittelbar besser.

Die Vorteile einer Kastration liegen darin, daß sie fast sofort wirksam wird und daß ihr Effekt anhält – man muß also nicht täglich Medikamente nehmen. Da es sich um eine einmalige Behandlung handelt, ist sie auch verhältnismäßig billig.

Nebenwirkungen

Nachteile ergeben sich auf jeden Fall in psychologischer (abhängig vom Alter des Mannes und dem Stadium der Krankheit) und kosmetischer Hinsicht. Um das „Stigma" der Kastration so gering wie möglich zu halten, wenden manche Urologen die sogenannte „subkapsuläre Technik" an (siehe oben), bei der nur die testosteronproduzierenden Teile der Hoden entfernt werden und die äußere Hülle belassen wird. Des weiteren gibt es für manche Männer Hodenimplantate, die den Hodensack wieder normal aussehen lassen.

Eine Kastration ist unwiderruflich und erscheint vielen Männern deshalb als zu endgültig. Bei einer 1989 durchgeführten statistischen Erhebung wählten nur 22% der Patienten mit Prostatakrebs den Weg der chirurgischen Kastration, während 78% dieser Männer sich für eine alternative Hormontherapie entschieden (sie wählten die sogenannten LHRH-Analoga, die in diesem Kapitel behandelt werden).

Testosteron ist das Hormon, das einem Mann das Gefühl von „Männlichkeit" verleiht. Fehlt es, so verschwinden damit auch einige der Merkmale., die man mit der Männlichkeit in Verbindung bringt. Zu den möglichen Nebenwirkungen einer Kastration – sei sie chirurgischer oder medikamentöser Art – gehören Empfindlichkeit, Schmerzhaftigkeit oder/und Anschwellen der Brüste (die sogenannte Gynäkomastie), sowie der Verlust des Geschlechtstriebs. Die Kastration führt nicht mit absoluter Sicherheit zur Impotenz, da 10% der Betroffenen auch anschließend noch potent sind. Es gibt jedoch nur selten Ausnahmen von der Regel. (Impotenz bedeutet hier, anders als in anderen Zusammenhängen, daß man sowohl die Libido als auch die Fähigkeit, eine Erektion zu bekommen, verliert).

Hitzewallungen

Eine andere relevante Nebenwirkung stellen Hitzewallungen dar, ähnlich denen, die Frauen in den Wechseljahren durchmachen. Es kommt hierbei zu einem plötzlichen Wärmegefühl im Gesicht, im Nacken, am oberen Brustkorb und Rücken, welches von wenigen Sekunden bis zu einer Stunde andauern kann. Auch wenn sie nicht gesundheitsschädlich sind, können sie doch lästig sein. Die Hitzewallungen sind wahrscheinlich darauf zurückzuführen, daß sich die Änderung des Hormonspiegels auf den Hypothalamus auswirkt, den „Thermostaten" des Gehirns zur Regulierung der Körpertemperatur, und daß dieser mit entsprechenden Störungen reagiert. Die Hitzewallung ist Folge einer Erweiterung der subkutan verlaufenden Blutgefäße und der dadurch bewirkten Erhöhung der Hauttemperatur. Der nachfolgende Schweißausbruch führt dann dazu, daß die Normaltemperatur wieder erreicht wird.

Die Hitzewallungen sind unvorhersehbar. Niemand weiß, wodurch sie ausgelöst oder wieder beendet werden. Bei manchen Männern treten sie gar nicht auf, andere werden regelrecht davon geplagt. Es gibt Anzeichen dafür, daß sie durch äußere Faktoren wie Heizkörper, heißes Essen, alkoholische Getränke oder die Einnahme von bestimmten Medikamenten ausgelöst werden können. Es besteht jedoch auch die Möglichkeit der Abhilfe: Hitzewallungen können mit niedrigen Dosen oralen Östrogens (z. B. ein Milligramm DES täglich), mit Progesteronpräparaten wie beispielsweise Medroxyprogesteron (Clinovir®) oder mit Megestrolacetat (Megestat®) behandelt werden. Manche Ärzte sind auch der Ansicht, daß sich Häufigkeit und Dauer der Hitzewallungen durch Clonidin, einem Blutdruckmittel, reduzieren lassen.

Weitere Veränderungen

Schließlich berichten viele Männer, die kastriert wurden, sich nicht „normal" zu fühlen. Manche fühlen sich reizbar oder weniger aggressiv als vorher. Weit verbreitet sind auch Gewichtszunahme, Schwund der Muskelmasse und subtile Veränderungen in der äußeren Erscheinung, wie Veränderungen des Teints und des Haarwuchses. Die weit verbreitete Annahme, daß sich die Stimmlage verändere, stimmt jedoch nicht und leider kommt es bei Männern mit Haarausfall auch nicht wieder zu vollem Haarwuchs. Zu den möglichen langfristigen Nebenwirkungen gehört die Osteoporose, bei der die Knochendichte abnimmt, die Knochen also dünner, spröder und zerbrechlicher werden.

Bei wem sollte eine chirurgische Kastration nicht durchgeführt werden? In erster Linie ist diese Behandlung nichts für Sie, wenn Sie nicht bereit sind, die physischen und psychologischen Auswirkungen einer Kastration zu akzeptieren. Sie sollten dann eine andere Behandlungsform wählen. Des weiteren eignet sich dieses Verfahren weniger für Männer, die gerinnungshemmende Medikamente nehmen, da hier mit Blutungskomplikationen gerechnet werden muß.

G5 Die medikamentöse Kastration

Eine medikamentöse Kastration kann auf dreierlei Weise durchgeführt werden: Durch Unterbrechung der Verbindung zwischen Hypothalamus und Hypophyse (wurde bereits weiter oben in diesem Kapitel behandelt), durch Blockade der Produktion von Testosteron im Hoden und durch Hemmung der Wirkung des Testosterons auf das Zielorgan – die Prostata.

Medikamente zur Unterbrechung der Verbindung zwischen Hypothalamus und Hypophyse

Östrogene

Viele Männer wollen sich aus unterschiedlichen Gründen keiner chirurgischen Kastration unterziehen und entscheiden sich für eine chemische Kastration, bei der medikamentös die gleiche Wirkung erzielt wird.

Die Wirkung des DES (Diethylstilbestrol), des wichtigsten oralen Östrogens, ist anstatt auf die Hoden, auf die Verbindung zwischen Hypothalamus und Hypophyse gerichtet. Indem es die Ausschüttung von LHRH blockiert, welches wiederum die Abgabe von LH und FSH unterbricht, legt es buchstäblich die Leydig-Zellen, die Produktionsstätten für Testosteron, lahm. Die Folge ist das Absinken der Testosteronwerte in den Kastrationsbereich.

Die Wirkung tritt nicht so schnell wie bei einer chirurgischen Kastration ein. Im allgemeinen dauert es 10 bis 14 Tage bis das Testosteron im Kastrationsbereich liegt. Die Wirkung ist auch nicht von gleicher Dauer – in den meisten Fällen nehmen die Hoden schon bald nach Beendigung der Einnahme von DES die Produktion von Testosteron wieder auf. Hier ist von DES die Rede, weil es das am weitesten verbreitete orale Östrogen und der „Goldstandard" der Östrogentherapie bei Prostatakarzinom ist. Andere Medikamente, wie beispielsweise Äthinylöstradiol (ein Mittel, das von Frauen in der Menopause verwendet wird) gelten als genauso wirksam, aber nicht besser als DES.

Für Männer mit Magen-Darm-Problemen eignet sich ein Medikament namens Polyestradiolphosphat (Estradurin®), das einmal im Monat gespritzt wird. Bei Männern mit Prostatakrebs in fortgeschrittenem Stadium, die auf andere Östrogenpräparate nicht mehr ansprechen, kann evtl. Diäthylstilböstroldiphosphat (Honvan®) die Symptome lindern. Hiervon werden 500–2000 Milligramm täglich intravenös verabreicht. Vor einigen Jahren sorgte ein Mittel namens Estramustinphosphat (z. B. Estracyt®, Multosin®) vor allem bei europäischen Urologen für Aufsehen, da es die Fähigkeit besitzt, die Testosteronwerte zu reduzieren und auch einen Teil der Krebszellen abzutöten. Neuere Studien ergaben jedoch, daß es trotz seines anderen Wirkmechanismus nicht zu einer besseren Überlebensrate als DES führt und Nebenwirkungen wie u. a. Übelkeit, haben kann.

Wir sind daher der Ansicht, daß man sich – wenn man überhaupt orale Östrogene einsetzen will – an DES halten sollte. Es ist verhältnismäßig kostengünstig (z. B. weitaus billiger als die LHRH-Analoga) und erzielt die gleiche Wirkung wie ein operativer Eingriff: Der Testosteronwert wird in den Kastrationsbereich abgesenkt.

Nun zur richtigen Dosierung. Wie viel DES muß man einnehmen? Dies ist ein kontrovers diskutiertes Thema. Vor Jahrzehnten verabreichte man noch relativ hohe Dosen DES – 10 bis 20 Milligramm täglich – in dem Glauben, nicht nur das Testosteron auszuschalten, sondern so vielleicht auch Krebszellen abtöten zu können. Dies traf jedoch nicht ein: Der Testosteronwert sank ab, aber damit hatte es sich dann auch. Dann ergaben Studien der amerikanischen Veterans Administration, daß mit niedrigeren Dosierungen die gleichen Ergebnisse zu erzielen waren. Es stellte sich heraus, daß selbst fünf Milligramm am Tag zu viel war. Man fand heraus, daß Männer, denen täglich 5 mg verabreicht wurden, langfristig an auf das Östrogen zurückzuführenden Herzerkrankungen starben und nicht an Prostatakrebs! Dann versuchten sich die Ärzte mit drei Milligramm und schließlich mit einem Milligramm täglich. Es stellte sich heraus, daß ein Milligramm DES ausreicht, die Produktion von Testosteron zu unterdrücken, ohne das Herz zu gefährden. Eine groß angelegte Studie in Europa kam zum Ergebnis, daß es bei Männern, die täglich 1 mg DES einnehmen, nicht zu irreversiblen Schäden am Herz-Kreislauf-System kommt.

Weitere Studien ergaben, daß statistisch gesehen kein Unterschied besteht in der Überlebenszeit zwischen kastrierten Männern und solchen, die täglich ein Milligramm DES zu sich nehmen. (Manche Ärzte führen an, daß es einer Dosis von drei Milligramm DES täglich bedarf, um den Testosteronwert in den Kastrationsbereich abzusenken. Dies stimmt. Wenn es jedoch keinen Unterschied in der Überlebensrate gibt und die Nebenwirkungen auf das Herz bei einem Milligramm geringer sind als bei drei Milligramm, muß man sich fragen, was durch die Einnahme einer höheren Dosis gewonnen wird.)

Weitere Nebenwirkungen. Die hauptsächliche Nebenwirkung besteht in der Vergrößerung der Brustdrüsen. Diesem Problem kann jedoch abgeholfen werden, indem die Brüste vor Beginn der Östrogeneinnahme niedrig dosiert bestrahlt werden. In höheren Dosen kann DES zu gefährlichen Herz-Kreislauf-Problemen führen. Wenn man es jedoch bei einer Dosierung von einem Milligramm täglich beläßt, können Nebenwirkungen, wie beispielsweise Ödeme (die Einlagerung von Wasser, das zu einer Anschwellung der Knöchel führt), effektiv mit harntreibenden Mitteln bekämpft werden. Einige Ärzte empfehlen ihren DES-Patienten die Einnahme von einer Tablette Aspirin täglich, um andere Nebenwirkungen auf das Herz-Kreislauf-System, wie z. B. die Bildung von Thrombosen, zu vermeiden und das Herzinfarktrisiko zu verringern. Wegen der Gefahren für das Herz-Kreislauf-System sollten bei Männern mit vorausgegangener Herzerkrankung oder Thrombophlebitis Östrogene nicht eingesetzt werden.

Unter Östrogen kommt es zwar nicht zu Hitzewallungen, aber die Patienten werden ebenso impotent wie jene, die kastriert wurden (siehe weiter oben „chirurgische Kastration").

Schlußfolgerung: Ein Milligramm DES täglich ist genauso wirksam wie höhere Dosierungen und ist auch hinsichtlich der Verlängerung der Überlebenszeit ebenso effektiv wie die chirurgische Kastration.

LHRH-Agonisten

LHRH-Agonisten sorgen dafür, daß die Produktion von LH und FSH eingestellt wird. Sie funktionieren folgendermaßen: LHRH ist ein kleines, aus zehn Aminosäureblöcken zusammengesetztes Protein. Ein LHRH-Analogon oder -Agonist ist eine synthetisch hergestellte Substanz, die durch die Veränderung eines dieser Blöcke gewonnen werden kann. Sie hemmt das LH (jenes Hormon, das von der Hypophyse gebildet die HOden veranlaßt, Testosteron zu produzieren). Der Hypothalamus verhält sich wie ein Leuchtturm, indem er in Form von LHRH-Signalen Impulse an die Hypophyse sendet – wie beim Blinken im Rhythmus eines Morse-Codes. Die LHRH-Agonisten verlängern nun diese Signale derart, daß das Leuchtfeuer permanent leuchtet, anstatt nur zu blinken. Diese Mittel „überlisten" die Hypophyse, die, wenn sie kein Blinken bzw. keine rhythmischen Impulse mehr empfängt, glaubt, daß gar keine Signale gesendet werden und folglich kein LH mehr produziert. Die Wirkung dieser Mittel tritt nicht sofort ein. Statt dessen steigen nach Einnahme von LHRH-Agonisten ungefähr eine Woche lang die Testosteronwerte an. Dieser Anstieg ist darauf zurückzuführen, daß das permanente LHRH-Signal zunächst die Produktion von LH ankurbelt. Nach ungefähr zehn Tagen fällt das Testosteron jedoch in den Kastrationsbereich ab. Daher wird oft ein zusätzliches Medikament, wie beispielsweise Flutamid verordnet, um diese „Testosteronwelle" der ersten Woche zu neutralisieren.

Die LHRH-Agonisten, die am meisten verschrieben werden, sind Leuprorelin (Enantone®, Trenantone®) und Goserelin (Zoladex®). Bei groß angelegten Studien kamen die Forscher zu dem Ergebnis, daß die LHRH-Agonisten einer Behandlung mit DES oder einer chirurgischen Kastration gleichwertig sind, was ihre Fähigkeit anbelangt, die Zeitspanne bis zum Fortschreiten des Krebses und die Überlebensrate zu verlängern. Die Mittel werden einmal im Monat beziehungsweise alle drei Monate subkutan injiziert.

Zusammenfassung: Bezüglich der Verringerung der Testosteronwerte und der Erhöhung der Lebenserwartung sind die LHRH-Agonisten im wesentlichen dem DES und der chirurgischen Kastration gleichwertig.

Die Vorteile der LHRH-Agonisten bestehen hauptsächlich darin, daß hier kein operativer Eingriff nötig wird und es nicht zu einem Anschwellen der Brüste kommt, wie es oftmals der Fall ist bei einer Behandlung mit Östrogen. Des weiteren beinhalten sie nicht das Risiko von Herz-Kreislauf-Komplikationen, das mit einer Östrogenbehandlung einhergeht.

Nebenwirkungen. LHRH-Agonisten führen jedoch ebenso wie die chirurgische Kastration zu Hitzewallungen, zum Verlust des Geschlechtstriebes und zur Impotenz. Weitere Nachteile bestehen in der Notwendigkeit einer ein- bzw. dreimonatigen Injektion sowie in den hohen Kosten – LHRH-Agonisten kosten einige Hundert Mark pro Monat.

Medikamente zur Hemmung der Testosteronproduktion

Ketoconazol

Dieses Mittel wurde zunächst als Antimykotikum eingesetzt, bis die Ärzte bemerkten, daß sich bei Männern durch seine Einnahme die Brustdrüsen vergrößerten – und bis klar wurde, daß sich die Behandlung nicht nur auf Pilze auswirkte. Man fand heraus, daß Ketoconazol sowohl das von den Hoden produzierte Testosteron als auch die aus den Nebennieren stammenden männlichen Geschlechtshormone blockiert. Es wirkt schnell: Durch die Einnahme von 400 Milligramm Ketoconazol alle acht Stunden wird das Testosteron innerhalb von 24 Stunden bis in den Kastrationsbereich gesenkt. Die Wirkung des Medikamentes ist reversibel: Sobald man die Einnahme beendet, steigen die Testosteronwerte wieder an. Es ist fraglich, ob Ketoconazol auch bei langfristiger Einnahme so effektiv ist wie andere Formen der Hormonbehandlung. Es führt zu einem schnellen Anstieg der LH-Produktion, die sich mit der Zeit als stärker erweisen könnte als die hemmende Wirkung der Substanz auf das Testosteron. Daher wird Ketoconazol nur kurzfristig in Situationen angewendet, in denen ein schneller Wirkungseintritt essentiell ist – beispielsweise bei Männern mit akuten Schmerzen in der Wirbelsäule oder bei disseminierter intravasaler Gerinnung, einer Blutgerinnungsstörung, zu der es bei manchen Männern mit Prostatakrebs in fortgeschrittenem Stadium kommt. Zusätzlich zu den hormonellen Wirkungen stellte sich heraus, daß manche Ketoconazol-Derivate bis zu einem gewissen Grad auch das

Wachstum der Krebszellen direkt blockieren können – diese Möglichkeit wird zur Zeit intensiv untersucht. Eine Schwierigkeit besteht jedoch darin, daß das Medikament von der amerikanischen Gesundheitsbehörde FDA (Food and Drug Administration) nicht zur Behandlung von Prostatakrebs freigegeben worden ist*, weil es nachteilige Auswirkungen auf die Leber haben kann. Da es auch die normalerweise in den Nebennieren stattfindende Produktion von Steroiden unterdrücken kann, muß Ketoconazol immer in Kombination mit Kortikosteroiden wie Prednison (fünf Milligramm täglich) verschrieben werden.

Schlußfolgerung: Ketoconazol ist kein Medikament auf lange Sicht, aber in machen (Akut-) Situationen nützlich.

Medikamente zur Blockierung von Hormonwirkungen auf die Prostata

Antiandrogene

Die Höhe der LHRH-, LH-, FSH-, Testosteron- oder DHT-Spiegel ist für diese Medikamente ohne Bedeutung. Es verhält sich sogar so, daß Antiandrogene über eine Zunahme von LH die Testosteronwerte ansteigen lassen. Sie stellen lediglich sicher, daß Testosteron und DHT nicht an ihr Ziel, d. h. an die Rezeptoren, gelangen können. Wenn man die Rezeptoren als Schlösser bezeichnet, so verhalten sich die Antiandrogene wie Schlüsselattrappen. Wenn dann das Testosteron und DHT beim Rezeptor ankommen, ist das Schloß bereits mit einem Schlüssel besetzt, es kann also nicht geöffnet werden, um so den Rezeptor zu aktivieren. Somit erhält der Tumor nicht die Hormone, die er benötigt, um die androgenabhängigen Zellen zu ernähren.

Flutamid ist das am weitesten verbreitete Antiandrogen. Weitere sind Bicalutamid, das erst vor kurzem zugelassen wurde, und Cyproteronazetat, das schon länger im Gebrauch ist.

Weil es nicht zu einer Unterdrückung der Testosteronproduktion kommt, besteht ihr möglicher Vorteil darin, daß die Potenz erhalten werden kann. So bleiben beispielsweise 87% der Männer, die Flutamid einnehmen, potent. (Dies trifft jedoch nicht auf Cyproteronazetat zu. Dieses Mittel unterdrückt wie Östrogen die Verbindung zwischen Hypothalamus und Hypophyse und senkt so den LH-Wert, was sich wiederum auf die Produktion von Testosteron auswirkt. Folglich führt es zur Impotenz.)

Aber wie sieht es mit der Wirkung der Antiandrogene aus? Die vorläufige Antwort lautet, daß sie allein nicht ausreichen. Auch führen sie bei 74% der Männer zu einer Vergrößerung der Brustdrüsen.

---

* Auch in Deutschland nicht zur Behandlung des Prostatakarzinoms zugelassen.

Bei einer „totalen Androgenblockade" (siehe weiter unten) wird Flutamid gemeinsam mit einem LHRH-Agonisten verabreicht. In neueren Studien wurde Flutamid mit anderen Mitteln kombiniert, z. B. mit Finasterid, das weiter unten in diesem Kapitel behandelt wird.

Die Hauptnebenwirkung von Flutamid ist Durchfall, in seltenen Fällen kommt es zu manchmal schweren Leberschäden. Bei Einnahme von Flutamid sollte deshalb nach Beginn der Behandlung die Leberfunktion laborchemisch überprüft werden.

5-alpha-Reduktase-Hemmer

Mittels eines Enzyms namens 5-alpha-Reduktase wird das Testosteron in den Prostatazellen in ein wirksameres Hormon, das DHT, umgewandelt. 5-alpha-Reduktase-Hemmer – wie z. B. Finasterid – blockieren dieses Enzym. Der große Vorteil des Finasterid ist, daß die Potenz erhalten bleibt, weil sich die Testosteronwerte im Blut nicht verändern. Finasterid eignet sich gut zur Reduktion einer gutartigen Prostatavergrößerung, bei der das DHT eine Hauptrolle spielt. Bei Prostatakrebs dagegen ist eher das Testosteron der Übeltäter, gegen den das Finasterid wenig ausrichten kann. Die Einnahme dieses Mittels allein genügt also nicht. Es könnte sich jedoch herausstellen, daß sich die Wirkung von Finasterid durch eine Kombination mit Flutamid verbessern läßt.

„Totale" Androgenblockade

Die Idee ist nicht neu. Seit den 30er Jahren arbeiten Forscher an diesem Konzept. Damals erhielt die Wissenschaft erste Einblicke in die Probleme, die damit verbunden waren, die Produktion jedes einzelnen Hormons, das sich möglicherweise auf die Prostata auswirken könnte, zu stoppen. Manche Ansätze waren ziemlich eingreifend, wie beispielsweise die chirurgische Entfernung der Nebennieren oder der Hypophyse.

Die zugrundeliegende Theorie lautet, daß selbst kleine Mengen von Testosteron und des in den Nebennieren produzierten DHT den Prostatakrebs stimulieren können und deshalb ausgeschaltet werden müssen. Dies läßt sich erreichen, indem man Flutamid mit Maßnahmen oder Mitteln kombiniert, die die Testosteronwerte in den Kastrationsbereich absenken, seien es eine chirurgische Kastration, Östrogene oder ein LHRH-Agonist. Vor ungefähr einem Jahrzehnt wurde die totale Androgenblockade „zum Renner". Dies war hauptsächlich auf die Arbeit eines einzelnen Wissenschaftlers zurückzuführen. Dieser berichtete, daß die Kombination eines LHRH-Agonisten mit einem Antiandrogen weitaus erfolgreicher sei als das jeweilige Prinzip für sich allein. Zu dieser Forschungsarbeit sind jedoch einige Dinge anzumerken: Zunächst einmal ist es keinem anderen Wissenschaftler gelungen, diese spektakulären Ergebnisse zu reproduzieren. Laut seiner Studie waren 97% der Männer mit Krebs in fortgeschrittenem Stadium, die mit der Kombination eines LHRH-Agonisten mit Flutamid behandelt worden waren, 18 Monate später noch am Leben. Die traurige Wahrheit lautet jedoch, daß nach den Erfahrungen nahezu aller anderen Ärzte nur die Hälfte der Patienten, bei denen ein metastasierender Prostatakrebs diagnostiziert wurde, nach zwei bis drei Jahren noch am Leben ist und das bislang keine Behandlungsform es vermochte, diese Zahlen wesentlich zu verändern. Die Überlebensrate bei Männern mit Prostatakrebs in fortgeschrittenem Stadium hat sich von 1965 bis heute kaum verändert.

In den meisten Untersuchungen ergaben sich entweder unveränderte Überlebenschancen oder Verlängerungen der Überlebenszeit um nur wenige Monate. Die Ergebnisse einer Studie jedoch legten die Schlußfolgerung nahe, daß Patienten mit nur geringfügig fortgeschrittener Erkrankung – Männer, die nur wenig Metastasen haben – am ehesten von einer Kombination von Kastration oder LHRH-Agonist mit Flutamid profitieren könnten. Für die meisten Männer und insbesondere für jene, bei denen die Metastasierung schon weit fortgeschritten ist, ist die totale Androgenblockade jedoch wahrscheinlich nicht von großem Nutzen; zumindest sind die Ergebnisse großangelegter Studien nicht eindeutig.

Ein Vorteil der Kombinationstherapie besteht darin, daß sie anscheinend die Zeit der Hormonwirkung verlängert – die Zeitspanne bis zum Fortschreiten des Krebses verlängert sich um mehrere Monate. Die Gesamtüberlebenszeit jedoch wird nicht signifikant verlängert. Eine große Studie, bei der die gesamte Überlebenszeit von ca. 5.000 Patienten mit Prostatakrebs in Europa und USA analysiert wurde, ergab, daß fünf Jahre nach der Behandlung ein Unterschied von drei Prozent besteht zwischen jenen Männern, die mit einer totalen Androgenblockade behandelt wurden, und jenen, die nur kastriert wurden oder ausschließlich einen LHRH-Agonisten eingenommen hatten. Dies kann man nicht gerade ein phantastisches Ergebnis nennen, das eine Überlegenheit der totalen Androgenblockade untermauern würde.

Ab einem gewissen Zeitpunkt ist es für manche Patienten geradezu vorteilhaft, das Flutamid abzusetzen. Wenn sich beispielsweise bei einem Mann, der im Rahmen einer Kombinationsbehandlung Flutamid einnimmt, ein Rückfall abzeichnet – wenn der Prostatakrebs also wieder anfängt zu wachsen und die PSA-Werte steigen –, dann sollte das Flutamid abgesetzt werden. Bei 40–75% dieser Männer gehen die PSA-Werte nach Beendigung der Einnahme von Flutamid zurück. Paradoxerweise führt also Flutamid bei manchen der Patienten, bei denen die Einnahme anfänglich von Vorteil war, zu einer Verschlechterung des Zustands. Man weiß nicht genau, woran dies liegt. Bei bestimmten Formen von Prostatakrebs mutieren die Androgen-Rezeptoren (der Teil der Zelle, der auf die Hormone anspricht) mit der Zeit und plötzlich stimuliert Flutamid den Krebs. Erinnern wir uns, daß sich Flutamid normalerweise wie eine Schlüsselattrappe im Schloß (dem Rezeptor) verhält und eigentlich durch diese Blockade das Testosteron und DHT daran hindert, den Rezeptor zu aktivieren.

Durch diese Mutation paßt der Schlüssel jedoch plötzlich – er dreht sich im Schloß und aktiviert so den Rezeptor.

Aufgrund dieser merkwürdigen Veränderung in der Wirkungsweise von Flutamid habe manche Ärzte den langfristigen Wert einer Einnahme in Frage gestellt und sind der Meinung, daß Männer, die einen LHRH-Agonisten einnehmen, nur ein paar Monate lang auch Flutamid nehmen sollten.

Einen Punkt von entscheidender Bedeutung müssen Sie sich bewußt machen: Letzten Endes wird auch die totale Androgenblockade nicht mehr funktionieren, genausowenig wie jede andere Form von Hormontherapie. Jeder, der Ihnen etwas anderes glauben machen will, erweist Ihnen damit einen Bärendienst. Wenn die Hormontherapie nicht mehr anschlägt, so liegt dies nicht an den winzigen Mengen Testosteron und DHT, die in der Nebenniere produziert werden. Es liegt vielmehr an dem hormonunabhängigen Teil des Krebses, also an den Zellen, denen es völlig egal ist, welche Hormone oder Antihormone zugeführt werden, weil Hormone auf diese Teile des Tumors keinen Einfluß haben. Das Vorhaben, diese Zellen mit Hormonen zu bekämpfen, kommt dem Versuch gleich, Küchenschaben mit einem Haarspray anstatt mit Insektengift zu Leibe zu rücken. Das Problem besteht darin, daß wir noch kein geeignetes Mittel gefunden haben.

Ein Molekularbiologe drückt es folgendermaßen aus: „Krebszellen sind äußerst effizient. Da sie sich immer weiter teilen, werfen sie Ballast ab. Einer der ersten überflüssigen Teile, derer sie sich entledigen, könnte das Kontrollsystem sein – der Teil der Zelle, der die Befehle von den Hormonen entgegennimmt. Langfristig überleben die tödlichsten Krebszellen, weil sie sich in pure, auf die wesentlichen Funktionen reduzierte Wachstumsmaschinen verwandeln".

Wenn die Nebennierenandrogene wirklich eine Schlüsselrolle im Kampf gegen den Prostatakrebs spielten, so müßte Flutamid bei Männern, die kastriert wurden, Östrogene oder einen LHRH-Agonisten einnehmen und anschließend einen Rückall haben, zu einer dramatischen Verbesserung des Zustands führen. Dies ist aber nicht der Fall. Leider zeigt eine Behandlung im Sinne einer totalen Androgenblockade bei diesen Männern nur äußerst geringe Auswirkungen, was wiederum die Schlußfolgerung nahelegt, daß dieser Ansatz die Probleme auch nicht löst.

Schließlich sei noch auf andere Untersuchungen verwiesen, die ergaben, daß Nebennierenandrogene nur geringe Auswirkungen auf die Prostata haben. Bei einer Studie der Johns Hopkins Universität untersuchten die Forscher vier Männer, deren Hypophyse entfernt wurde, bevor sie in die Pubertät kamen. Es kam hier also nicht nur zum Ausfall der LH-Produktion, sondern auch der hormonellen Stimulation der Nebennieren. Bei diesen Männern bestand also die Konstellation einer totalen Androgenblockade. Des weiteren studierte man drei Männer mit einer genetischen Störung, dem sogenannten Kallmann-Syndrom (bei dem der Hypothalamus kein LHRH herstellt und die Hypophyse dementsprechend auch kein LH oder FSH produziert), sowie einen Unglücklichen, der im Alter von sieben Jahren in Folge eines Hundebisses kastriert worden war. Das Durchschnittsalter dieser Männer betrug ca. 65 Jahre. Durch Vergleich mit normalen „Kontroll"-Patienten in vergleichbarem Alter kam man zu dem Ergebnis, daß es bei Männern, bei denen sowohl das Testosteron als auch die Nebennierenhormone fehlten, und bei solchen, bei denen nur das Testosteron fehlte, keine Unterschiede im Bezug auf die Größe der Prostata gab. Bei all diesen Männern war die Prostata winzig klein und bei keinem waren Leydig-Zellen zu finden, die Zellen im Hoden, die das Testosteron produzieren. Mit anderen Worten: Die totale Androgenblockade hatte also keinen über die alleinige Ausschaltung des Testosterons hinausgehenden zusätzlichen Effekt.

G6 Wie lange hält die Hormonwirkung an?

Dies ist von Mann zu Mann unterschiedlich. Zehn Prozent der Männer mit einer M+ (D2)-Erkrankung – metastasierender Prostatakrebs – haben weniger als ein halbes Jahr zu leben, zehn Prozent leben länger als zehn Jahre, der Rest liegt irgendwo dazwischen. Statistiken zeigen, daß die Hälfte dieser Männer noch drei Jahre oder weniger zu leben hat, und daß nur 25% nach fünf Jahren noch am Leben sind. Worauf ist diese große Schwankungsbreite zurückzuführen? Es liegt an dem Verhältnis zwischen hormonempfindlichen und hormonunempfindlichen Zellen sowie an der Geschwindigkeit, mit der der Tumor wächst. Bei manchen Männern sprechen fast alle Zellen auf Hormone an, andere wiederum besitzen nur wenige hormonempfindliche Zellen. Bei manchen Tumoren dauert es Hunderte von Tagen, bis sich ihr Volumen verdoppelt, bei anderen jedoch nur wenige Wochen.

Es gibt ein mathematisches Modell für das Wachstum dieser Krebszellen: Ein Tumor muß sich ca. 30mal verdoppeln, bevor er vom Arzt getastet werden kann – bevor er einen Zentimeter groß ist. Das Wachstum erfolgt logarithmisch: zwei Zellen, dann vier Zellen, dann acht usw. Bei seiner zehnten Verdopplung beispielsweise besteht er aus 1024 Zellen. Nehmen wir einmal an, daß drei Viertel dieser Zellen auf Hormone ansprechen. Der Patient wurde kastriert und sämtliche hormonempfindlichen Zellen fallen weg, worauf nur 256 Zellen übrig bleiben. Dann geschieht aber folgendes: Diese Zellen sprechen nicht auf Hormone an und wachsen weiter. Der mittlerweile kleinere Tumor verdoppelt sich und wir sind bei 512 Zellen. Diese Zellen teilen sich abermals – 1024 Zellen. Wir sind also wieder am Ausgangspunkt angelangt.

Lassen wir dagegen nur ein Prozent des Tumors nicht auf Hormone ansprechen, wird er sich wesentlich öfter verdoppeln müssen, bis er gefährlich wird. Die Dauer der Hormonwirkung hängt also von zwei Faktoren ab: Dem Verhältnis der Anzahl hormonresistenter und hormonabhängiger Zellen sowie dem Zeitraum, den der Tumor benötigt, um sein Volumen zu verdoppeln. So wird z. B. ein Mann, dessen Tumor sich alle 30 Tage verdoppelt, viel schneller einen Rückfall erleiden als jemand, dessen Tumor dafür 100 Tage benötigt.

G7 Früher oder später Behandlungsbeginn? Eine Kontroverse

Sollte ein Mann mit einem Tumor im Stadium T3, T4 oder N+ (C oder D1) – jedoch ohne Symptome – schon früh mit einer Hormontherapie beginnen? Viele Ärzte sind der Ansicht, daß er das sollte – je früher desto besser. „Man behandle den Tumor, während ein großer Prozentsatz der Zellen auf Hormone anspricht und es wird dem Patienten besser gehen", sagt ein Onkologe zu diesem Thema.

Dies ist mit Sicherheit eine Möglichkeit des Vorgehens. Wir zweifeln aber daran, daß sich hierdurch letztendlich die noch verbleibende Lebenszeit verlängern läßt. Eine Hormontherapie kann den Krebs nicht heilen, bestenfalls verlängert sie das Leben und lindert die Symptome. Dies läßt sich sehr gut an der von der Urologischen Forschungsgruppe der amerikanischen Veteranenkrankenhäuser (VACURG) durchgeführten Studie ablesen, bei der 1.764 Männer entweder mit Plazebo, chirurgischer Kastration, fünf Milligramm Östrogen täglich oder einer Kombination von Östrogen und chirurgischer Kastration behandelt wurden. Als bei den Männern, denen Plazebo verabreicht wurde, der Prostatatumor anfing zu wachsen – was bei 70% mit einem Tumor im Stadium T3 oder T4 (C) und bei sämtlichen Männern mit einem Tumor im Stadium N+ und M+ (D) der Fall war – wurde mit einer Hormontherapie begonnen. Auch wenn es ursprünglich gar nicht beabsichtigt war, wandelte sich die Studie zu einem Vergleich zwischen frühem und spätem Behandlungsbeginn. Es war kein Unterschied zwischen der Überlebenszeit der Männer festzustellen, die erst später mit der Hormonbehandlung begannen, und denen, die sie von Anfang an erhielten.

Hieraus ergibt sich, daß die Überlebenszeit gleich bleibt – unabhängig davon, ob ein Mann sofort, d. h. sobald die fortgeschrittene Krankheit diagnostiziert wurde, kastriert wird oder ob man abwartet, bis er Symptome entwickelt und erst dann die Kastration vornimmt. Es gibt keinerlei Belege dafür, daß irgendeine Form von Hormontherapie bei einer frühen Behandlungsaufnahme besser wirkt als bei einer späten, wenn Symptome, wie z. B. eine Harnwegsobstruktion oder Knochenschmerzen, einsetzen. Wir glauben nicht daran, daß es irgendeinem asymptomatischen Mann – d. h. einem, der keine Symptome verspürt – besser gehen wird, wenn er seiner normalen Hormone beraubt wird. Lassen Sie uns ein Argument wiederholen: Die Krebszellen, die sich bei Prostatakrebs letzten Endes als tödlich erweisen, sind die hormonunempfindlichen Zellen. Völlig unbeeindruckt von der Hormontherapie wachsen sie einfach weiter. Ob die Hormonbehandlung nun früher oder später einsetzt, ist diesen Zellen völlig egal.

Sie haben Krebs in den Lymphknoten. Vielleicht hat sich dies bereits vor einem chirurgischen Eingriff herausgestellt, indem Ihr Urologe die Lymphknoten untersuchte, herausfand, daß sie krebsbefallen sind, und sich dazu entschloß, Ihre Prostata nicht zu entfernen. Vielleicht haben Sie dies auch erst nach einem chirurgischen Eingriff erfahren, weil bei Ihnen beispielsweise eine radikale Prostatektomie vorgenommen wurde und der Pathologe anschließend in dem bei der Operation entfernten Lymphknotengewebe einige Krebszellen gefunden hat.

Was sollten Sie jetzt tun?

Jedermann, ganz gleich in welchem Stadium sich sein Prostatatumor befindet, braucht einen Behandlungsplan für die Zukunft. Jetzt brauchen Sie vor allen Dingen Antworten. Es kann sein, daß Ihr Arzt einen Plan für einen sofortigen Angriff aufstellt: Strahlenbehandlung, Hormontherapie, Chemotherapie oder vielleicht sämtliche im Verbund. Viele Ärzte, die es nur gut meinen, schlagen eine oder mehrere der genannten Möglichkeiten vor, weil sie sofort etwas – alles Menschenmögliche – unternehmen wollen, um den Krebs so lange wie möglich zu unterdrücken.

Bevor Sie jedoch irgendeine dieser Möglichkeiten ergreifen, sollten wir uns einige harte Tatsachen vor Augen führen. Die erste ist, daß sobald der Prostatakrebs sich in die Lymphknoten ausgebreitet hat, er mit an Sicherheit grenzender Wahrscheinlichkeit auch schon woanders Absiedlungen gebildet hat, in den allermeisten Fällen in den Knochen. Eine weitere Tatsache ist, daß es für eine Heilung der Krankheit – also um sämtliche Krebszellen loszuwerden – notwendig ist, diese in allen Körperregionen zu beseitigen.

Die Bestrahlung der Prostata zielt auf einen bestimmten, abgegrenzten Bereich – die Prostata und das umliegende Gewebe. Die Bestrahlung wird deshalb keinerlei Auswirkungen auf die Krebszellen außerhalb dieses Areals haben. Eine Hormonbehandlung wird diesen Prostatakrebs im fortgeschrittenen Stadium genauso wenig kurieren. Zu diesem Zeitpunkt ist sie einfach nicht wirksam genug, um sämtliche Krebszellen, die außerhalb der Prostata wachsen, beseitigen zu können. Auch gibt es zum gegenwärtigen Zeitpunkt leider keine wirksame Form von Chemotherapie, die im Stande wäre, dieses lebensnotwendige Ziel zu erreichen.

Es gibt heute leider keine Behandlungsform, die einen Krebs, der bereits die Lymphknoten erreicht hat, heilen könnte.

So stellt sich wieder die große und schwierige Frage: Wie sollen Sie sich verhalten? Auch wenn alle diese Behandlungsformen sich eines Tages als ⇨

Für einen Mann ohne Symptome bedeutet die frühe Aufnahme einer Hormontherapie, daß er, anstatt sich gut und „normal" zu fühlen, nun Hitzewallungen, einen Verlust der Libido und der Potenz, eine Gewichtszunahme, Veränderungen der Muskelmasse, von Haut und Haarwuchs sowie subtile Veränderungen der Persönlichkeitsstruktur erlebt, die mit dem Verlust der männlichen Geschlechtshormone einhergehen. Langfristig kann eine Hormontherapie auch zu Osteoporose führen, bei der die Knochendichte abnimmt mit der Folge einer erhöhten Frakturgefahr.

Worin also liegt der Sinn, dieses schon zu einem frühen Zeitpunkt durchzumachen, wenn eine Hormontherapie auch nicht wirksamer ist als bei jemandem, den man erst dann behandelt, wenn Symptome eines fortgeschrittenen Krankheitsstadiums aufgetreten sind.

(Fortsetzung)

nötig erweisen könnten, so sind wir dennoch der Ansicht, daß keine dieser Maßnahmen zum gegenwärtigen Zeitpunkt Ihr Leben verlängern wird (umgekehrt wird es Ihr Leben auch nicht verkürzen, wenn Sie diese Maßnahmen jetzt nicht ergreifen). Wenn Sie sofort mit solchen Behandlungsformen beginnen, verringern Sie lediglich Ihre Lebensqualität.

Wir sind daher der Ansicht, daß sich ein Mann in solch einer Situation für ein „beobachtendes Abwarten" entscheiden sollte. Diese Entscheidung könnte eine der schwierigsten sein, die Sie je treffen mußten. Bedenken Sie jedoch, daß dieses Abwarten nicht gleichbedeutend mit Passivität ist. Es bedeutet vielmehr, daß bestimmte Symptome behandelt werden, aber nur im Falle daß und zum Zeitpunkt, wann Sie auftreten. Ihr Arzt überwacht Ihren Gesundheitszustand sorgfältig, indem er Sie alle drei bis sechs Monate untersucht. Hierbei werden eine digitale rektale Untersuchung, eine PSA-Bestimmung, ein Serumkreatinin-Test sowie alle sechs bis zwölf Monate eine Knochenszintigraphie durchgeführt.

Das gut nachvollziehbare Problem, das die meisten Menschen damit haben, diese Vorgehensweise zu akzeptieren, besteht in der damit verbundenen Ungewißheit. Wie wird sich der Krebs verhalten? Wird er einfach jahrelang dort bleiben, wo er jetzt ist, oder wird er schnell anfangen zu streuen? Und die größte Sorge von allen: Wie lange habe ich noch zu leben? Werde ich schon bald sterben? Es gibt keinen Arzt, der diese Fragen beantworten könnte, weil sich der Prostatakrebs bei jedem Mann anders verhält. Doch wenn wir auch nicht die endgültigen Antworten für Ihre persönliche Tumorkonstellation haben, so gibt es doch auch einige Aspekte, die hoffen lassen.

Wir wissen, was im allgemeinen bei Männern in Ihrer Situation passiert, wenn man die Entwicklung sorgfältig verfolgt: Mit der Zeit werden nach und nach die PSA-Werte ansteigen. Zu einem gewissen Zeitpunkt fällt die Knochenszintigraphie positiv aus. Dies ist der Moment, wo mit einer Hormontherapie begonnen werden sollte. Nach Beginn der Hormonbehandlung sinkt der PSA-Wert fast immer dramatisch ab und bleibt auf unbestimmte Zeit niedrig – bei manchen Männern sogar viele Jahre lang. Falls der Patient lange genug lebt, beginnt ab einem gewissen Punkt der PSA-Wert wieder anzusteigen, weil die hormonresistenten Zellen zu wuchern beginnen. Zu diesem Zeitpunkt beginnen sowohl die Patienten als auch die behandelnden Ärzte sich Sorgen zu machen: Wenn es nicht gelingt, das Wachstum dieser Zellen zu stoppen, verbleiben ab jetzt in der Regel nur noch ein bis zwei Jahre zum Leben.

Trotz dieser Aussage besteht für Männer, die sich heute in dieser Lage befinden, Hoffnung. Man rechnet mit größeren Fortschritten im Laufe der nächsten fünf bis zehn Jahre, die es möglich machen werden, diese hormonresistenten Zellen unter Kontrolle zu halten. Ein gewaltiger Forschungsaufwand konzentriert sich auf das Auffinden neuer und besserer Methoden zur Behandlung von Prostatakrebs im fortgeschrittenen Stadium. Es liegt durchaus im Bereich des Möglichen, daß, wenn Sie jemals an den Punkt gelangen, wo die Hormontherapie keine Wirkung mehr zeigt, es bereits effektive Behandlungsformen gibt.

Man kann also heutzutage keinem Mann mit Prostatakrebs sagen, wie lange er noch zu leben hat. Es bestehen jedoch große und fundierte Hoffnungen, daß seine Aussichten morgen schon besser sein werden.

Lassen Sie uns also das Gesagte zusammenfassen: Wenn Sie positive Lymphknoten haben und sich für das „beobachtende Abwarten" entscheiden, vermeiden Sie unnötige Nebenwirkungen durch Behandlungsmaßnahmen, die Ihr Leben ohnehin nicht verlängern würden. Diese Therapiemodalitäten stehen Ihnen auch morgen noch zur Verfügung, falls behandlungsbedürftige Symptome auftreten. Es besteht die große Wahrscheinlichkeit, daß Ihnen in der Zukunft neue Behandlungsmethoden zur Verfügung stehen werden, mit denen sich der Krebs besser unter Kontrolle halten läßt.

Es besteht Anlaß zur Hoffnung, daß wir eines Tages die Lehrbücher über Prostatakrebs in fortgeschrittenem Stadium neu schreiben müssen.

G8 Hormontherapie: Schlußfolgerungen und Ausblick

Es soll hier nicht behauptet werden, daß eine Hormontherapie keine Wirkung hätte. Ganz im Gegenteil. Sie verlängert die Lebenszeit und lindert viele Symptome von Prostatakrebs in fortgeschrittenem Stadium. Was wir Ihnen aber mit auf den Weg geben wollten: Es ist nicht erwiesen, daß eine früh begonnene oder über das erforderliche Maß hinausgehende Hormontherapie besser wirkt als eine „angemessene Hormontherapie", die erst dann einsetzt, wenn Sie der Patient wirklich braucht. Weiterhin müssen wir uns der Tatsache stellen, daß eine Hormontherapie Prostatakrebs nicht heilen kann. Wenn der Mann lange genug lebt, wird die Krebserkrankung fortschreiten. Obwohl die Hormontherapie in vielerlei Hinsicht verfeinert wurde, hat sich die Sterblichkeit bei Prostatakrebs in fortgeschrittenem Stadium kaum verändert. Daß diese Männer sterben, hat mit den Zellen, die auf Hormone ansprechen, nichts zu tun: Diese Zellen lassen sich unter Kontrolle halten. Es sind die Zellen, die unempfindlich gegenüber Hormonen sind, die sich anscheinend von uns nicht abtöten lassen. Was wir also dringend brauchen, ist eine bessere Methode, diese Gruppe von Zellen in den Griff zu bekommen.

Bis wir jedoch solch eine Behandlungsform gefunden haben, besteht die beste Strategie möglicherweise darin, Wege zur Kostensenkung und Minimierung der Nebenwirkungen bei der Hormontherapie zu finden. Sind die teuersten Hormonbehandlungen notwendigerweise auch die besten? Wahrscheinlich nicht. Eine chirurgische Kastration und ein Milligramm DES täglich sind genauso wirksam. Auch wenn sich mit einem Milligramm der Testosteronwert nicht ebenso zuverlässig bis in den Kastrationsbereich absenken läßt, wie dies mit drei Milligramm täglich der Fall ist, so ist dies vielleicht auch gar nicht von Nöten, zumal sich anscheinend mit einer Kastration und einem Milligramm DES die gleiche Überlebensrate erzielen läßt. DES ist wesentlich billiger als LHRH-Agonisten, die mehrere hundert Mark im Monat kosten. Der Hauptnebenwirkung von DES, dem oft schmerzhaften Brustwachstum, kann mit einer prophylaktischen lokalen Bestrahlung relativ einfach abgeholfen werden. Männer mit einer Herzerkrankung oder einer Thrombophlebitis bzw. einer Venenthrombose in der Vorgeschichte sollten jedoch nicht mit DES behandelt werden.

Eine weitere Möglichkeit zur Verbesserung der Hormontherapie besteht darin, die Nebenwirkungen – insbesondere die Impotenz – zu verringern. Ein Hoffnungsträger in diesem Bereich ist Flutamid, eventuell in Kombination mit Finasterid, zumal sich mit beiden Substanzen bei den meisten Männern die Potenz erhalten läßt. Theoretisch kann man sich die Wirkung dieser Kombination folgendermaßen vorstellen:

Flutamid blockiert das Andocken von Testosteron und DHT an die Rezeptoren in der Prostata (Vergleich: „Schlüssel-im-Schloß"). Durch Finasterid wird die innerhalb der Prostata vorhandene Menge an DHT gesenkt, so daß zur Ankopplung an den Rezeptor nur noch Testosteron übrig bleibt. Weil die Bindung von Testosteron an den Rezeptor jedoch relativ schwach ist, wird es für das Flutamid leichter, das Testosteron vom Rezeptor zu verdrängen – also den Schlüssel aus dem Schloß herauszuschlagen.

Funktioniert dieser Ansatz? Es bedarf noch weiterer Forschungsarbeit, erste Laborresultate erscheinen jedoch vielversprechend. Das Ziel ist eine Hormonbehandlung, die nicht zur Impotenz und dem Gefühl, nicht mehr „männlich" zu sein, führt und nicht all die anderen Nebenwirkungen einer herkömmlichen Hormontherapie mit sich bringt.

Intermittierende Androgensuppression

Auf der Suche nach einem Kompromiß zwischen einem frühen und späten Beginn der Hormonbehandlung haben viele Ärzte die Idee der „intermittierenden Androgensuppression" aufgegriffen.

Diese funktioniert in ihren Grundzügen wie folgt: Es wird früh mit der Einnahme von Hormonen begonnen, bevor sich Symptome des Fortschreitens der Krebserkrankung einstellen, beispielsweise wenn nach einer radikalen Prostatektomie der PSA-Wert angestiegen ist. Dann wird bei fallenden PSA-Werten die Hormoneinnahme unterbrochen und der Patient kann sich von der Behandlung erholen. Alles dies erfolgt unter genauer Überwachung – sobald sich erste Anzeichen für eine Wiederzunahme des Tumorwachstums ergeben, wird die Hormoneinnahme wieder begonnen.

Die Befürworter dieses Konzeptes sind der Auffassung, daß sich hierdurch die Lebensqualität steigern läßt, weil die sexuelle Aktivität zurückkehrt und sich das Befinden während der „Auszeiten" zwischen den Behandlungen bessert. Des weiteren würden weniger Kosten und Nebenwirkungen auftreten. Man hat die Vorstellung, daß durch diese intermittierende Hormonbehandlung das Auftreten der androgenunempfindlichen Zellen hintangehalten werden kann, d. h. jener Zellen, die bei Männern mit metastasierendem Prostatakrebs letztendlich zum Tode führen.

Es ergeben sich jedoch auch hier einige Probleme. Das erste besteht darin, daß es, wie bereits in diesem Kapitel besprochen, keinen Beweis dafür gibt, daß es irgendeine Form von Hormontherapie gibt, die das Leben von irgend jemand dadurch verlängern würde, daß man mit ihr zu einem früheren Zeitpunkt beginnt. Warum sollte also eine Hormonbehandlung mit Unterbrechungen besser funktionieren? Sämtliche Vorteile der intermittierenden Androgensuppression, d. h. höhere Lebensqualität, niedrigere Kosten und verringerte Nebenwirkungen, lassen sich auch einfach dadurch erzielen, daß man mit dem Beginn der Behandlung wartet, bis der Patient die Symptome eines fortgeschrittenen Stadiums zeigt.

Apropos Lebensqualität: Viele Männer weisen zu Beginn der intermittierenden Androgensuppression keine Symptome auf, befinden sich also in einem frühen Stadium der Erkrankung. Es handelt sich mit anderen Worten um Männer, bei denen viele Ärzte eine Hormonbehandlung erst gar nicht in Erwägung ziehen würden. Da viele von diesen Männern auch ohne weitergehende Behandlung hervorragende langfristige Aussichten haben, ist es schwierig, die intensive Überwachung, die Kosten und die einschneidenden Auswirkungen einer Hormonbehandlung auf das Leben dieser Männer zu rechtfertigen, so lange es keine nachhaltigen Beweise für eine Überlegenheit dieser Behandlungsstrategie gibt.

Dies führt uns zu einem zweiten Problem: Begründungen für die intermittierende Androgensuppression sind bislang größtenteils theoretischer Art. Die Befürworter zitieren experimentelle Arbeiten, jedoch keine Daten aus randomisierten klinischen Studien an Menschen. Dies ist hauptsächlich darauf zurückzuführen, daß derartige Studien noch nicht abgeschlossen sind. Bei einer der experimentellen Untersuchungen wurden Mäuse kastriert, als ihr Tumor eine bestimmte Größe erreichte. Wenn der Tumor auf 30% seines ursprünglichen Gewichtes geschrumpft war, wurde er einer anderen Maus eingepflanzt. Der Tumor fing abermals an zu wachsen und auch diese Maus wurde kastriert. Wenn der Tumor wieder geschrumpft war, wurde er einer dritten Maus eingepflanzt – usw. Hieraus leiteten die Forscher die Schlußfolgerung ab, daß sich das Fortschreiten des Tumors durch zyklische Ausschaltung der Androgene verzögern ließe.

Ein grundlegender Punkt wurde dabei jedoch außer acht gelassen: Ein Tumor schrumpft schon allein durch seine Entfernung und Transplantation auf ein anderes Tier, weil viele seiner Zellen den Eingriff einfach nicht überleben. Folglich töteten die Wissenschaftler Zellen durch das Transplantieren an sich ab und die von ihnen zitierten großen Vorteile dieser Methode waren mit an Sicherheit grenzender Wahrscheinlichkeit überwiegend Folgen der Transplantation und nicht der Manipulation der Androgene. Diese Kritik hätten sich die Forscher ersparen können, wenn sie die Tiere reversiblen Androgensuppressionszyklen unterworfen hätten. Dies hätte schließlich auch dem Vorgehen bei Patienten entsprochen.

Für dieses Konzept liegen also bisher keine soliden wissenschaftlichen Beweise vor. Tatsache ist, daß die Beweislage ausgesprochen schwach ist, auch im Hinblick auf die Auswirkungen dieser Behandlung auf den Gesundheitszustand und die Lebensqualität der betroffenen Männer. Warum also gibt es so zahlreiche Befürworter dieser intermittierenden Androgensuppression? Warum wird sie so enthusiastisch für klinische Studien zugelassen? Ein Zyniker käme vielleicht auf die Idee, diese Begeisterung für die intermittierende Therapie mit der Tatsache zu assoziieren, daß in den USA 1995 über eine Milliarde Dollar für LHRH und weiter 350 Millionen Dollar für

Flutamid ausgegeben wurden. Dieser mögliche Zusammenhang könnte als Erklärung dafür herangezogen werden, daß manche Hersteller so eifrig dieses Therapiekonzept verfolgen.

Zum gegenwärtigen Zeitpunkt läßt sich zusammenfassend nur sagen, daß es sich bei der intermittierenden Androgensuppression um eine experimentelle Behandlungsform handelt, deren Wirksamkeit erst durch sorgfältige randomisierte klinische Studien an Patienten mit Prostatakrebs bewiesen werden muß.

G9 Was tun, wenn eine Hormontherapie nicht anschlägt?

Wie sollen Sie sich verhalten? Stellen Sie zunächst sicher, daß Sie den größtmöglichen Nutzen aus der Hormontherapie ziehen, d. h., daß diese auch so wirkt wie beabsichtigt und nicht die Lage zusätzlich verschlimmert.

Falls Sie eine Kastration haben vornehmen lassen, sollten Sie sicher gehen, daß das Gewebe auch vollständig entfernt wurde. Dies ist einfacher als es klingt: In einer Blutprobe wird der Testosteronwert gemessen. Ähnlich verhält es sich bei der Einnahme von Östrogen oder LHRH-Agonisten. Stellen Sie sicher, daß Sie die empfohlene Dosis zu sich nehmen und nehmen Sie die Tabletten regelmäßig ein. Wenn Sie beispielsweise eine Tablette um sechs Uhr morgens und die nächste erst gegen Mitternacht zu sich nehmen, kann dies zu schwankenden Hormonwerten führen. Auch hier läßt sich anhand einer Blutprobe feststellen, ob sich der Testosteronwert im Kastrationsbereich befindet. Sollte der Blutwert zu hoch sein, liegt es dann wahrscheinlich an einer unregelmäßigen Medikamenteneinnahme und das Problem läßt sich dementsprechend leicht beheben.

Wenn Ihr Testosteronwert im Kastrationsbereich liegt und Sie bisher kein Flutamid eingenommen haben, könnten Sie diese Substanz probeweise einnehmen, um festzustellen, ob hierdurch Ihr PSA-Wert fällt. Einigen Männern hilft dies. Falls Sie jedoch bereits zusätzlich zu einer Kastration, zu Östrogen oder einem LHRH-Agonisten Flutamid einnehmen, lassen Sie es versuchsweise weg.

Bei einigen wenigen Männern kommt es zu einem Rezidiv des Prostatakrebses in Form eines sogenannten kleinzelligen Karzinoms. Dies könnte der Fall sein bei massivem Tumorbefall im Becken oder in der Leber – insbesondere bei einem niedrigen PSA-Wert. Dies läßt sich anhand einer Biopsie feststellen. Die Kenntnis dieser Tatsache ist wichtig, weil kleinzellige Prostatatumoren strukturell anderen kleinzelligen Tumoren (beispielsweise der Lunge) ähnlich sind und auch auf die gleichen Chemotherapeutika ansprechen, die zur Behandlung kleinzelliger Tumoren anderer Organe eingesetzt werden.

Wenn sämtliche Möglichkeiten der Hormontherapie ausgeschöpft sind und es sich bei Ihrem Krebs nicht um ein kleinzelliges Karzinom handelt, besteht eine Möglichkeit darin zu versuchen, den Krebs mittels einer Chemotherapie unter Kontrolle zu bringen. Diese Option ist jedoch nur den Männern zu empfehlen, die sich stark genug fühlen, den Nebenwirkungen einer Chemotherapie standhalten zu können. Die

Alternative hierzu ist die Behandlung lediglich der Symptome der fortschreitenden Krebserkrankung.

Chemotherapie

Es folgt hier lediglich eine äußerst kurze Besprechung dieses Therapieprinzips, hauptsächlich weil die Standard-Chemotherapie zur Bekämpfung von Prostatakrebs nicht tauglich ist. Meist vergeudet man leider nur Zeit und Geld, da es dauern kann, bis die für manche Menschen erschöpfenden Nebenwirkungen überwunden sind. Nicht nur, daß sich durch eine Chemotherapie der Krebs nicht heilen läßt, es kommt auch zu keiner relevanten Verlängerung der Überlebenszeit und die Nebenwirkungen verstärken nur die ohnehin schon unangenehmen Begleiterscheinungen des Prostatakrebses.

„Es hat sich gezeigt, daß herkömmliche Chemotherapeutika für die Patienten von keinem großen Nutzen sind" sagt ein renommierter Onkologe, „und es ist nicht erwiesen, daß sie sich auf die Überlebensrate auswirken." (Mit Ausnahme vielleicht der Männer, die ein sogenanntes kleinzelliges Karzinom haben, siehe oben.)

Suramin

Aber da gibt es das Suramin, das nicht zu den Standard-Chemotherapeutika zählt. Ursprünglich wurde diese Substanz vor über 50 Jahren zur Vernichtung von Endoparasiten angewandt. Jahrzehnte später, Anfang der 80er Jahre, wurde diese synthetisch hergestellte Verbindung auf ihre Möglichkeiten zur Behandlung von Aids untersucht. Man hatte entdeckt, daß Suramin die außergewöhnliche Fähigkeit besitzt, in Zellen einzudringen und deren wesentliche Bausteine in Unordnung zu bringen. Suramin, so stellte sich heraus, kann sich an verschiedene Substanzen, die sogenannten Wachstumsfaktoren, die als Schaltstellen zur Auslösung von Zellteilungsprozessen dienen, anhängen und deren normale Aktivitäten so durcheinanderbringen, daß man an die Wirkung eines „Elefanten im Porzellanladen" erinnert ist.

Ärzte am amerikanischen National Cancer Institute stellen sich die Frage, ob Suramin das gleiche Chaos auch in Prostatatumoren hervorrufen könne. Sie wußten, daß Suramin imstande ist, die Aktivitäten von Wachstumsfaktoren, wie des Fibroblasten-Wachstumsfaktors oder des epidermalen Wachstumsfaktors, zum Erliegen zu bringen – von beiden wird angenommen, daß sie für die Aufrechterhaltung und Förderung des Zellwachstums in Prostatatumoren eine wichtige Rolle spielen. Stimuliert von solchen Wachstumsfaktoren fallen diese Krebszellen auf irgendeine Art und Weise auf einen primitiveren Status zurück, der sie zur Massenreproduktion befähigt.

Den Wissenschaftlern war auch bekannt, daß Suramin das Wachstum bestimmter Zelltypen des Prostatakrebses verhindern kann. Zusätzlich hatte es den Anschein, daß Suramin die Konzentration von Nebennierenandrogenen zu verringern imstande ist.

Aus diesen Gründen schien Suramin eine äußerst vielversprechende Substanz zu sein. Es war das erste Mittel, das nicht nur den Spiegel der Nebennierenandrogene senken konnte, sondern auch imstande war, die hormonresistenten Zellen zu attackieren. Würde Suramin diesen Erwartungen entsprechen? Kann es Mechanismen blockieren, die für das Funktionieren und die Vermehrung von Krebszellen verantwortlich sind? Kann es, mit anderen Worten, die rasche Vermehrung der Krebszellen zumindest verlangsamen?

Das letzte Urteil über Suramin ist noch nicht gesprochen. Letztendlich hat es einigen Menschen geholfen, anderen wiederum nicht. Die Wirkung scheint auch nicht von langer Dauer zu sein. In einer Studie führte die Verabreichung von Suramin dazu, daß die Tumorabsiedlungen in weichem Gewebe, z. B. Tumorknoten im Becken, Lymphknoten oder sogar Hautmetastasen, an Größe abnahmen oder sogar „vollständig verschwanden". Nur bei wenigen Männern jedoch hielt dieser Tumorrückgang länger als drei Monate an. Nur selten gingen Knochenmetastasen zurück und es dauerte lange, neun Monate und mehr, bis diese Fortschritte zu beobachten waren. Bei manchen Männern mit Knochenmetastasen verbesserte sich der Zustand, bei anderen verschlechterte er sich jedoch. Bei manchen fielen die PSA-Werte, aber nur bei wenigen von ihnen hielt dies länger als drei Monate vor. Die Mehrzahl der an dieser Studie beteiligten Männer mit starken Knochenschmerzen spürte eine beachtliche Erleichterung. Diese trat zwar oftmals innerhalb der ersten Wochen der Behandlung ein, ging aber nicht offensichtlich mit einer Abnahme des Tumorvolumens einher. Man war sich nicht einmal sicher, ob dieser Effekt auf das Suramin selbst zurückzuführen sei. Es hätte auch an der gleichzeitig notwendigen Behandlung mit Kortikosteroiden gelegen haben können, von denen bekannt ist, daß sie bei starken Knochenschmerzen Linderung bringen.

Nebenwirkungen: Neben einer Hemmung des Krebswachstums kann Suramin auch zur Beeinträchtigung des körpereigenen Immunsystems führen. Zu den Nebenwirkungen zählen Infektionen (insbesondere der Harnwege), ein reversibler Rückgang der Thrombozytenzahl im Blut, Erschöpfungszustände, Appetitmangel, Hautausschläge sowie Schmerzen und Schwächegefühl in Händen und Füßen.

Warum ein Medikament wahrscheinlich nicht ausreicht

Um ein stärkeres Medikament mit weniger Nebenwirkungen zu erhalten, arbeiten die Forscher zum gegenwärtigen Zeitpunkt intensiv an der Entwicklung von Suramin-Analoga oder „Verwandten" dieser Substanz. Außerdem wird untersucht, ob Suramin in Kombination mit einem anderen Medikament, wie z. B. Estramustinphosphat (Estracyt®, Multosin®), wirkungsvoller ist.

„Am Ende ihrer Lebensspanne", sagt der schon zitierte Onkologe „werden die Tumoren gegen Medikamente resistent, wobei sich diese Resistenz sehr verschieden ausprägen kann. Medikament A kann sich z. B. als wirksam nur in einem bestimmten Teil des Tumors erweisen, d. h. ein anderer Teil ist resistent gegen diese Behandlung. Weil wir es mit einer heterogenen Erkrankung zu tun haben, ist es unwahrscheinlich, daß mit irgend einem einzelnen Medikament der entscheidende Durchbruch zu erzielen sein wird. Auch der richtige Zeitpunkt der Verabreichung kann die Wirkung von Medikamenten wie Suramin erhöhen. Manche Ärzte richten sich nach den PSA-Werten, um den richtigen Zeitpunkt für den Einsatz zusätzlicher Behandlungsmöglichkeiten zu ermitteln. „Wenn wir bei Männern mit einer Hormontherapie feststellen", so unser Onkologe „daß der PSA-Wert steigt, ist es wahrscheinlich besser, bereits zu diesem Zeitpunkt, auch wenn der Patient noch keine Probleme hat, mit der Verabreichung weiterer Medikamente zu beginnen, da die Erkrankung dann noch nicht so ausgedehnt ist, wie beim Auftreten von Schmerzen, Gewichtsverlust und anderen mit der Krebserkrankung einhergehenden Symptomen".

G10 Hilfe bei Schmerzen

Schmerzen bzw. das Fehlen von Schmerzen hat sehr viel mit Lebensqualität zu tun. Menschen mit Schmerzen haben keinen Appetit, sie verlieren an Gewicht und sind häufig depressiv. Manche können wegen der Schmerzen das Bett nicht mehr verlassen. Unter intensiver Schmerzbehandlung ist oftmals zu beobachten, daß die Patienten wieder mehr essen und an Kräften zunehmen. Eine intensive Schmerzbehandlung ist eindeutig von großem Nutzen für die Patienten.

Sie ist nicht nur von Nutzen: Als Patient haben Sie auch ein Recht darauf, nicht leiden zu müssen. Bei weitem zu viele Männer mit Prostatakrebs in fortgeschrittenem Stadium müssen im Verlaufe ihrer Krankheit schreckliche Schmerzen erdulden. Etliche Studien haben erwiesen, daß durchschnittlich 72% der Männer mit Prostatakrebs in fortgeschrittenem Stadium Schmerzen haben. Bei einer neueren Studie stellte sich heraus, daß von 201 Männern mit Prostatakrebs 47% trotz Einnahme von schmerzstillenden Mitteln über mittelschwere bis äußerst schlimme Schmerzen berichteten. Diese Befunde machen deutlich, daß es im Verlauf der Prostatakrebserkrankung überdurchschnittlich häufig zu Schmerzzuständen kommt. Durch seine spezifische Art der Metastasenbildung – bevorzugt im Skelettsystem und insbesondere in der Wirbelsäule – steht das Prostatakarzinom, was die Heftigkeit der Schmerzen anlangt, hinter dem Gebärmutterhalskrebs an zweiter Stelle. Diese Studie lehrt uns aber noch etwas: Diese 201 Männer nahmen Analgetika, d. h. schmerzstillende Mittel ein und doch hatte fast die Hälfte von ihnen trotzdem Schmerzen, manche von ihnen sogar unerträgliche. Bedeutet dies, daß Schmerzmittel keine Wirkung haben? Nein, es bedeutet vielmehr, daß die von den behandelnden Ärzten verordnete Schmerztherapie unzureichend war.

Hierfür gibt es keine Entschuldigung. Oftmals sind beide Seiten – Ärzte und Patienten – schuld daran. Eine kürzlich publizierte wissenschaftliche Untersuchung zu dieser Problematik benennt einige Gründe, warum Patienten mit Prostatakrebs oftmals nicht ausreichend schmerzstillend behandelt werden. Zum einen lernen die Ärzte während ihres Studiums und der praktischen Ausbildung nicht genug über Schmerzbehandlung. Ihnen wird beigebracht, Leben zu retten oder zu verlängern, aber nicht immer, wie sie das Wohlbefinden ihrer Patienten sicherstellen. (Diesbezüglich tut sich aber etwas: Sowohl im Studium als auch in der ärztlichen Fort- und Weiterbildung wird heute ein wesentlich größeres Gewicht auf die Vermittlung schmerztherapeutischer Kenntnisse und Fähigkeiten gelegt.)

Ein vielleicht noch größeres, ebenfalls mit Inhalten der medizinischen Ausbildung in Zusammenhang stehendes Problem besteht in der real existierenden Angst davor, daß der Patient abhängig wird. Dies ist Unsinn. Der einzige Zweck dieser Mittel besteht in der Linderung von Schmerzen und es gibt wenige Patienten, die dieser Medikamente dringender bedürfen, als jene mit Krebs – insbesondere Männer mit metastasierendem Prostatakarzinom, die oft extrem starke Schmerzen haben.

Und doch ergab diese Studie, daß tagtäglich von manchen Ärzten Schmerzmittel in unzureichenden Dosen verschrieben werden und Krankenschwestern Schmerzmittel nicht verabreichen.

Des weiteren sorgen sich manche Ärzte, die Nebenwirkungen der Analgetika (siehe unten) nicht kontrollieren zu können. Sie befürchten, unbeabsichtigt den Tod eines Patienten herbeizuführen oder, ohne es zu wissen, an einem Selbstmordversuch des Patienten beteiligt zu sein, wenn dieser die Medikamente überdosiert.

Weitere in der zitierten Studie genannte Probleme fallen unter die Kategorie mangelhafte Kommunikation. Manche Richtlinien für die Dosierung von Medikamenten (die sich in medizinischen Lehrbüchern und anderen Quellen finden) sind untauglich für die besondere Intensität der Schmerzen bei Krebs. Zunehmend ist es auch der Fall, daß es bei einem von mehreren Ärzten betreuten Patienten an klaren Absprachen fehlt, wer für die Schmerzbehandlung zuständig ist. Die Schmerzbehandlung kann somit „durch die Maschen des Behandlungsnetzes hindurchfallen". Was können Sie als Patient machen? Sprechen Sie mit Ihrem Arzt darüber, wenn Sie unerträgliche Schmerzen haben. Wenn Sie bei mehreren Ärzten in Behandlung sind, fordern Sie, daß sich einer für die Behandlung der Schmerzen und anderer Symptome für zuständig erklärt. Falls Sie dann immer noch mit der Betreuung unzufrieden sind, suchen Sie sich einen anderen Arzt – vorzugsweise einen, der viele Krebspatienten betreut und mit der Behandlung besonders intensiver Schmerzen Erfahrung hat.

Es besteht weiterhin die Möglichkeit, sich mit einer Hospiz-Organisation in Verbindung zu setzten. Deren Ziel ist es, Patienten in die Lage zu versetzen, ein waches schmerzfreies Leben zu führen und mit anderen Symptomen zurecht zu kommen, so daß Sie Ihre Tage mit Würde zu Hause oder einer ähnlichen Umgebung verbringen können (eine Auflistung deutscher Hospiz-Programme finden Sie am Ende dieses Buches). Die meisten Hospiz-Programme, von denen es auch in Deutschland immer mehr gibt, werden von Ärzten geleitet. Bei der Betreuung wirken Kräfte aus verschiedenen Bereichen der Gesundheitsvorsorge zusammen, hierunter Krankenschwestern, Psychologen, Geistliche und Sozialarbeiter. Die Pflege steht jeden Tag 24 Stunden zur Verfügung, wobei der Patient und dessen Familie im Mittelpunkt stehen.

Eine Studie in den USA (Colorado-Universität) zeigte eine Reihe von Gründen auf, warum auch die Patienten selbst manchmal nicht um eine angemessene Schmerzbehandlung bitten. Manche Männer haben Schwierigkeiten, ihre Symptome zu beschreiben oder die Intensität ihrer Schmerzen mitzuteilen. Andere empfinden es als „unmännlich" zuzugeben, daß ihre Schmerzen unerträglich sind. Wenn Sie derartige Probleme haben, besteht eine Möglichkeit vielleicht darin, ein Familienmitglied zum Arztbesuch mitzubringen, das sich leichter tut, hierüber zu sprechen. Wiederum andere haben Angst davor, süchtig zu werden und einigen ist überhaupt nicht geholfen, wenn übereifrige Familienmitglieder sie dazu anhalten, „Drogen" prinzipiell abzulehnen.

Manche Patienten glauben, daß Schmerzen unvermeidbar zur Krebserkrankung gehören und man sich einfach damit abfinden müsse. Wiederum andere machen sich Sorgen wegen der Schmerzen, die ihnen noch bevorstehen, und möchten „das schwere Geschütz", die stärksten Medikamente, erst dann einsetzten, wenn der Schmerz unerträglich wird. Tatsächlich verhält es sich jedoch so, daß starke Schmerzmittel wie beispielsweise Morphium immer Erleichterung verschaffen, wenn der Arzt die Dosis erhöht. Es nützt also nichts, wenn Sie ausprobieren, wie starke Schmerzen Sie ertragen können. Manche Männer möchten nicht in den Ruf eines „schwierigen" Patienten kommen, wenn Sie über Schmerzen klagen. Und schließlich sorgen sich – nach den Ergebnissen der erwähnten amerikanischen Studie – manche Männer, vor allem die Brötchenverdiener, daß teure schmerzstillende Medikamente die gesamten Mittel ihrer Familie aufzehren könnten.

Zusammenfassend läßt sich sagen, daß Sie – oder der Ihnen nahestehende Mensch mit Prostatakrebs – schwerste Schmerzen nicht zu ertragen braucht. Es gibt Hilfe. Nutzen Sie sie.

Schmerzmittel

Es ist sinnvoll, jede Schmerzstufe und -art unterschiedlich zu behandeln. Zur niedrigsten Stufe zählen leichte Schmerzen, die auf Acetylsalicylsäure (z. B. Aspirin®), Paracetamol (z. B. Benuron®), Metamizol (z. B. Novalgin®) und Ibuprofen (z. B. Imbun®) ansprechen. Danach kommen die niedrigpotenten Opiate, wie beispielsweise Kodein, die auch noch als relativ schwach gelten. Was die Schmerzlinderung betrifft, können sie hochpotenten Opiaten wie z. B. Morphium, das ganz oben auf der Rangliste steht, nicht das Wasser reichen. Diese schwächeren Opiate reichen im allgemeinen jedoch zur Linderung von mittelschweren Schmerzen aus. Der größte Vorteil von starken Opiaten besteht darin, daß es für sie „keine Obergrenze gibt", wie es in einer Studie heißt. „Eine Erhöhung der Dosis führt auch immer zu einer Verbesserung der Schmerzlinderung", kann jedoch auch gleichzeitig die Nebenwirkungen verstärken.

Des weiteren zeigte sich, daß andere Medikamente, die ihrer Hauptwirkung nach nicht eigentlich zu den Schmerzmitteln zählen, hierunter insbesondere Kortikosteroide, Entzündungszustände reduzieren und manche Schmerzen, insbesondere solche, die von der Wirbelsäule ausgehen, zu lindern helfen. Fragen Sie Ihren Arzt, ob eines dieser Medikamente für Sie von Nutzen sein könnte.

Wenn Sie schon älter sind und zusätzlich noch andere gesundheitliche Probleme haben oder bereits andere Medikamente einnehmen, können bestimmte Schmerzmittel bei Ihnen stärker anschlagen als bei anderen. Es ist wichtig, daß Sie diese Faktoren, die Nebenwirkungen der verschiedenen Medikamente und die Verabreichungsform, d. h. Tabletten, Saft, Zäpfchen, Hautpflaster oder Injektion, mit Ihrem Arzt besprechen. Sollten Sie weitere Informationen benötigen, kann Ihr Apotheker Ihnen eventuell die Packungsbeilagen der Medikamente zur Verfügung stellen und erklären. Die Texte dieser Beipackzettel sind in der Regel schwer durchschaubar, winzig klein gedruckt und verwirrend, da sie mehr Informationen enthalten, als die meisten Menschen haben möchten. Auch tendieren sie dazu, alle möglichen Nebenwirkungen und selbst die unwahrscheinlichsten aufzulisten. Und doch sind diese Informationen für mache Menschen nützlich.

Medikamente gegen leichtere Schmerzen

Es sind hier einige sogenannte nicht-steroidale antientzündlich wirkende Medikamente und deren Markennamen aufgeführt. Sollte ein Markennamen hier nicht mit verzeichnet sein, so heißt dies noch lange nicht, daß es sich nicht um ein gutes Medikament handelt. Zu den frei in der Apotheke erhältlichen Medikamenten zählen Acetylsalicylsäure (Aspirin®), Paracetamol (Benuron®), Metamizol (z. B. Novalgin®) sowie Ibuprofen (z. B. Imbun®, Aktren® und viele andere mehr). Zu den verschreibungspflichtigen Medikamenten zählen Indometacin (z. B. Amuno®), Diclofenac (z. B. Voltaren®), Piroxicam (z. B. Felden®) und Meloxicam (Mobec®).

Medikamente gegen mittelstarke bis starke Schmerzen

Es folgen verschreibungspflichtige Medikamente und deren Markennamen. Auch hier sind nicht sämtliche Präparate aufgeführt. Hierzu zählen Tramadol (Tramal®), Pentazocin (z. B. Fortral®), Tilidin (z. B. Valoron®), Buprenorphin (z. B. Temgesic®), Dihydrocodein (DHC®), Fentanyl (Durogesic-Membranpflaster®), Pethidin (Dolantin®), Hydromorphon (Dilaudid®), Levomethadon (Polamidon®), Morphium (MST®, Sevredol®, M-long®).

Spezifische Schmerzbehandlung

Bis vor kurzem war die sogenannte „Halbkörper-Bestrahlung" eine weit verbreitete Behandlungsform für Prostatakrebspatienten mit weit gestreuten Knochenmetastasen. Zur „Halbkörper-Bestrahlung" gehörten sogenannte „weite Bestrahlungsfelder", d. h. verhältnismäßig hohe Strahlendosen auf relativ große Körperflächen. Das Problem bestand darin, daß dies oftmals zur Vernichtung der für die Blutbildung zuständigen Stammzellen im Knochenmark und zu einer Beeinträchtigung des Immunsystems führte, wodurch es zu infektiösen Komplikationen kam und zur Notwendigkeit von Transfusionen.

Heutzutage wird bei Schmerzen, die sich in einem umschriebenen Bereich wie z. B. einem Abschnitt der Wirbelsäule konzentrieren, eine spezifische Schmerzbehandlung für weitaus besser gehalten. Zwei gute Möglichkeiten sind hierbei die örtliche Bestrahlung und die Applikation von radioaktivem Strontium 89.

Örtliche Bestrahlung

Hierbei handelt es sich um eine örtlich begrenzte externe Strahlentherapie, die auf eine oder mehrere schmerzhafte Knochenmetastasen gerichtet wird. Sie verhindert nicht das Auftreten neuer Metastasen in den Knochen, führt jedoch im allgemeinen zur Schmerzlinderung. Eine örtliche Bestrahlung resultiert oft in einer monatelang anhaltenden Besserung der Schmerzen und wirkt vorbeugend gegen eine Rückenmarkskompression (siehe unten). Neuere Studien ergaben, daß bei 55% der Patienten die Schmerzen völlig verschwanden, bei 33% trat eine Linderung ein und nur bei 12% hatte die Behandlung einen geringen oder gar keinen Effekt.

Radiostrontium

Als ein weiteres Verfahren gegen Knochenschmerzen etablierte sich die Verabreichung einer Verbindung namens Strontium 89, einem radioaktiven Isotop, das den Patienten ambulant injiziert wird.

Strontium 89 ist wie maßgeschneidert für Knochenschmerzen. Ähnlich wie Kalzium wird es unverzüglich von den Knochen aufgenommen – wie von einem Schwamm, der sich mit Wasser vollsaugt. Nur daß diese Verbindung dazu neigt, den gesunden Knochen links liegen zu lassen und sich direkt auf die Krebsmetastasen zu stürzen. Strontium 89 wird im Verhältnis 10:1 vom Knochentumor und vom Knochenmark aufgenommen. Bei 50–80% der Patienten führt die Strontium-Behandlung zur Schmerzlinderung.

Die Halbwertzeit von Strontium 89 im Körper ist mit fünf Tagen hoch. Es hat sich gezeigt, daß eine einzige Injektion ausreicht, um eine Schmerzlinderung über durchschnittlich sechs Monate zu erzielen. Im Vergleich zur örtlichen Bestrahlung hat Strontium 89 den Vorteil, daß es seine Wirkung während seiner Verweildauer im Körper sowohl auf neu auftretende als auch auf die schon ursprünglich vorhandenen Knochenmetastasen ausübt. Des weiteren besteht die Möglichkeit, Strontium 89 mit einer örtlichen Bestrahlung zu kombinieren. Bei einer Studie stellte man fest, daß die Kombination von Strontium 89 mit örtlicher Bestrahlung eine Zunahme der Schmerzen sieben Monate länger verzögerte als eine ausschließliche Strahlenbehandlung.

Nebenwirkungen. Zu den relativ geringen Nebenwirkungen von Strontium 89 zählt die Möglichkeit einer Schädigung des Knochenmarks, die sich u. a. durch eine Verminderung der Thrombozytenzahl manifestieren kann. Des weiteren berichten manche Männer über eine leichte Schmerzzunahme in den ersten Tagen nach der Injektion, was jedoch mit Schmerzmedikamenten in den Griff zu kriegen ist. Eine Anmerkung noch aus Sicherheitsgründen: Da diese radioaktive Substanz mit dem Urin ausgeschieden wird, bedarf es in den ersten 48 Stunden nach der Injektion eines besonderen Umgangs mit dem Urin. D. h. Sie müssen in einen besonderen Behälter urinieren – nicht in die Toilette – und den Urin dann nach speziellen Richtlinien entsorgen.

G11 Wenn eine zusätzliche Behandlung erforderlich wird

Abgesehen von extremen Schmerzen können Metastasen im Skelettsystem zwei weitere katastrophale Komplikationen verursachen: Eine Rückenmarkskompression sowie eine pathologische Fraktur.

Rückenmarkskompression

Bei etwa einem Drittel aller Männer mit metastasierendem Prostatakrebs besteht die Gefahr, eine Rückenmarkskompression zu erleiden, wenn die wuchernden Krebszellen den Zusammenbruch eines Wirbelkörpers herbeiführen, wodurch nahegelegene Nerven eingeklemmt und manchmal zerstört werden können. Sollten Sie starke Rückenschmerzen verspüren in Verbindung mit einem Schwächegefühl in den Beinen oder/und verringertem Empfindungsvermögen (das oftmals mit tauben oder kribbelnden Zehen beginnt) und Schwierigkeiten beim Gehen, Stuhlverstopfung oder eine Blasenentleerungsstörung haben, besteht das Risiko einer Rückenmarkskompression. Sie sollten sich dann unverzüglich einer Kernspintomographie (MRT) unterziehen. Eine Kernspintomographie ist in dieser Situation absolut unerläßlich. Sie gibt ein genaues Bild des Rückenmarks und deckt frühe Anzeichen einer Kompression auf. Falls die Gefahr einer unmittelbar bevorstehenden Rückenmarkskompression besteht, ist anhand der Kernspintomographie zu sehen, ob der Krebs die sogenannte Dura befällt, die Membran, die das Rückenmark umgibt. Man spricht dann von einer epiduralen Kompression. Sollte es in Ihrem Krankenhaus keinen Kernspintomographen geben, sollten Sie diese Untersuchung in einem anderen durchführen lassen. Es handelt sich hierbei um ein sehr ernstes Problem – wahrhaftig um einen Notfall – der eine unverzügliche intensive Behandlung erfordert. Die frühe Behandlung einer potentiellen Rückenmarkskompression ist weitaus aussichtsreicher als der Versuch, den Schaden nachträglich zu beheben.

Patienten, bei denen die Gefahr einer unmittelbar bevorstehenden Rückenmarkskompression besteht, sollten 48 Stunden lang mit hohen Dosen von Kortikosteroiden behandelt werden. Anschließend, je nachdem wie Ihr Körper hierauf anspricht, wird Ihr Arzt über den nächsten Schritt entscheiden. Hierbei könnte es sich um eine örtliche Bestrahlung der Wirbelsäule oder um eine sogenannte chirurgische Dekompression handeln, wobei mittels einer Operation das Rückenmark vom Druck des Tumors entlastet wird.

Falls bei Ihnen noch nicht mit einer Hormontherapie begonnen wurde, so ist dies ein guter Zeitpunkt, damit unverzüglich zu beginnen, indem Sie sich einer sofortigen Kastration oder einer Behandlung mit Flutamid unterziehen (siehe oben). Es wäre in dieser Situation ungünstig, mit der alleinigen Einnahme eines LHRH-Agonisten zu beginnen, der initial zu einem Anstieg der Testosteronwerte führt, was wiederum die Auswirkungen des in der Nähe des Rückenmarkes in der Wirbelsäule sitzenden Tumors verschlimmern könnte.

Die Rückenmarkskompression ist eine der unangenehmsten Komplikationen des Prostatakrebses: Sie kann zu einer Querschnittslähmung führen einschließlich des Verlustes der Darm- und Blasenfunktion, mit der Konsequenz, daß der Patient sein Gefühl von Unabhängigkeit und Würde verliert. Sollten Sie irgend eines der oben erwähnten Warnsignale verspüren, suchen Sie unverzüglich Ihren Arzt auf und warten Sie keinesfalls den nächsten vereinbarten Termin ab! Dies könnte den Unterschied zwischen erhaltener Mobilität und permanenter Bettlägerigkeit ausmachen.

Pathologische Fraktur

Wenn der Krebs Knochen angreift, werden diese brüchig. Folglich sind Männer mit metastasierendem Prostatakrebs anfälliger für Knochenbrüche (sogenannte pathologische Frakturen). Am stärksten hiervon betroffen sind jene Knochen, die einen großen Teil des Körpergewichts tragen müssen, d. h. Hüfte und Oberschenkel. Manchmal ist es sinnvoll, Maßnahmen zum Schutz gefährdeter Knochen zu ergreifen, beispielsweise durch Implantation eines Metallstiftes in den Oberschenkelknochen. Solche Maßnahmen können bei sehr großen Metastasen (über drei Zentimeter) angezeigt sein, wenn Sie schon zumindest die Hälfte der kompakten äußeren Knochenschicht zerstört haben.

Weitere Komplikationen

Blasenentleerungsstörung

Falls Sie irgendeines der folgenden Symptome haben: Schwacher Urinfluß, verzögerter Beginn des Urinierens, das Bedürfnis zu pressen, um den Urinfluß ingang zu bringen, Urinfluß mit Unterbrechungen (wobei dieser mehrere Male ein- und wieder aussetzt), Schwierigkeiten, das Urinieren zu beenden, „Nachträufeln", das Gefühl, die Blase nicht vollständig oder gar nicht entleeren zu können, so besteht die Wahrscheinlichkeit, daß der Tumor sich soweit ausgedehnt hat, daß er den Blasenauslaß blockiert. Es gibt mehrere Möglichkeiten, diese Symptome zu lindern, hierunter insbesondere die transurethrale Resektion oder das Einbringen von sogenannten Stents – sprechen Sie mit Ihrem Arzt darüber.

Gewichtsverlust

Was soll falsch daran sein, abzunehmen – insbesondere wenn man dies immer schon versucht hatte? Hier handelt es sich aber um ein ganz anderes Problem: Menschen mit Krebs sollten unbedingt genügend Kalorien zu sich nehmen. Ein Gewichtsverlust ist gleichbedeutend mit einer Abnahme der Kräfte und der körpereigenen Reserven, die zur Bekämpfung der Krankheit erforderlich wären.

Sie haben keinen Appetit? Sie schaffen es immer nur, ein bißchen zu essen? Schon beim Gedanken an Essen wird Ihnen übel? Dann sollten Sie sich wie jene schwangeren Frauen verhalten, die morgens schwer unter Übelkeit zu leiden haben: Essen Sie wenig, dafür aber öfter. Verteilen Sie über den ganzen Tag nahrhafte Minimahlzeiten. Falls Sie sich nicht dazu zwingen können, soviel zu essen, wie Ihr Körper an Nahrung braucht, gibt es letztendlich noch die Möglichkeit, kalorienreiche Nahrungsergänzungen in Flüssigform zu sich zu nehmen. An den meisten Krankenhäusern stehen Ihnen Ernährungsexperten zur Lösung derartiger Probleme zur Verfügung.

In schweren Fällen von Gewichtsverlust können die Ärzte eine sogenannte Gastrostomie legen, die es ermöglicht, den Patienten über eine Sonde die erforderliche Nahrung in flüssiger Form direkt in den Magen zuzuführen. Diese Art von „künstlicher Ernährung" kann für den Patienten wirklich eine große Erleichterung darstellen. Die Ernährungssonde stellt eine geringe Belästigung dar und kann diskret unter der Kleidung getragen werden. Wenn sich Ihr Appetit wieder einstellt, kann sie wieder entfernt werden.

Stuhlverstopfung

Dies stellt ein weiteres großes Problem für viele Patienten dar, die starke Schmerzmittel wie Morphium einnehmen, die als Nebenwirkung den Verdauungstrakt ruhig stellen. Viele Ärzte verschreiben deshalb zu den Opiatanalgetika prophylaktisch schwache Abführmittel oder stuhlerweichende Mittel. Eine andere Möglichkeit besteht darin, der Ernährung Ballaststoffe hinzuzufügen. Solche Präparate sind in verschiedener Form erhältlich, so z. B. auch als Beimischungen zu Obstsäften. Es ist nicht notwendig, täglich Stuhlgang zu haben. Eine Entleerung alle zwei bis drei Tage genügt völlig, sie sollte dann aber nicht mit großen Beschwerden verbunden sein.

G12 Teilnahme an Studien: Pro und Contra

Ob Sie an einer Studie teilnehmen sollten, hängt von der Art der Studie und der daran beteiligten medizinischen Einrichtung ab. Ein potentieller Nachteil sämtlicher Studien zur Erforschung neuer Medikamente oder Verfahren besteht darin, daß die Behandlung für Sie ohne Nutzen sein könnte oder weniger effektiv als die bereits zur Verfügung stehenden Behandlungsformen – insbesondere wenn es sich um eine Doppelblindstudie handelt und Sie das Plazebo erhalten. Des weiteren kann es sich um ein Medikament handeln, das auf seine potentiellen Nebenwirkungen hin getestet wird.

Es gibt jedoch auch viele Vorteile bei der Teilnahme an einer Studie. Medizinische Studien werden strengstens kontrolliert, die Regeln hierfür sind gut definiert (die Teilnehmer können jederzeit ausscheiden, falls sie es wünschen) und es gibt Prüfungsgremien, in denen Ärzte, Rechtsanwälte, Wissenschaftler, Geistliche und Laien sitzen. In der Regel werden die Menschen, die an medizinischen Studien teilnehmen, besser überwacht und erfahren somit eine bessere Fürsorge als dies allgemein der Fall ist. Normalerweise entstehen keine oder zumindest keine zusätzlichen Kosten.

Die Teilnahme an einer Studie ist oftmals gleichbedeutend mit dem Zugang zu neuen Medikamenten, die der Allgemeinheit noch nicht zur Verfügung stehen. Sie könnten bei einer erfolgreichen Neuentwicklung zu den ersten zählen, die davon profitieren. Viele Menschen, die an einer medizinischen Studie teilnehmen, sagen, daß sie das Gefühl haben, etwas Wichtiges zu leisten – daß ihr Beitrag die medizinische Wissenschaft fördert und letztendlich anderen Menschen zugute kommt.

„Wenn ein Patient motiviert ist und sich gut fühlt, sollte er immer die Möglichkeit der Teilnahme an einer Studie in Betracht ziehen", so drückte es ein Onkologe der Johns Hopkins Universität aus. „Er sollte nicht aufgeben. Für viele Patienten bedeutet die Teilnahme an einer Studie eine neue Perspektive und Hoffnung".

Wenn der Krebs über die Prostata hinaus gestreut hat, ist er nicht mehr zu heilen, sondern nur mehr – begrenzt – unter Kontrolle zu halten. Dies läßt sich hauptsächlich durch eine Hormontherapie erreichen, bei der die Hormone, die die Prostata und den Tumor stimulieren, ausgeschaltet werden. Es gibt mehrere Formen von Hormontherapie, von denen jede auf ein anderes Glied der hormonellen Wirkungskette gerichtet ist.

Das Prostatawachstum wird von dem in den Hoden produzierten Testosteron geregelt. Das Testosteron gelangt über den Blutweg in die Prostata, wo es in ein anderes Hormon, namens DHT umgewandelt wird. Dies ist das Hormon, was dann im Inneren der Prostata aktiv wird.

Die Menge des im Blut zirkulierenden Testosterons wird zentral vom Gehirn geregelt. Im Hypothalamus wird eine Substanz namens LHRH hergestellt – ein chemisches Signal, das an die nahegelegene Hypophyse gesandt wird und dort bewirkt, daß ein Hormon namens LH produziert wird, das seinerseits die Hoden dazu veranlaßt, Testosteron herzustellen. Denken Sie an den „Domino-Effekt": LHRH, LH, Testosteron, DHT.

Das Hauptziel einer Hormontherapie besteht darin, den Spiegel des Testosteron zu senken, da dieses den Prostatatumor stimuliert. Der beste Ansatzpunkt hierfür? Es gibt mehrere günstige Stellen zur Unterbrechung dieser hormonellen Kette – Medikamente, die auf den Hypothalamus (LHRH), die Hypophyse (LH), die Nebennieren (Nebennierenandrogene), die Hoden (Testosteron) oder die Prostata (DHT) abzielen.

Die billigste und einfachste Art und Weise, das Testosteron zu reduzieren, besteht in einem kleinen chirurgischen Eingriff, der Kastration (auch Orchiektomie genannt). Eine Kastration zeigt schnelle Wirkung: Der Testosteronspiegel wird fast unverzüglich – und dauerhaft – um 95% gesenkt. Innerhalb von drei Stunden nach dem Eingriff fällt die Testosteronkonzentration in den sogenannten „Kastrationsbereich" ab.

Viele Männer möchten sich aus unterschiedlichen Gründen nicht einer chirurgischen Kastration unterziehen und entscheiden sich für eine chemische Kastration, d. h. die Einnahme von Medikamenten, mit denen sich das gleiche Ergebnis erzielen läßt. Hier gibt es mehrere Möglichkeiten: Eine ist eine Gruppe von Medikamenten, die man Östrogene nennt. DES, ein oral einzunehmendes Östrogen, zielt auf die Verbindung zwischen Hypothalamus und Hypophyse. Es blockiert die Abgabe von LHRH, was wiederum LH und FSH blockiert und somit die Produktionsstätten von Testosteron in den Hoden außer Betrieb setzt. Folglich fällt der Testosteronspiegel in den Kastrationsbereich ab. (Anmerkung: Bei Männern mit Herzerkrankungen oder einer Thrombophlebitis ist DES nicht indiziert).

Eine weitere Möglichkeit sind die LHRH-Agonisten. Diese führen zu einer Einstellung der Produktion von LH. Die am häufigsten verschriebenen LHRH-Agonisten sind Leuprorelin (Enantone®, Trenantone®) und Goserelin (Zoladex®). In Bezug auf ihre Fähigkeit, den Testosteronspiegel zu senken und die einem Menschen verbleibende Lebenszeit zu verlängern, sind diese Medikamente einer Behandlung mit DES oder einer chirurgischen Kastration ebenbürtig.

Ein Mittel namens Ketoconazol blockiert die Produktion von Testosteron durch direkte Einwirkung auf die Hoden. Des weiteren lassen sich die Auswirkungen von Testosteron auf die Prostata selbst blockieren, indem man in die Umwandlung von Testosteron zu DHT eingreift, was sich durch ein Medikament namens Finasterid bewirken läßt, oder indem man die Auswirkungen von Testosteron und DHT auf die Prostatazellen blockiert. Dies erreicht man mit Flutamid, einem „Antiandrogen".

Zu den Standardformen einer Hormontherapie für Männer mit Prostatakrebs zählen die Kastration, die LHRH-Agonisten und – mit Einschränkungen – Östrogenpräparate. Mit allen drei Therapieprinzipien läßt sich eine ähnliche Wirkung erzielen: Eine Senkung des Testosteronspiegels in den entscheidenden „Kastrationsbereich". Für die sogenannte totale Androgenblockade liegen noch keine Beweise vor, daß sich mit ihr eine signifikante Verlängerung der Lebenserwartung erzielen ließe. Die diesem Therapieansatz zugrunde liegende Vorstellung besteht darin, daß selbst niedri-

(Fortsetzung)

ge Dosen von Testosteron und dem in den Nebennieren produzierten DHT den Tumor in der Prostata stimulieren würden und deshalb blockiert werden müßten. Dies soll durch eine Kombination der Standard-Hormontherapie, wie beispielsweise der Kastration, mit einem Antiandrogen, z. B. Flutamid, erreicht werden. Die Hormontherapie schlägt bei fast allen Männern an. Sie verlängert die Lebenserwartung und lindert viele Symptome von Prostatakrebs in fortgeschrittenem Stadium. Bei manchen Männern hält die Wirkung jahrelang an. Weshalb läßt sich hiermit die Krankheit aber nicht heilen? Weil Prostatakrebs „heterogen" ist, d. h. aus einer Ansammlung von verschiedenartigen Zellen besteht. Manche dieser Zellen sprechen auf Hormone an, andere wiederum nicht. Daraus ergibt sich, daß eine Hormonbehandlung nur auf die hormonempfindlichen Zellen wirkt und auf die sie umgebenden hormonunempfindlichen Zellen absolut keine Wirkung hat. Völlig unbeeindruckt wachsen diese einfach weiter. Letztendlich sind es diese Zellen, die, falls man lange genug am Leben bleibt, die hormonempfindlichen Zellen überwuchern. Zum gegenwärtigen Zeitpunkt wissen wir nicht, wie man diese Entwicklung aufhalten könnte.

Hieraus ergeben sich zwei wichtige Aspekte für den Patienten: Zum einen gibt es keine Beweise dafür, daß eine bereits früh im Verlauf der Prostatakrebserkrankung begonnene Hormontherapie bezüglich der Überlebenszeit effektiver ist als eine

erst später – z. B. beim Auftreten von metastasenbedingten Schmerzen – einsetzende Behandlung. Um es ganz deutlich zu machen: Die Zellen, die sich letztendlich als tödlich erweisen, sind die hormonunempfindlichen Zellen und es ist gleichgültig, ob hier die Hormontherapie früher oder später einsetzt. Zum zweiten ist es nicht erwiesen, daß andere Formen hormoneller Manipulation, wie beispielsweise die totale Androgenblockade, noch einen Nutzen bringen, wenn die konventionelle Hormontherapie ihre Wirkung auf den Tumor verloren hat.

Wenn Hormone den Tumor nicht mehr beeinflussen können, gibt es verschiedene andere Möglichkeiten, die Krankheit und deren spezifische Symptome zu behandeln. Hierzu zählen bestimmte Chemotherapeutika, die örtliche Bestrahlung schmerzhafter Metastasen (z. B. im Skelettsystem), eine radioaktive Substanz namens Strontium 89 sowie eine ganze Reihe gut wirksamer Schmerzmittel. Es gibt keinen Grund dafür, daß ein Patient mit Prostatakrebs mit unerträglichen Schmerzen leben müßte. Eine intensive Schmerzbehandlung bewirkt nicht nur eine große Erleichterung. Es ist vielmehr erwiesen, daß Menschen ohne starke Schmerzen länger leben. Als Patient haben Sie Anspruch darauf. Hilfe ist möglich. Nutzen Sie sie.

Alle hier in Kürze zusammengefaßten Therapiemöglichkeiten wurden im vorstehenden Kapitel detailliert besprochen.

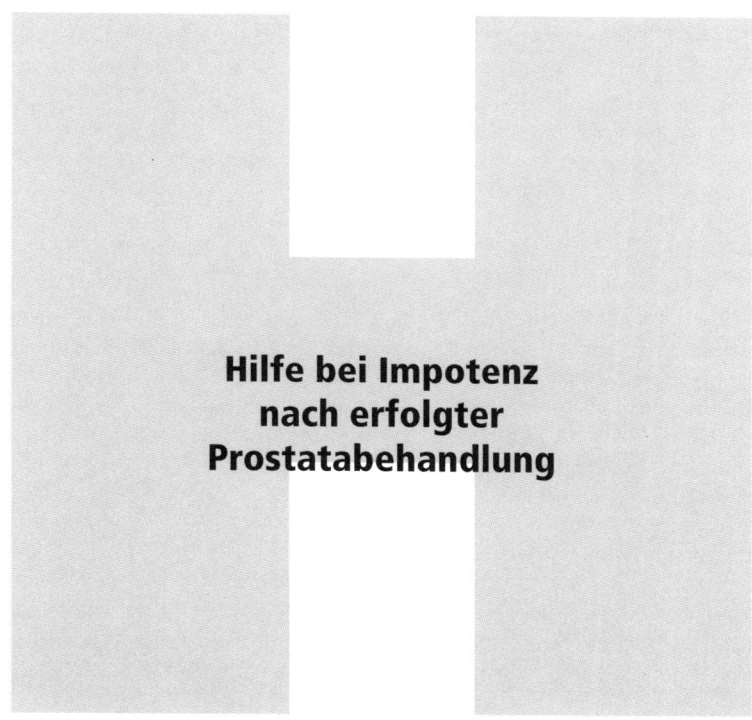

Hilfe bei Impotenz nach erfolgter Prostatabehandlung

Männer, die nach operativer Prostataentfernung oder Strahlenbehandlung impotent geworden sind, besitzen ein normales Empfindungsvermögen, einen normalen Geschlechtstrieb und eine normale Orgasmusfähigkeit. Das Problem kann jedoch darin bestehen, eine ausreichende Erektion zu bekommen und aufrechtzuerhalten.

In diesem Kapitel können nicht alle möglichen Ursachen der Impotenz und ihre Behandlungsmöglichkeiten besprochen werden. Zwei Punkte sollen aber klar werden: zum einen, daß Sie nicht allein sind, und zum anderen, daß es Hilfe gibt.

Zunächst etwas Statistik: im Alter von 65 Jahren sind 25% aller Männer impotent. In den Vereinigten Staaten gibt es schätzungsweise 10 Millionen impotente Männer.

Das Alter ist einer der Gründe für Impotenz. Sie kann jedoch auch Folge medizinischer Ursachen wie beispielsweise Diabetes, Bluthochdruck oder multipler Sklerose sein, oder von bestimmten Medikamenten, dem übermäßigen Genuß von Alkohol, Zigaretten oder anderen Drogen, sogar von emotionalen oder psychologischen Problemen.

Für die meisten Männer gilt, daß Impotenz kein Dauerzustand sein muß. Mit anderen Worten: wo ein Wille ist, ist im allgemeinen auch ein Weg.

⊟1 Die normale Sexualfunktion

Eine normale Erektion läßt sich in der medizinischen Fachsprache auf ein „Gefäßereignis" reduzieren; dies ist jedoch letztlich eine zu summarische Umschreibung dieses empfindlichen und komplexen Zusammenspiels zwischen Blutgefäßen (Venen und Arterien) und Nerven. Der Penis selbst besitzt eine bemerkenswerte Struktur aus Nerven, glattem Muskelgewebe und Bluträumen. Er setzt sich aus drei zylindrischen, schwammartigen Kammern, die für die Erektion von entscheidender Bedeutung sind, zusammen: den Harnröhrenschwellkörpern und den zwei Penisschwellkörpern. Wenn alles normal funktioniert, geschieht bei sexueller Erregung folgendes: Von den Nervenenden in den Schwellkörpern wird die chemische Verbindung Stickoxid freigesetzt und das glatte Muskelgewebe im Penis beginnt, sich zu entspannen. Die Schwellkammern (auch Sinusoide genannt) im glatten Muskelgewebe dehnen sich aus. Während dessen pumpen die Arterien, wie sonst auch, Blut in die Schwellkörper.

Mit zunehmender Länge des Penis werden die Venen gestreckt, gegen die derbe Hülle der Schwellkörper gedrückt und somit komprimiert. Daraus resultiert eine Sperre des Blutabflusses aus dem Penis und eine pralle Füllung der Schwellkörper: die Erektion.

Nach dem Samenerguß wird die Freisetzung von Stickoxid eingestellt, das glatte Muskelgewebe zieht sich zusammen, die Blutzufuhr zum Penis nimmt ab und die Venensperre löst sich. Das Blut kann wieder aus dem Penis abfließen, die Erektion geht zurück.

H 2 Was alles schief laufen kann

Die normale männliche Geschlechtsfunktion besteht aus vier Komponenten: Libido (Geschlechtstrieb), Erektion, Ejakulation und Orgasmus. Jede dieser Funktionen wird separat gesteuert, d.h. es gibt kein zentrales „sexuelles Kontrollzentrum."

Libido

Der Geschlechtstrieb wird vom männlichen Geschlechtshormon Testosteron gesteuert, das nahezu ausschließlich in den Hoden produziert wird. (Zum besseren Verständnis des Zusammenhanges ist es sicher nützlich, sich die Abschnitte zur Anatomie in Kapitel A nochmals durchzulesen.)

Einer der Hauptgründe für ein Nachlassen der Libido bei Männern, die sich aufgrund von Prostataerkrankungen in Behandlung befinden, ist der Abfall des Testosteronspiegels. Andere Faktoren, wie Umwelteinflüsse oder psychologische Faktoren, können sich jedoch auch auf den Geschlechtstrieb auswirken (siehe unten).

Erektion

Das wahrscheinlich häufigste sexuelle Problem bei Männern nach erfolgter Prostatabehandlung ist die Unfähigkeit, eine für den Geschlechtsverkehr ausreichende Erektion zu erlangen. Man spricht auch von „erektiler Dysfunktion". Die Nerven, die zum Penis hin und wieder zurück führen, sind von großer Bedeutung. Ganz besonders wichtig sind in diesem Zusammenhang zwei seitlich der Prostata gelegene Nervenbündel. Auch wenn diese Nerven bei der radikalen Prostatektomie nicht gezielt entfernt wurden, besteht immer die Möglichkeit, daß sie beim chirurgischen Eingriff beschädigt worden sind. Sie können auch bei anderen Verfahren lädiert werden, so z. B. bei der Laser-Prostatektomie, falls die Energie des Laserstrahls zu weit über die Prostata hinaus einwirkt, oder bei der transurethralen Resektion zur Behandlung der gutartigen Prostatavergrößerung. Wichtig ist jedoch zu wissen, daß diese Nerven nur für die Erektion und nicht für das Empfindungsvermögen oder den Orgasmus nötig sind.

Der Verlust der Erektionsfähigkeit nach erfolgter radikaler Prostatektomie wird von den Medizinern als „multifaktoriell" bedingt angesehen. Das heißt, daß es hierfür wahrscheinlich mehrere Ursachen gibt.

Selbst wenn beim operativen Eingriff beide Nervenbündel erhalten wurden, kommt es bei manchen Männern anschließend zu Impotenz; ein Umstand, für den die Ärzte nicht immer eine Erklärung haben. So kehrt die Potenz nach einem chirurgischen Eingriff mit Erhaltung beider Nervenbündel beispielsweise bei ca. 90% der Männer in der Gruppe der 40- bis 49jährigen, bei 80% der Männer in der Gruppe der 50- bis 59jährigen und bei ca. 70% der 60- bis 69jährigen wieder. (Nur ca. 25% aller über 70jährigen Männer sind potent.) Bei Entfernung eines Nervenbündels kehrt die Potenz bei ca. 90% der 40- bis 49jährigen, 60% der 50- bis 59jährigen und der Hälfte der 60- bis 69jährigen zurück.

Betrachten wir die Gruppe der 40- bis 49jährigen Männer: 90% von ihnen sind potent, wenn nach einer radikalen Prostatektomie ein oder zwei Nervenbündel erhalten wurden. 10% sind es jedoch nicht. Bei diesen jüngeren Männern sind die Potenzchancen am größten und doch sind einige von ihnen nach einem chirurgischen Eingriff impotent. Aus diesen Zahlen wird ersichtlich, daß es selbst bei Erhaltung beider Nervenbündel keine Gewißheit gibt, die Erektionsfähigkeit wiedererlangen zu können und daß die Ergebnisse mit zunehmendem Alter schlechter werden. Die Gründe hierfür sind weitgehend unklar.

Probleme mit der Erektion können auf Schädigungen der Blutgefäße im Penis zurückzuführen sein. Um eine normale Erektion erreichen zu können, müssen die den Penis mit Blut versorgenden Arterien intakt sein.

Diese Blutzufuhr kann unter einer Strahlentherapie gelitten haben. Man glaubt, daß eine Schädigung dieser Arterien die Hauptursache für Impotenz nach Strahlenbehandlung ist. Bei einer kleinen Gruppe von Männern kann eine solche Verminderung der Blutzufuhr durch eine radikale Prostatektomie erfolgt sein, auch wenn die den Penis mit Blut versorgenden Hauptarterien normalerweise nicht an der Prostata entlang verlaufen. (Bei diesen Männern verläuft die Hauptversorgung des Penis mit Blut innerhalb des Beckens anstatt, wie bei den meisten Männern, außerhalb. Wenn dies der Fall ist, können diese Arterien bei einer radikalen Prostatektomie unbeabsichtigt beschädigt werden.)

Eine weitere Ursache der erektilen Dysfunktion bei Männern, die sich einer radikalen Prostatektomie oder Strahlenbehandlung unterzogen haben, kann ein sogenanntes „venöses Leck" sein: obwohl das Blut normal in den Penis fließt, bleibt es nicht dort. Die Venen sind nicht imstande, es dort festzuhalten. Die genauen Gründe hierfür sind nicht bekannt.

Trockene Ejakulation

Für einen normalen Samenerguß müssen mehrere Funktionen zusammenspielen. Das in den Hoden produzierte Sperma wandert in die Nebenhoden, wo es heranreift. Beim Orgasmus wird das Sperma durch kräftige Muskelkontraktionen von den Nebenhoden durch den Samenleiter geschleudert. Die Spermien schießen durch die Ejakulationsgänge und vermischen sich mit Flüssigkeiten aus der Prostata und den Samenbläschen. Gleichzeitig verschließt sich der Blasenhals und zwingt das Ejakulat den einzigen möglichen Ausgang zu wählen, d.h. durch die Harnröhre und den Penis nach außen zu gelangen, anstatt rückwärts in die Blase zu fließen.

Bei den meisten Männern, die wegen einer gutartigen Prostatavergrößerung reseziert worden sind, bleibt der Blasenhals bei der Ejakulation offen; folglich wird aufgrund der fehlenden Schranke, die das Sperma daran hindert, in die Blase zurückzufließen, dieses nicht dazu gezwungen, den Weg durch die Harnröhre zu nehmen. Man nennt dies eine „trockene" oder „retrograde" Ejakulation.

Nach einer radikalen Prostatektomie findet normalerweise keine Ejakulation mehr statt, weil die Prostata und die Samenbläschen, die den allergrößten Teil dieser Flüssigkeit produzieren, entfernt und die Samenleiter durchgetrennt sind. (Einige wenige Männer produzieren jedoch nach wie vor geringe Mengen von „Ejakulat". Diese Flüssigkeit stammt von den in der Nähe der Harnröhre gelegenen Cowper-Drüsen, die man wie die Prostata und die Samenbläschen als „Geschlechtsnebendrüsen" bezeichnet.)

Auch nach einer Strahlentherapie ist bei vielen Männern ein Verlust an Ejakulationsflüssigkeit zu verzeichnen, weil die für die Produktion dieser Flüssigkeit zuständigen Drüsen „ausgetrocknet" sind. Auf jeden Fall sollte, ganz gleich, worauf die „trockene Ejakulation" zurückzuführen ist, dieser „Flüssigkeitsmangel" einen Orgasmus nicht verhindern. Dies liegt daran, daß der Orgasmus in Wirklichkeit kaum etwas mit der Prostata zu tun hat.

Orgasmus

Der Orgasmus findet in erster Linie im Kopf statt. Um einen Orgasmus haben zu können, braucht man Empfindungsvermögen und sexuelle Stimulation. Bei Männern, die nach einer radikalen Prostatektomie, einer Prostataresektion oder einer Strahlentherapie impotent geworden sind, ist es nicht zu einer Störung des Empfindungsvermögens gekommen und daher sollte ein Orgasmus immer möglich sein und nicht anders verlaufen als vor der Behandlung. (Eine Ausnahme bilden Männer unter einer Hormontherapie. Für sie stellt sich die Frage nach einem Orgasmus nicht mehr – auch wenn einige wenige noch die Fähigkeit zur Erektion besitzen –, weil die Hormonbehandlung einen Verlust der Libido mit sich bringt, das Interesse an geschlechtlichen Aktivitäten mithin nicht mehr vorhanden ist.)

H3 Impotent! Was können Sie tun?

Sprechen Sie mit Ihrem Arzt. Sie können damit rechnen, daß dieser zunächst eine detaillierte Anamnese erhebt und eine körperliche Untersuchung durchführt. Er wird versuchen festzustellen, worin genau das Problem besteht, und die Ursache hierfür ermitteln. Gibt es Probleme mit der Libido, der Erektion, dem Samenerguß oder dem Orgasmus? Auch wenn für Sie das Problem klar auf der Hand liegt – vor dem chirurgischen Eingriff an der Prostata waren Sie potent und danach impotent –, so muß der Arzt ausschließen, daß eine andere medizinische oder psychologische Ursache dahintersteckt.

Vielleicht bittet man Sie, einen Fragebogen auszufüllen, um Ihnen ein direktes, ins Detail gehendes Gespräch zu ersparen. Es kann auch sein, daß Ihr Arzt Ihnen ein paar sehr spezifische Fragen stellt, die Sie möglicherweise in Verlegenheit bringen. Die meisten Männer würden lieber sonstwo sein und sich über jedes andere beliebige Thema unterhalten, als beim Arzt in der Praxis zu sitzen und über Impotenz zu reden. Es sollte Ihnen aber nicht peinlich sein, auch wenn es sich um sehr private und vertrauliche Informationen handelt. Nichts von dem, was in der Praxis besprochen wird, wird nach außen dringen. Denken Sie daran, daß dies mit Sicherheit nicht das erste Mal ist, daß Ihr Arzt von solchen Problemen hört, und es wird auch nicht das letzte Mal sein. Immerhin sind es allein in den USA 10 Millionen Männer! Und denken Sie schließlich auch daran, daß dieses Gespräch der erste Schritt zur Lösung Ihres Problems ist.

Eine der ersten Fragen, die Ihr Arzt Ihnen stellt, lautet wahrscheinlich, ob Sie jemals nachts mit einer Erektion aufwachen. Die meisten Männer haben mehrere Erektionen während der Schlafenszeit. In der Regel sind sie mit Traumphasen assoziiert und finden während einer bestimmten Schlafperiode, im sogenannten „REM-Schlaf" statt. (Weil Männer meist morgens mit einer Erektion aufwachen, glauben sie oftmals, daß dies mit der vollen Blase zu tun habe. Dies ist jedoch nur Zufall.) Mit dieser Frage möchte man sichergehen, daß kein mentales oder emotionales Problem die Impotenz verursacht. Mit anderen Worten: wenn ein Mann bei sexuellen Aktivitäten keine Erektion erreicht, aber nachts im Schlaf mehrere davon hat, deutet dies darauf hin, daß es sich hierbei weniger um ein physiologisches, sondern eher um ein psychologisches Problem handelt. Diese Art von Erektionsproblem nennt man „psychogen"; es läßt sich oftmals psychotherapeutisch erfolgreich angehen.

Ihr Arzt wird Sie auch fragen, ob Sie schon Herz-Kreislauf-Erkrankungen hatten. Männer, die einen Herzinfarkt hatten, Männer mit einer koronaren Herzerkrankung, mit Bluthochdruck, erhöhten Blutfettwerten und Raucher haben ein höheres Risiko, Probleme mit den Gefäßen zu bekommen. (Abgesehen von anderen offenkundigen Gefahren für die Gesundheit bewirkt das Rauchen eine Verengung der Arterien. Erinnern wir uns, daß es zu Beginn einer Erektion zu einer Erweiterung der Arterien kommt und sich dadurch der Penis mit Blut füllt. Rauchen ist eine leicht zu behebende Ursache für Impotenz. Jeder Mann, der raucht, sollte damit aufhören!)

Auch neurologische Erkrankungen, wie sie beispielsweise als Diabetesfolge auftreten, können die Ursache für Impotenz sein. Des weiteren disponieren bestimmte Medikamente in Verbindung mit einer Prostatabehandlung zu Impotenz. Cimetidin z.B. ist solch ein Medikament, das primär zur Behandlung von Magengeschwüren verordnet wird. Gleichzeitig ist es jedoch auch ein Antiandrogen und blockiert die Wirkung von Testosteron. Weiterhin zählen zu den Medikamenten, die zu Impotenz führen können, solche, die zur Behandlung von hohem Blutdruck (z. B. Betablocker, Thiazid), Depressionen (z. B. Monoaminooxidase-Hemmer, trizyklische Antidepressiva), Psychosen (Neuroleptika) und Angstzuständen eingesetzt werden. Und vergessen Sie Alkohol und Zigarretten nicht. Auch hierbei handelt es sich um Drogen. Wenn Sie Medikamente einnehmen, ganz gleich welche, teilen Sie dies jedenfalls Ihrem Arzt mit, damit er prüfen kann, ob nicht Impotenz eine Nebenwirkung ist. Auch ein Medikamentenwechsel kann bezüglich der Potenz von Bedeutung sein.

Diagnostische Maßnahmen

Zur weiteren Klärung der Impotenz-Ursachen schlägt der Arzt Ihnen möglicherweise eine sogenannte „nächtliche Tumeszenz-Messung" vor. Diese Meßmethode erfaßt während des Schlafs Veränderungen der Penisschwellung und der Penissteife. Wenn Ihr Arzt den Verdacht hegt, daß die Blutzufuhr zum Penis gestört sein könnte, müssen Sie sich vielleicht einer sogenannten Doppler-Sonographie unterziehen. Bei diesem Test verwendet man hochauflösenden Ultraschall zur Messung der arteriellen Blutzufuhr zum Penis. Bei einem anderen Test wird über eine dünne Kanüle eine Substanz direkt in den Penis injiziert, die durch Entspannung der glatten Schwellkörpermuskulatur eine Erektion auslösen kann. Wenn es nach dieser Injektion nicht zu einer Erektion kommt, deutet dies darauf hin, daß es sich um ein vaskuläres Problem handelt, d. h. um Schwierigkeiten mit der Blutzufuhr über die Arterien.

Wenn es nach der Testinjektion zwar zu einer Erektion kommt, diese jedoch relativ schnell wieder verschwindet, bedeutet dies in der Regel, daß es Probleme mit den Venen gibt: der Abfluß des Blutes aus den Schwellkörpern wird nicht genügend gedrosselt, die Erektion geht zurück.

H4 Wiedererlangung der Potenz nach radikaler Prostatektomie

Bei Ihnen wurde eine radikale Prostatektomie vorgenommen und eines oder beide der Nervenbündel erhalten. Daraus folgt, daß eine Erektion prinzipiell möglich ist. Wo liegt also das Problem? Warum haben Sie keine Erektion?

Bei dieser Konstellation sollte der erste Ratschlag Ihres Arztes lauten: „Haben Sie Geduld!" Die Erektionen kehren nach und nach wieder. Ihr Körper hat ein Trauma erlitten und braucht seine Zeit, um sich zu erholen. Dies heißt nicht, daß Sie Ihre sexuellen Beziehungen aufgeben und erst mal warten sollten, bis Sie eines Morgens mit einer vollständigen Erektion erwachen. Sie sollten auch wissen, daß die Erektion, die sich zwei Monate nach der Operation einstellt, nicht unbedingt von gleicher Qualität wie die in zwei Jahren ist. Bei den meisten Patienten verbessert sich die Erektion mit der Zeit; von Monat zu Monat findet eine Qualitätssteigerung statt.

Normalerweise kommt es bei sexueller Erregung zu einer Erektion, die dann verschiedene sexuelle Aktivitäten ermöglicht. Nach einer radikalen Prostatektomie kommt es jedoch zu einer Reaktionsänderung: die visuelle Stimulation ist bei weitem weniger wichtig als Berührungsreize. Mit anderen Worten: kurz nach der Operation kann der Mann nur durch direkte Stimulation eine Erektion erreichen. Das bedeutet, daß sich der Ablauf der Ereignisse beim „Vorspiel" ändert: Es ist jetzt der Mann, der eine sexuelle Stimulation braucht, um eine für den Geschlechtsverkehr ausreichende Erektion zu erlangen. Daher sollten Sie sich nicht scheuen, auf diesem Gebiet zu experimentieren – Sie richten damit keinen Schaden an!

Sollten Sie also eine Teilerektion haben, dann legen Sie einfach los und versuchen Sie, den Geschlechtsverkehr zu vollziehen. Die vaginale Stimulation kann wesentlich dazu beitragen, die Erektionsqualität zu verbessern. Warten Sie also nicht auf die „perfekte Erektion". (Sonst könnten Sie u.U. lange warten und diesen wichtigen Aspekt in Ihrem Leben verpassen.) Die Verwendung von Gleitmitteln kann sehr hilfreich sein.

Im Anfangsstadium reichen die Erektionen jedoch oft für eine „traditionelle" Penetration nicht aus. Ein häufiger Grund hierfür ist das „venöse Leck": obwohl die Arterien ihre Aufgabe erfüllen, den Penis mit Blut füllen und so eine Teilerektion herbeiführen, halten die Venen das Blut nicht im Penis zurück.

Viele Männer kommen besser zurecht und erreichen eine härtere Erektion, wenn sie versuchen, den Verkehr im Stehen zu vollziehen. Es kann auch nützlich sein zu versuchen, den Penis von hinten in die Scheide einzuführen, da sich diese leichter öffnet, wenn sich die Frau nach vorne beugt.

Eine weitere Möglichkeit zur Bekämpfung des venösen Lecks besteht darin, vor dem Vorspiel oder einer sexuellen Stimulation eine weiche Abschnürbinde an der Penisbasis anzulegen. Zweck dieser Drosselung ist es, das Blut im Penis zu halten, wenn es durch Stimulation zu einer Arterienerweiterung und damit zu einer erhöhten Blutzufuhr zum Penis gekommen ist. Die Drosselbinde hindert das Blut nicht, in den Penis ein-, sondern nur daran, wieder auszutreten.

Die Wiedererlangung der Potenz steht in engem Zusammenhang mit dem Alter des Patienten und dem Stadium seines Tumors. Bei manchen Männern kann es bis zu vier Jahre dauern, bis die Potenz vollständig wiederhergestellt ist.

Bei anderen ist ein Geschlechtsverkehr schon wenige Wochen nach der Operation möglich. Auf jeden Fall brauchen Sie nicht darauf zu warten, daß der Penis von alleine steif wird. Falls Sie noch keine Erektionen haben, könnten Sie ja z. B. eine Vakuum-Erektionshilfe ausprobieren (siehe unten).

Damit es ganz deutlich wird: alle Männer, bei denen es nach radikaler Prostatektomie zum Erektionsverlust gekommen ist, haben nach wie vor ein normales Empfindungsvermögen im Penis und können einen normalen Orgasmus haben.

Mit bestimmten Methoden ist es möglich, eine für ein normales Sexualleben ausreichende Gliedversteifung herbeizuführen, auch wenn auf natürliche Weise keine Erektionen mehr zustandekommen. Hierfür gibt es drei grundlegende Vorgehensweisen, die nachfolgend besprochen werden.

Problemlösungen

Versuchen Sie, sich nach der Lektüre dieses Kapitels von jeder der Behandlungsmöglichkeiten ein Bild zu machen und stellen Sie sich möglichst konkret vor, jedes Verfahren auszuprobieren. Manche Männer weisen beispielsweise die Durchführung einer Penisinjektion weit von sich, weil ihnen leicht schlecht wird, oder sie möchten den verhältnismäßig geringen Schmerz eines Nadelstichs nicht mit Geschlechtsverkehr assoziieren. Andere Männer stößt die Idee, eine Pumpe zu verwenden, ab. Wiederum andere möchten sich nicht dem für ein Penisimplantat erforderlichen chirurgischen Eingriff unterziehen.

Sprechen Sie mit Ihrem Sexualpartner und mit Ihrem Arzt. Sprechen Sie mit Männern, die dieses Problem haben, und solchen, die es hatten, und lassen Sie sich von ihnen Empfehlungen geben. Lesen Sie so viel wie möglich zum Thema Impotenz und treffen Sie anschließend auf dieser Grundlage die für Sie beste Entscheidung.

Vakuum-Erektionshilfe

Die hier zugrundeliegende Idee besteht darin, daß durch einen vorübergehend um den Penis gelegten luftdichten Zylinder Unterdruck erzeugt wird.

Eine Pumpe entzieht dem Zylinder Luft und schafft dadurch ein Vakuum um den Penis, wodurch Blut in die Schwellkörper einströmt und schließlich eine Erektion zustande kommt. Ein den Abfluß des Blutes drosselnder Gummiring, der um die Penisbasis gelegt wird, sorgt dafür, daß die Erektion aufrechterhalten wird. In der Regel dauert es ca. fünf Minuten, bis die Erektion eintritt, die dann meist ungefähr eine halbe Stunde hält. Eine länger dauernde Erektion wäre wahrscheinlich ungünstig, da der Schnürring bei zu langem Gebrauch zu einer Flüssigkeitseinlagerung in das Penisgewebe („Ödem") führen würde.

Diese Art von Erektion entspricht nicht ganz einer natürlichen, da sie erst peripher des Schnürbandes beginnt. Aber sie reicht aus, um mit Erfolg intravaginalen Verkehr zu haben. Bei Gebrauch der Vakuum-Hilfe können auch Komplikationen auftreten, z. B. Probleme beim Samenerguß, Schmerzen im Penis sowie winzige, stecknadelkopfgroße Blutergüsse. Bei Männern, die Aspirin oder blutverdünnende Mittel einnehmen, treten diese Komplikationen etwas häufiger auf. Manche Männer sind höchst zufrieden mit dem Ergebnis von Vakuum-Erektionshilfen, andere kommen damit nicht gut zurecht.

Penisinjektionen

Lassen Sie uns kurz rekapitulieren: das Schlüsselereignis bei einer normalen Erektion besteht darin, daß die Arterien sich öffnen und die Penisschwellkörper mit Blut füllen, während die Venen sich schließen, um das Blut im Penis zu halten; des weiteren muß sich das glatte Muskelgewebe entspannen. Über diese Mechanismen kann nun mit verschiedenen Medikamenten eine Erektion herbeiführt werden. Es handelt sich hierbei um gefäßerweiternde Substanzen, die die Blutgefäße öffnen und damit die Blutzufuhr verstärken. Außerdem entspannt sich hierdurch das glatte Muskelgewebe der Schwellkörper und die Venen schließen sich. Der Hauptvorteil dieser Medikamente besteht darin, daß sie eine völlig normale Erektion herbeiführen. Zu diesen Mitteln zählen Papaverin, Phentolamin und Prostaglandin E1.

Bis zum Wirkungseintritt dauert es für gewöhnlich weniger als fünf Minuten, die Erektion kann bis zu ein paar Stunden anhalten. Es ist wichtig, daß Ihr Arzt die für eine Erektion individuell erforderliche niedrigst-mögliche Dosis ermittelt, um so das Risiko von Nebenwirkungen zu verringern. Diese lassen sich auch dadurch reduzieren, daß man täglich höchstens eine Injektion durchführt und eine Insulinspritze verwendet (die eine besonders kleine und dünne Nadel hat), um so Injektionsschmerz und Blutungen so gering wie möglich zu halten. Nach erfolgter Injektion sollte die Einstichstelle drei Minuten lang komprimiert werden. Dadurch kommt es auch nur selten zu Blutungen oder Gewebsschäden.

Die Penisinjektion ist nicht für jeden das Richtige. Männern mit Gefäßproblemen ist in der Regel damit nicht geholfen. Bei den meisten Patienten erzielt sie jedoch ihre Wirkung. Es liegt in der Natur dieser Therapie – eine Injektion in den Penis –, daß sie nicht gerade ideal ist für Männer, die schlecht sehen, die manuell ungeschickt oder hochgradig übergewichtig sind. Da die erektionserzeugenden Substanzen auch zu einer Senkung des Blutdrucks führen können, sind sie für Männern mit Herzerkrankungen weniger gut geeignet.

Eine wichtige Nebenwirkung besteht darin, daß eine zu hoch dosierte Injektion zu einer sehr lang anhaltenden Erektion führen kann, die spontan nicht mehr zurückgeht und ärztlicher Behandlung bedarf. Wegen weiterer Nebenwirkungen, von denen einige erst nach längerer Anwendung auftreten, fordern manche Ärzte von den Patienten, die sich für Penisinjektionen entschieden haben, eine Einverständniserklärung. Im einzelnen handelt es sich hierbei um die Bildung von Blutgerinnseln, brennende Schmerzen nach der Injektion, Beschädigungen der Harnröhre sowie geringfügige lokale Infektionen. Die unangenehmste Komplikationsmöglichkeit besteht darin, daß sich bei manchen Männern mit der Zeit schmerzlose Knoten aus Bindegewebe im Schwellkörper bilden und dies zu einer Verkrümmung des Penis führen kann. So ganz sicher ist die Ursache hierfür nicht bekannt. Es könnte mit der Häufigkeit der Injektionen, der Konzentration bzw. der Dosierung des verwendeten Medikaments oder mit dem Ausmaß einer injektionsbedingten Blutung zusammenhängen. Es gibt Anhaltspunkte dafür, daß eine Kompression der Einstichstelle nach der Injektion von entscheidender Bedeutung für eine Verringerung des Risikos derartiger Knoten ist. Auch könnte es von Vorteil sein, die Dosis so gering wie möglich zu halten oder eine Mischung mehrerer Mittel zu verwenden.

Die Zukunft sieht jedoch vielversprechend aus: bessere Verfahren zur Verabreichung der Medikamente werden die Spritze überflüssig machen. Zu den neuen Verfahren zählen eine Salbe, die auf den Penis aufgetragen wird, sowie erektionsfördernde Zäpfchen, die in die Harnröhre eingeführt werden.

Penisimplantate

Penisimplantate oder -prothesen gibt es in verschiedenen Ausführungen. Die einfachsten lassen sich biegen, während aufwendigere Modelle durch komplizierte Pumpmechanismen eine normale Erektion nachahmen. Implantate sind keine neue Idee, haben sich aber seit ihrer Einführung vor ungefähr 20 Jahren deutlich verbessert. So hatten beispielsweise die biegsamen Prothesen stets die gleiche Größe, ganz gleich, ob eine Erektion erwünscht war oder nicht, was oftmals zu peinlichen Situationen im Alltag führen konnte. Frühere Modelle der „aufpumpbaren" Prothesen funktionierten manchmal nicht und mußten ausgetauscht werden.

Während die verhältnismäßig einfachen früheren Prothesenmodelle keinen großen Komfort boten, sind die neuesten Modelle raffiniert und benutzerfreundlich.

Außerdem sind sie zuverlässiger, einfacher für die Chirurgen zu implantieren und wirken im „nicht-erigierten" Zustand natürlicher. Dies trifft heute selbst auf die biegsamen Prothesen zu, die formbarer sind als früher. Und sie können die Sexualfunktion wieder völlig herstellen.

Die meisten Prothesen werden in die Schwellkörper über einen kleinen Schnitt am Hodensack implantiert. Manche der komplizierteren Modelle beinhalten eine Pumpe, einen in der Bauchhöhle oder im Hodensack untergebrachten Behälter für Flüssigkeit sowie aufpumpbare Kammern, die in den Schwellkörpern plaziert werden. Zur Erreichung einer Erektion wird Flüssigkeit aus dem Behälter in den Penis gepumpt und dort durch ein Ventil zurückgehalten. Nachher wird das Ventil geöffnet und die Flüssigkeit kehrt in den Behälter zurück.

Früher wurden den meisten impotenten Männern routinemäßig Penisprothesen angeboten. Heutzutage, wo uns andere gute Behandlungsformen zur Verfügung stehen, sind viele Urologen der Ansicht, das Penisprothesen der letzte Ausweg sein sollten, weil hierfür ein chirurgischer Eingriff erforderlich ist, der auch Komplikationen haben kann. Zu diesen zählen Infektionen, die Bildung von Narbengewebe und technische Probleme mit der Prothese selbst.

Diese Nebenwirkungen sind jedoch relativ selten. Die meisten Männer mit Penisprothesen sind mit dem Ergebnis zufrieden und führen ein normales Sexualleben.

Anmerkung zu Viagra®

Seit seiner Markteinführung hat Sildenafil (Viagra®) sowohl in der Laienpresse als auch in wissenschaftlichen Gremien sehr viel Aufsehen erregt. Sildenafil ermöglicht die Behandlung einer erektilen Dysfunktion in der Folge von organischen und psychischen Ursachen sowie Mischformen derselben. Wie wir gesehen haben, ist eine Erektion die Folge einer Gefäßerweiterung im Penis. Sildenafil, als ein selektiver Hemmstoff der Phosphodiesterase, blockiert den Abbau der dafür verantwortlichen gefäßerweiternden Substanzen und fördert somit die Erektionsfähigkeit. Die Erfolgsraten liegen im Mittel bei etwa 70% und sind unabhängig von der Ursache der erektilen Dysfunktion. Relativ enttäuschend sind die Ergebnisse bei Patienten nach radikaler Prostatektomie. Hier wird über eine Erfolgsrate von lediglich 10 bis 40% berichtet. Jedenfalls ist zu beachten, daß die gleichzeitige Einnahme von Sildenafil und bestimmten Herzmedikamenten (z. B. sogenannten Nitropräparaten) sehr gefährlich ist. Deshalb ist Sildenafil verschreibungspflichtig und muß vom Arzt verordnet werden.

Männer, die nach einer Prostatektomie oder einer Strahlentherapie impotent geworden sind, besitzen ein normales Empfindungsvermögen, haben einen normalen Geschlechtstrieb und können einen normalen Orgasmus erreichen. Ihr Problem besteht darin, daß sie Schwierigkeiten haben, eine Erektion zu bekommen oder aufrecht zu erhalten. Soweit die schlechte Nachricht. Die gute Nachricht lautet, daß es sich hierbei um ein behandelbares Problem handelt.

Wie kommt es zu Impotenz? Hierfür gibt es viele Gründe auch ohne Behandlung einer Prostataerkrankung. Das Alter ist einer der Gründe für Impotenz. Sie kann aber auch Folge medizinisch definierter Ursachen wie Diabetes oder Bluthochdruck sein oder von bestimmten Medikamenten, dem übermäßigen Genuß von Alkohol, Zigaretten und anderer Drogen, sogar von emotionalen oder psychologischen Problemen herrühren.

Wichtig zu wissen ist, daß für die meisten Männer Impotenz kein Dauerzustand sein muß. Wo ein Wille ist, ist im allgemeinen auch ein Weg.

Was kann schieflaufen? Zur normalen Sexualfunktion gehören bei Männern vier Komponenten: die Libido (der Geschlechtstrieb), die Erektion, die Ejakulation sowie der Orgasmus.

Die Libido wird durch das männliche Geschlechtshormon Testosteron stimuliert, das hauptsächlich in den Hoden produziert wird. Wenn der Testosteronspiegel fällt, nimmt der Geschlechtstrieb ab.

Die Erektion wird von Nerven kontrolliert: von besonderer Bedeutung sind hierbei zwei Nervenbündel, die seitlich der Prostata verlaufen. Bei einer normalen Erektion werden durch sexuelle Stimulation aus den Nerven chemische Stoffe freigesetzt, die die Blutzufuhr zum Penis erhöhen. Wenn die Penisschwellkörper gefüllt sind, verschließen sich die Venen, das Blut kann nicht mehr abfließen und der Penis bleibt erigiert. Manchmal sind diese Nerven jedoch lädiert, z. B. durch eine Operation. Manchmal ist der arterielle Blutzufluß beeinträchtigt, z. B. durch eine Strahlentherapie. Manchmal funktioniert aber auch der Venenverschluß nicht, so daß die Erektion keinen Bestand hat. Der medizinische Oberbegriff für alle diese Störungen ist „erektile Dysfunktion".
Zu einer Ejakulation gehören kräftige Muskel-

kontraktionen in den Nebenhoden, dem Samenleiter, der Prostata und den Samenbläschen. Beim Orgasmus verschließt sich der Blasenhals und zwingt so den Samen, durch die Harnröhre nach außen zu treten.

Bestimmte Operationsverfahren an der Prostata können zu einem Ejakulationsverlust führen. Bei der transurethralen Resektion der gutartigen Prostatavergrößerung z. B. wird meist der Verschlußmechanismus des Blasenhalses zerstört. Die Folge ist, daß der Samenerguß in die Harnblase zurückfließt (sogenannte retrograde Ejakulation). Nach einer radikalen Prostatektomie fehlt die Ejakulation völlig, da die Prostata und die Samenbläschen, in denen der größte Teil der Samenflüssigkeit produziert wird, entfernt und die Samenleiter durchgetrennt wurden.

Auch Männer, die sich einer Strahlentherapie unterzogen haben, erfahren oftmals einen Ejakulationsverlust, weil die sekretproduzierenden Drüsen „ausgetrocknet" sind.

Der Orgasmus hat in Wirklichkeit nicht viel mit der Prostata zu tun. Er findet in erster Linie im Gehirn statt. Solange das Empfindungsvermögen intakt ist, kann es sogar ohne Erektion oder Ejakulation, zum Orgasmus kommen. Dies ist der Hauptgrund dafür, daß sich bei den meisten Männern, die nach einer Prostatabehandlung impotent sind, die normale Sexualfunktion wieder herstellen läßt. (Die einzige Ausnahme bilden jene Männer, die sich einer Hormontherapie unterziehen müssen. Es kommt hierbei zu einem Verlust der Libido und damit zu einem Verlust des Interesses an sexuellen Aktivitäten.)

Das häufigste sexuelle Problem von Männern nach einer Prostatabehandlung ist der Erektionsverlust. Es gibt aber einige gute Möglichkeiten hier zu helfen, wie die Vakuum-Erektionshilfe, Penisprothesen und -implantate.

Wir hoffen, daß deutlich geworden ist, daß sich nach Behandlung einer Prostataerkrankung (mit Ausnahme der Hormontherapie) die Sexualfunktion nahezu mit Gewißheit wieder herstellen läßt.

Fassen Sie Mut!

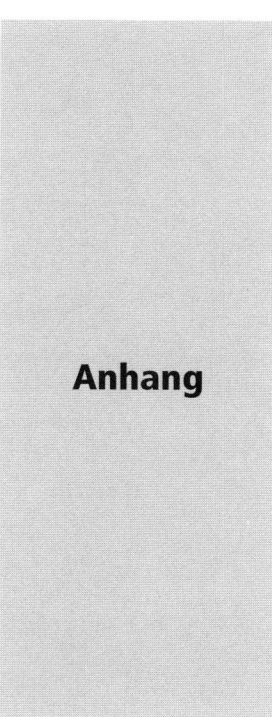

Anhang

1 Glossar

Adrenale Androgene
Schwache männliche Hormone, die in der Nebenniere gebildet werden und ungefähr 5–10% der Gesamtandrogene ausmachen

Alkalische Phosphatase
Enzym, das die Stoffwechselaktivität des Knochensystems widerspiegelt

5-Alpha-Reduktase-Inhibitoren
Medikamente, die das Enzym 5-Alpha-Reduktase blockieren. Dieses Enzym führt zur Umwandlung von Testosteron in das wirksamere Dihydrotestosteron. Wird als Medikament bei der BPH eingesetzt

Altersspezifische PSA-Spiegel
Eine Möglichkeit, die Spezifität des PSA-Tests zu verbessern, indem man den Grenzwert des Tests entsprechend dem Lebensalter des Mannes verändert

Analgetika
Schmerzmedikamente

Anastomose
Meint in diesem Fall die neue Verbindung zwischen Blasenhals und Harnröhre, nachdem die Prostata bei der radikalen Prostatektomie entfernt worden ist

Androgen-abhängige oder
Androgen-empfindliche Zellen
Zellen des Prostatakarzinoms, die zur Aufrechterhaltung ihrer Zellfunktion auf Androgene angewiesen sind

Androgen-unabhängige oder
Androgen-unempfindliche Zellen
Zellen beim Prostatakarzinom, die zur Aufrechterhaltung ihrer Stoffwechselfunktion keine Androgene benötigen

Androgene
Männliche Geschlechtshormone, die zur Ausbildung der sekundären Geschlechtsmerkmale des Mannes notwendig sind; das wichtigste Androgen ist das Testosteron

Antiandrogene
Substanzen, die die Wirkung der natürlichen Androgene aufheben

Artifizieller Sphinkter
Künstlicher Schließmuskel, der operativ eingesetzt wird, um eine hochgradige Inkontinenz zu behandeln

Asymptomatisch
symptomlos

Benigne
gutartig

Benigne Prostatahyperplasie (BPH)
Gutartige Vergrößerung der Prostata

Biopsie der Prostata
Entnahme von Prostatagewebe zur weiteren mikroskopischen Untersuchung, meist bei Verdacht auf das Vorliegen eines Prostatakarzinoms. Zumeist erfolgt die Gewebeentnahme durch Punktion unter Ultraschallkontrolle

Blasenhalsstenose
Durch Narbengewebe verursachte Verengung des Blasenhalses, die den Urinfluß behindert

Brachytherapie
Lokale Strahlentherapie mit in den Tumor implantierten Radionukliden wie z. B. Jod 125

Chemotherapie
Die Chemotherapie soll die Vermehrung von Tumorzellen verhindern sowie eine Verkleinerung bzw. Beseitigung des Tumors bewirken

Klonale Selektion
Die schlecht differenzierten, schnell wachsenden, aggressiven Tumorzellen überholen die gut differenzierten Tumorzellen und führen so zu einem Tumorprogreß

Corpora cavernosa und Corpus spongiosum
Schwellkörper des Penis, die während der Erektion mit Blut gefüllt werden

Computertomographie
Zweidimensionale Darstellungen der untersuchten Organe. Die Computertomographie schneidet den Körper gewissermaßen scheibchenweise

Dihydrotestosteron
Aktive Form des männliches Geschlechtshormons Testosteron. Das Testosteron wird durch das Enzym 5-Alpha-Reduktase in das Dihydrotestosteron umgewandelt

Disseminierte intravasale Gerinnung, Verbrauchskoagulopathie
Eine Blutgerinnungsstörung, die (selten) bei Prostatakarzinom vorkommt

Digitale rektale Untersuchung
Austastung des Enddarms, des letzten Darmabschnittes vor dem After. Der Enddarm liegt unmittelbar vor der Prostata, so daß diese vom Enddarm aus getastet werden kann. Man kann auf diesem Wege z. B. Tumorknoten feststellen

Desoxyribonukleinsäure (DNA)
Die im Zellkern jeder Zelle gespeicherte genetische Information

Doppelblindstudie
Klinische Studie, bei der weder der Arzt noch der Patient weiß, welcher Patient die Standardmedikation und welcher Patient die zu testende Medikation bekommt

Ejakulation
Samenerguß beim Orgasmus des Mannes. Bei der trockenen oder retrograden Ejakulation kommt es zu einem Samenerguß in die Blase, z.B. nach transurethraler Prostataresektion

Epididymitis
Akute oder chronische Entzündung des Nebenhodens, meist fortgeleitet von einer Prostata- oder Harnröhrenentzündung.

Epiduralanästhesie
Form der örtlichen Betäubung mit Punktion des Epiduralraumes. Sie bewirkt eine Nervenblockade an den Wurzeln der Spinalnerven

Epithelzellen
Zellen, die als geschlossener ein- oder mehrschichtiger Zellverband die innere oder äußere Körperoberfläche bedecken

Erektile Dysfunktion
Unfähigkeit, eine ausreichende Erektion zur Durchführung des Geschlechtsverkehrs zu erlangen

Dauerkatheter, Verweilkatheter
Ein über längere Zeit eingelegter Blasenkatheter

Follikelstimulierendes Hormon (FSH)
Im Hypophysenvorderlappen gebildetes Hormon, das beim Mann die Samenbildung und Testosteronbildung im Hoden beeinflußt

Gefrierschnitt
Histologischer Schnitt von gefrorenem Gewebe zur Schnellschnittdiagnostik

Gleason-Score-Abstufung der Bösartigkeit von Tumorgewebe
Gutdifferenzierte Zellen haben einen niedrigen Gleason-Score (2, 3 und 4); mitteldifferenzierte Zellen haben einen Gleason-Score von 6 und 7 und schlechtdifferenzierte Zellen haben einen Gleason-Score von 8 , 9 und 10. In Deutschland gebräuchlicher ist das Grading, vier unterschiedliche Grade geben die Ausreifung (=Differenzierung) des Tumorgewebes an:
Grad 1 hochdifferenziertes Gewebe geringer Malignität,
Grad 2 mitteldifferenziertes Gewebe mäßiger Malignität
Grad 3 niedrigdifferenziertes Gewebe hoher Malignität

Gynäkomastie
Ein- oder doppelseitige Vergrößerung der männlichen Brustdrüsen, oft aufgrund eines erhöhten Östrogenspiegels

Halbkörperbestrahlung
Form der Strahlentherapie bei Knochenschmerzen des Prostatakarzinoms, sie erfordert die Bestrahlung größerer Skelettanteile mit einer vergleichsweise hohen Strahlendosis

Hereditäres Prostatakarzinom
Vererbliches Prostatakarzinom. Es kann sowohl von mütterlicher als auch von väterlicher Seite vererbt werden. Man spricht von einem vererblichen Prostatakarzinom, wenn es bei 3 Familienmitgliedern 1. Grades oder 2 Familienmitgliedern 1. Grades vor dem 55. Lebensjahr diagnostiziert wird, oder wenn es in 3 aufeinander folgenden Generationen einer Familie diagnostiziert wird

Hormone
Botenstoffe des Körpers, die in spezialisierten Zellen und Geweben hergestellt werden und auf dem Blut- und Lymphweg ihren Wirkort erreichen. Bei der Hormontherapie des fortgeschrittenen Prostatakarzinoms wird dem Körper das männliche Geschlechtshormon (=Testosteron) entzogen. Diese Therapieform wird auch als Hormonblockade, Androgenblockade oder Androgendeprivation bezeichnet

Hitzewallungen

Nebenwirkung der Hormontherapie des Prostatakarzinoms, bei der es ähnlich wie im Klimakteri-
um der Frau zu Schweißausbrüchen der oberen
Körperhälfte kommt. Ursache ist die Erniedrigung
des Testosteronspiegels, die zu einer vegetativen
Labilität, depressiven Verstimmungen, Nachlassen
der Leistungsfähigkeit und Potenzschwäche führt

Hydronephrose

Durch eine Abflußstörung sackartig aufgetriebenes
Nierenhohlsystem

Hyperplasie

Vergrößerung eines Organs (z. B. der Prostata)
durch Zunahme der Zellzahl. Bei der Prostata wird
dies als benigne Prostatahyperplasie bezeichnet

Impotenz

Unvermögen, den Geschlechtsakt auszuüben
(Impotentia coeundi), bzw. Unvermögen, Kinder zu
zeugen (Impotentia generandi)

Inzidentelles Prostatakarzinom

Bei der operativen Therapie einer BPH (z. B. durch
TUR der Prostata oder Adenomektomie) zufällig
diagnostiziertes Prostatakarzinom

Inkontinenz

Unvermögen, Stuhl oder Urin zurückzuhalten. Bei
der Urininkontinenz unterscheidet man Dranginkontinenz, Reflexinkontinenz, Streß- oder Bela-
stungsinkontinenz und Überlaufinkontinenz

Intravenöses Urogramm

Das Ausscheidungsurogramm stellt eine Kontrast-
mittelröntgenuntersuchung dar, um den Abfluß des
Urins aus den Nieren beurteilen zu können

Kastration

Entzug der männlichen Geschlechtshormone. Dies
kann operativ geschehen (z. B. Orchiektomie),
durch gegengeschlechtliche Behandlung oder durch
Blockade der männlichen Geschlechtshormone

Kastrationsbereich

Nach z. B. Orchiektomie fällt das Testosteron auf
einen sehr niedrigen Spiegel. Der Kastrationsbereich ist ein wichtiger Anhaltspunkt, um eine Hormontherapie zu überwachen, da die Wirksamkeit
bestimmter Medikamente an ihrer Fähigkeit, das
Testosteron in diesem Kastrationsbereich abzusenken, gemessen wird.

Kreatinin

Zwischenprodukt des Stoffwechsels. Der Kreatinin-
blutspiegel ist ein Maß für die Nierenfunktion

Katheter

Plastik oder Gummischlauch zum Entleeren der
Blase

Lymphadenektomie

Entfernung von Lymphknoten im Rahmen der Stadieneinteilung eines Tumors. Beim Prostatakarzinom werden die Lymphknoten im Bereich der Fos-
sa obturatoria entweder offen oder mit einer Bauchspiegelung zur Stadieneinteilung entfernt

Luteinisierendes Hormon (LH)

Hormon, das von der Hirnanhangdrüse ausgeschieden wird und in den Keimzellen den Anstoß zur
Produktion männlicher Geschlechtshormone gibt

Luteinisierendes Hormon-Releasing Hormon (LHRH)

Hormon des Hypothalamus,, das in der Hirnanhangdrüse die Produktion von LH und FSH
bewirkt. LHRH-Agonisten sind synthetisch hergestellte Wirkstoffe, die dem natürlichen LHRH gleichen und in der Hirnanhangdrüse die Freisetzung
von LH blockieren

Lokalisiertes Prostatakarzinom

Prostatakarzinom, das auf die Prostata beschränkt
ist und damit als heilbar angesehen wird

Lokalrezidiv

Erneutes Auftreten eines Tumors an der schon ehemals behandelten Stelle. Der Gegensatz hierzu ist
das Fernrezidiv, auch Metastase genannt

Lungenembolie

Verschluß der arteriellen Lungenstrombahn durch
Einschwemmung eines Blutgerinnsels meist aus den
tiefen Bein- und Beckenvenen

Metastase

Tochtergeschwulst, die durch Verschleppung von
Geschwulstzellen fern vom Ursprungsherd an einer
anderen Körperstelle entsteht. Die Ausbreitung von
Prostatakarzinomzellen erfolgt vorwiegend über
die Blut- und Lymphbahnen

Magnetresonanztomographie, Kernspintomographie

Bildgebendes Untersuchungsverfahren, das im
Gegensatz zu Röntgen- und computertomographi-
schen Untersuchungen nicht mit einer Strahlenbelastung verbunden ist. Dabei senden die Wasser-

stoffatome im Körper als Antwort auf ein von außen erfolgtes hohes Magnetfeld meßbare Signale aus, aus denen sich wiederum Bilder des Körpers zusammensetzen lassen

Nervschonende radikale Prostatektomie
Radikale Prostataoperation, bei der versucht wird, je nach Tumorlokalisation eines oder beide der für die Potenzerhaltung wichtigen Gefäßnervenbündel zu erhalten

Nykturie
Nächtliches Wasserlassen

Östrogene
Weibliche Geschlechtshormone. Östrogene blockieren die Hormone LH und FSH der Hirnanhangdrüse, so daß letztlich auch der Testosteronspiegel absinkt. Das wichtigste Östrogen ist das Diethylstilbestrol (DES)

Orchiektomie
Operative Entfernung der Hoden

Palliative Therapie
Eine krebshemmende Therapie, die vorrangig auf die Erhaltung bzw. Verbesserung der Lebensqualität zielt. Sie ist zu unterscheiden von der kurativen Therapie, die primär die Heilung zum Ziel hat

Pathologische Fraktur
Sogenannte Spontanfraktur. Ohne Einwirkung eines adäquaten Traumas auftretende Fraktur bei vorgeschädigtem Knochengewebe, z.B. bei Vorliegen von Knochenmetastasen

Pathologisches Stadium des Prostatakarzinoms
Nach Entfernung der Prostata untersucht der Pathologe diese und beschreibt, ob das Karzinom auf das Organ beschränkt ist, eine Kapselpenetration vorliegt, positive Absetzungsränder vorliegen oder ob die Samenblasen befallen sind. Zusätzlich beschreibt er, ob in den Lymphknoten des Beckens Tumorabsiedlungen vorliegen

Pathologe
Arzt, der u. a. entnommenes Gewebe und Zellen auf krankhafte Veränderungen untersucht

Penisprothese
In den Penis implantierte Kunststoffzylinder zur Behebung einer erektilen Impotenz

Periphere Zone
Periphere Zone, äußere Zone der Prostata, wo die meisten Prostatakarzinome entstehen und die vom Enddarm aus gut abgetastet werden kann

Placebo
Scheinmedikament

Prostata
Vorsteherdrüse. Kastaniengroßes, derbes Organ, das den Anfangsteil der männlichen Harnröhre umgibt. Die Hinterfläche ist der digitalen Untersuchung vom Mastdarm aus zugänglich. Die Drüsen sind in ein Stroma aus Bindegewebe und glatter Muskulatur eingelagert. Das Prostatasekret wird bei der Ejakulation dem Samen beigemischt und wirkt bewegungsfördernd auf die Spermien

Prostatakapsel
Die äußere Bindegewebeschicht der Prostatadrüse

Prostatektomie
Teilweise oder radikale Entfernung der Prostata

PSA
Prostataspezifisches Antigen. Ein von den Drüsenzellen der Prostata gebildetes Enzym, dessen Blutspiegel bei Prostatakarzinom erhöht sein kann

PSA-Dichte
Die PSA-Dichte errechnet sich als Quotient aus dem PSA-Serum-Wert dividiert durch das Volumen der Prostata, das mit Ultraschall bestimmt wird

PSA-Anstiegsgeschwindigkeit
Gibt die PSA-Änderungsrate von Jahr zu Jahr an

Radikale Prostatektomie
Radikale Entfernung der Vorsteherdrüse einschließlich der Samenblasen. Es gibt 2 Zugangswege: die radikale retropubische Prostatektomie, die durch einen Unterbauchschnitt ausgeführt wird, und die radikale perineale Prostatektomie, die durch einen Dammschnitt ausgeführt wird

Samenblasen
Zwischen Blasengrund und Enddarm gelegene, paarige blindsackförmige Ausstülpungen, deren Ausführungsgänge zusammen mit den Samenleitern in die prostatische Harnröhre einmünden

Stadieneinteilung (Staging)
Bei bösartigen Tumoren wird die Ausbreitung innerhalb des Entstehungsorgans, in die Nachbarorgane und andere Organe festgelegt, wobei die Größe des ursprünglichen Tumors (Primärtumor), die Zahl der befallenen Lymphknoten und die Metastasen formelhaft erfaßt werden (TMN-Klassifikation)

Strahlenbehandlung (Radiotherapie)

Anwendung ionisierender Strahlen zu Heilungszwecken. Hierbei werden grundsätzlich sehr viel höhere Strahlendosen notwendig als bei der Anfertigung eines Röntgenbildes zu diagnostischen Zwecken. Man unterscheidet die interne Strahlentherapie (Spickung mit radioaktiven Elementen) und externe Strahlentherapie, bei der bestimmte, genau festgelegte Körperregionen von außen bestrahlt werden. Beide Methoden können auch gemeinsam zur Bekämpfung eines Tumorleidens eingesetzt werden. Die Strahlentherapie unterliegt strengen Sicherheitsauflagen, die eine Gefährdung des Patienten vermeiden helfen

Strontium 89

Radioaktive Substanz, die insbesondere Knochenschmerzen bei Knochenmetastasen lindern kann

Szintigraphie

Die Szintigraphie gibt die räumliche Verteilung einer radioaktiven Substanz an, die zum Beispiel vom Knochen (Skelettszintigraphie) aufgenommen und gespeichert wird. Sie dient damit zur Suche nach Tumorabsiedlungen im Knochen

Testosteron

Männliches Geschlechtshormon. Wesentlich für Libido und Fertilität

Thrombose

Blutpfropfbildung durch in den Gefäßen erfolgende Blutgerinnung. Nach einer radikalen Prostatektomie ist die tiefe Beinvenenthrombose gefürchtet, die zu einer Lungenembolie führen kann

Transurethrale Resektion (TUR)

Operation durch die Harnröhre bei Prostatavergrößerungen und Blasentumoren

Tumormarker

Stoffe, deren erhöhte Konzentration im Blut einen Zusammenhang mit dem Vorhandensein und/oder dem Verlauf von bösartigen Tumoren aufweisen können. Beim Prostatakarzinom ist der Tumormarker PSA (prostataspezifisches Antigen) besonders hilfreich

Ultraschalluntersuchung (Sonographie)

Diagnosemethode, bei der Ultraschallwellen durch die Haut in den Körper eingestrahlt werden, so daß sie an den Gewebs-und Organgrenzen zurückgeworfen werden. Die zurückgeworfenen Schallwellen werden von einem Empfänger aufgenommen und mit Hilfe eines Computers in entsprechende Bilder umgewandelt. Man kann mit dieser Methode die Aktionen beweglicher Organe (z. B. Herz) verfolgen. Eine Strahlenbelastung tritt nicht auf, so daß die Untersuchung bei Bedarf wiederholt werden kann

Ureter

Harnleiter

Urethra

Harnröhre

Wachstumsfaktoren

Von Zellen gebildete Eiweißkörper, die in der Lage sind, regulierend in zelluläre physiologische Prozesse einzugreifen

Zystoskopie

Spiegelung der Harnblase durch die Harnröhre

Deutsche Krebsgesellschaft e. V.
Psychosoziale Krebsberatungsstelle
Ansprechpartner: Frau Möges, Herr Schwertel, Herr Beck
Hanauer Landstraße 194
60314 Frankfurt/M.
Telefon: 069-6 30 09 60

Deutsche Krebshilfe e. V.
Thomas-Mann-Straße 40
53111 Bonn
Informations- und Beratungsdienst unter
Telefon: 02 28-7 29 90-57 bzw. -58

Selbsthilfe nach Prostatakrebs
Obere Augartenstraße 26–28
A–1020 Wien
Telefon: 00 43-1-3 33 10 10

Psychosoziale Beratungsstelle für Krebskranke
und Angehörige – Selbsthilfe Krebs e. V.
Albrecht-Achilles-Straße 65
10709 Berlin
Telefon: 0 30-8 91 40 49 für Betroffene
Telefon: 0 30-8 93 54 29 für Angehörige

Selbsthilfegruppe Prostatakrebs Worms
Anrufaufzeichnung oder Telefax: 0 62 41-95 06 68

Männerselbsthilfegruppe nach Krebs 1998
Ansprechpartner: Heinrich Sauer
Königsberger Straße 29
35043 Marburg
Telefon: 0 64 21-4 11 27

Selbsthilfegruppe für Männer nach urologischen Krebserkrankungen
Ansprechpartner: Oskar Blum
Ludwigstraße 2
84028 Landshut
Telefon: 08 71-2 86 67

Prostata-Selbsthilfegruppe Wiesbaden
Ansprechpartner: Wolfgang Jacob
Schiersteiner Straße 7
65187 Wiesbaden
Telefon: 06 11-80 58 41

Selbsthilfegruppe Prostatakrebs Rhein-Main
Ansprechpartner: Uwe Peters
Am Eichwald 6
63150 Heusenstamm
Telefon 0 61 06-42 94

Selbsthilfegruppe Prostatakrebs Berlin
Ansprechpartner: Uwe Klaskala
Telefon: 0 30-8 92 28 82

Gesellschaft für Inkontinenzhilfe (GIH) e. V.
Friedrich-Ebert-Straße 124
34119 Kassel
Telefon: 05 61-78 06 04

Hilfe für inkontinente Personen e. V.
Selbsthilfekontaktstelle Gesundheit
Ansprechpartner: Dr. Karl-Gustav Werner
Postfach 11 13 22
40513 Düsseldorf
Telefon: 02 11-5 96 12 16